Beiträge

zur

Pathologischen Histologie

nach

Beobachtungen aus der Königlichen chirurgischen Universitäts-Klinik zu Berlin.

Von

Dr. Theodor Billroth,

Privatdocent der Chirurgie, Assistent an dem Königlichen chirurgischen Universitäts-Klinikum zu Berlin.

Hierzu sechs Kupfertafeln.

Berlin

Druck und Verlag von Georg Reimer

1858.

Vorwort.

Je mehr ich in neuerer Zeit durch Neigung und äussere Verhältnisse veranlasst bin, mich vorwiegend mit praktischer Chirurgie zu beschäftigen, um so weniger Zeit konnte ich auf meine histologischen Studien verwenden, die früher hauptsächlich mein Interesse in Anspruch nahmen. Ich hatte angefangen, die Veröffentlichung einer Anzahl neuer Untersuchungen in Form einzelner Abhandlungen vorzubereiten und hegte die Absicht mehr als es in meinen früheren Arbeiten geschehen konnte, die einzelnen Detailbeobachtungen zur Bestätigung bekannter oder Aufstellung neuer allgemeiner histologischer Anschauungen zu verwerthen, oder das Ganze vielleicht zu einem System der pathologischen Histologie umzuformen. Als ich diesen Plan aufgeben musste, der hoffentlich recht bald von Anderen ausgeführt wird, da eine Zusammenstellung der durch die neuen histologischen Forschungen gewonnenen Thatsachen gewiss ein Bedürfniss für Studirende und Aerzte ist, glaubte ich dennoch die in nachfolgenden Blättern zusammengestellten Beobachtungen nicht zurückhalten zu dürfen, da ich hoffe, dass sie theilweis Neues bringen, theilweis Neues anzuregen geeignet sein möchten.

Die Ungleichheit in der Bearbeitung der einzelnen Abschnitte, die zusammen den grösseren Theil der allgemeinen pathologischen Histologie umfassen, mag ihre Entschuldigung darin finden, dass die Manuscripte, wenngleich zum grössten Theil in den Oster- und Herbstferien vorigen Jahres vollendet, nur in sehr unregelmässigen Zeiten bis zum Februar dieses Jahres, wo sie an den Verleger abgegeben wurden, ausgearbeitet und zum Druck fertig gemacht werden konnten; auf die neuesten Arbeiten konnte daher nur in kleinen Anmerkungen hie und da Rücksicht genommen werden.

Neben vielen Detailbeobachtungen habe ich gelegentlich allgemeinere Bemerkungen eingeschaltet, besonders über pathologische Neubildungen; es sind Resultate einer grossen Reihe von Untersuchungen, zu denen mir das reiche Material der hiesigen chirurgischen Klinik durch die Liberalität meines hochverehrten Lehrers B. Langenbeck, dem ich mich zu immer neuem Danke verpflichtet fühle, unbeschränkt zur Disposition gestellt wurde.

Berlin im August 1858.

Dr. Theodor Billroth.

Inhalt.

Seite

I. Ueber die Quelle des Eiters und die Effekte des traumatischen Entzündungsprocesses in den verschiedenen Geweben nebst allgemeinen Bemerkungen über chronische Entzündung und Geschwulstbildung 1

Die Eiterzellen 7

Die Bindegewebskörperchen 10

Unterhautzellgewebe. — Sehnengewebe. — Verhältniss des Kerns zur Zelle und dieser zur Interzellularsubstanz.

Traumatische Entzündung im Unterhautzellgewebe 26

Kern- und Zellentheilung. — Weitere Organisation des neugebildeten Gewebes.

Traumatische Entzündung in den Sehnen, der Cutis und der Hornhaut. 37

Traumatische Entzündung der Muskeln, Nerven und Capillarwände . 44

Traumatische Entzündung des Knorpelgewebes 48

Entzündung im Knochen 51

Allgemeines über die Eiterbildung 56

Ueber Gewebsentwicklung bei chronischer Entzündung 57

Ueber die Entwicklungsheerde der Geschwülste 63

Geschwülste im Muskel, in den Nerven, im Knorpel, im Knochen, in den Drüsen.

Schlussresumé 79

II. Die Bildung des Knochengewebes unter pathologischen Verhältnissen mit besonderer Rücksicht auf allgemeine Entwicklungsgeschichte der Knochengeschwülste 81

Entwicklung des Knochengewebes im Osteosarcom 88

Allgemeines über die Struktur der Osteosarcome. — Entwicklung des Knochengewebes. - Allgemeines über die Art der Entwicklung dieser Geschwülste. — Ueber ein

Seite

Osteosarcom mit eigenthümlich gitterförmiger Interzellularsubstanz, nebst Bemerkungen über die Entwicklung bindegewebsartiger Maschengewebe in verschiedenen Tumoren.

Ueber die Entwicklung der Osteophyten 111

Ueber Knochenentwicklung im Knorpel 117

III. Beobachtungen über die feinere Struktur pathologisch veränderter Lymphdrüsen 123

Einleitung 125

Normale Struktur der Lymphdrüsen, Thymus, Peyerschen Drüsen, Milzbläschen, Tonsillen. Untersuchungsmethode.

Pigmentirte Lymphdrüsen 135

Die durch acute und subacute Entzündung bedingte Infiltration der Lymphdrüsen und die capilläre Lymphangitis 139

Abscesse, Ulceration, Nekrose der Lymphdrüsen 148

Die bei chronischer Entzündung secundär angeschwollenen Lymphdrüsen 154

Die mit käsiger Scrophel- und Tuberkelmasse infiltrirten Lymphdrüsen 155

Die atrophischen Lymphdrüsen 159

Die hypertrophischen Lymphdrüsen 161

Hypertrophie der Tonsillen. — Hypertrophie der Lymphdrüsen. Bemerkungen über Leukämie. — Klinisches über die Hypertrophie der Lymphdrüsen. — Anatomische Beschaffenheit. — Mikroskopische Struktur.

Die speckige Infiltration oder amyloide Degeneration 177

Sarcomatöse, fibroide, chondroide Degeneration 189

Carcinomatöse Degeneration 191

Carcinoma simplex, das vernarbende, das melanotische Carcinom. — Entwicklung und Ausbreitung der carcinomatösen Degeneration; peripherisches, centrales Wachsthum.

Anhang. Ueber cavernöse Lymphgeschwülste 213

(Makroglossie und Makrochilie).

Erklärung der Kupfertafeln 229

Beiträge

zur

pathologischen Histologie.

I.

Ueber die Quelle des Eiters und die Effekte des traumatischen Entzündungs - Processes in den verschiedenen Geweben, nebst allgemeinen Bemerkungen über chronische Entzündung und Geschwulstbildung.

(Hierzu Taf. I. und II.)

Die Lehre von der parenchymatösen Entzündung war gleich von Anfang an auf das Innigste mit der Frage nach dem Entstehungsmodus neuer Zellen verknüpft, wenigstens sobald man durch Consequenzen und Beobachtungen anzunehmen gedrängt wurde, dass die parenchymatöse Entzündung nicht allein eine destruirende sei, mit Ausgang in Fett-, Pigment-Metamorphose, Zerfall der Gewebe etc., sondern auch eine productive, d. h. eine Zellen bildende. Dass die erstere Form die Idee einer parenchymatösen Entzündung angeregt hat, geht wohl unzweifelhaft aus Virchow's nunmehr zehnjährigem Aufsatze über die Entzündung der Muskel hervor. Während sich in der Folge diese Doctrin unter den Händen ihres Schöpfers immer mehr und mehr ausbreitete, erreichte sie endlich in der Cellularpathologie ihren Höhenpunkt, getragen durch den Satz „omnis cellula ex cellula". Der Zellen producirende entzündliche Process steht somit jetzt im Vordergrunde, und gewiss mit Recht. Es scheint in der That jetzt praktischer, die erste nicht Zellen bildende sondern unmittelbar Gewebsatrophien erzeugende Ernährungsstörung wieder in die Schranken der Degenerationen und retrograden Metamorphosen zurückzudrängen und nur die neue Zellen producirende Entzündung speciell als solche zu bezeichnen. Seitdem wir durch Virchow gelernt haben, die Entwicklung dieser Processe zu verstehen, verlieren die Namen an Wichtigkeit; es liegt diesen Zeilen ausserdem fern, über den Begriff der Entzündung streiten zu wollen.

Von den beiden Angriffspunkten, welche die Sache von Anfang an bot, dem physiologischen und histologischen, hat letzterer ein bedeutendes Uebergewicht bekommen, weil er zugänglicher war und einen Abschluss eher voraussehen liess. Die Lehre von der generatio aequivoca war durch Remak's unermüdliches Streben für die normale Entwicklungsgeschichte immer mehr verdrängt, und dafür die Theilung als allgemeiner Modus der Zellenvermehrung eingesetzt; diese neuen Auffassungen griffen allmählig auch auf dem Felde der pathologischen Histogenese Platz, und scheiterten scheinbar nur an der Entwicklung der Entzündungsprodukte, namentlich an der Entwicklung der zelligen Elemente des Eiters. Dass ausserdem die von Reichert eröffneten, durch Virchow, Donders und Henle besonders weiter geführten Untersuchungen über die Bindesubstanzen ebenfalls in mittelbarem Zusammenhang mit der Ausbildung der neuen Entzündungslehre stehen, und dass letztere somit äusserst fruchtbringend für die gesammte Histogenese und Histologie war, wird gewiss jeder zugestehen, der in seinen eigenen Untersuchungen die neuste Zeit mit durchmachte, oder wenigstens genau verfolgte.

Nur die anatomische und speciell die histogenetische Seite der Lehre von der parenchymatösen Entzündung soll in Folgendem erörtert werden; die hier niedergelegten Untersuchungen sind hauptsächlich dazu bestimmt, das Bild zu vervollständigen, welches ich von der Entwicklung der Granulationen früher (Untersuchungen über die Entwicklung der Blutgefässe, p. 19) gegeben habe. Ich glaubte damals die Frage nach der Entstehung der ersten s. g. Exsudatzellen vorläufig offen lassen zu müssen, und gab eine freie Zellenentwicklung durch Differenzirung aus einem amorphen Blastem nur zu, weil es mir durch directe Beobachtung nicht gelingen wollte, den wahren Modus der Zellengenese aufzufinden; dass dieses Blastem durch Schmelzung der mit parenchymatösem Exsudat durchtränkten Gewebe entstehe, und die Granulationen durch Metamorphose der entzündeten Gewebe hervorgehen, wodurch sie eben den innigen Zusammenhang mit den darunter liegenden Theilen erhalten, erörterte ich durch mehrfache Beobachtungen und Abbildungen (l. c. p. 22). — Virchow führt nur bedingungsweise unter den verschiedenen Quellen der Zellenentstehung die Organisation von Exsudat oder Blut auf (Pathologie p. 330), indem er zugleich die früheren Untersuchungen über die Entstehung der Eiterkörperchen als nicht stichhaltig anerkennt. — Förster liess in dem gleich nach meiner Arbeit erschienenen allgemeinen Theil seiner pathologischen Anatomie den Entwicklungsmodus der Eiterkörperchen ebenfalls unentschieden, und deutete nur auf die in hochorganisirten Granulationen vorkommenden vielkernigen Zellen hin (in meiner Abhandlung Taf. II. 17.), deren Vorkommen jedoch zu wenig allgemein ist, als dass sich daraus die endogene Entwicklung der Eiterzellen deduciren liesse. — Indem ich den abfliessenden Eiter als ein gewissermassen nekrotisches Gewebe ansah, welches eben nur unter bestimmten Verhältnissen, wenn es in Geweben völlig eingeschlossen liegt, bestimmte Metamorphosen eingehen kann, schienen mir alle früheren Untersuchungen, die über die Entstehung der Zellen im Eiter selbst vorgenommen waren, eben dadurch unbrauchbar und es konnte sich weiterhin nur darum handeln, die Entstehung der Zellen in der Eiter secernirenden Gewebsschicht zu suchen. Dies war mir ebenso wenig wie den früheren Beobachtern gelungen; ich fand hier immer schon fertig gebildete kuglige Zellen und nahm daher eine Zellenbildung durch Differenzirung aus amorphem Blastem an. Die Ursache der fruchtlosen Untersuchung lag, wie wir jetzt wissen, einerseits in dem schlecht gewählten Material, indem wir eben nur am Menschen untersuchten, weil es bei Thieren schwer zu einer guten Eiterung mit Granulationsbildung zu bringen ist und wir dies für nöthig hielten, um über Eiterbildung Untersuchungen zu machen, andererseits in der Unkenntniss der Zeitverhältnisse, in denen die Zellbildung vor sich geht. — Fast gleichzeitig mit meiner oben erwähnten

Abhandlung erschien die Arbeit von His: Beiträge zur normalen und pathologischen Histologie der Cornea, die mit Recht grosses Aufsehen machte, und aus welcher namentlich auch die werthvolle Thatsache hervorging, dass Gewebsveränderungen enorm rasch nach dem angebrachten Reiz eintreten. Die von His angestellten Experimente erwiesen, dass bereits eine halbe Stunde nach Application eines Reizes auf die Hornhaut Veränderungen an den Zellen wahrnehmbar sind, und dass nach 24 Stunden bereits so bedeutende Alterationen vorliegen, dass die Orientirung sehr schwierig wird. Dies Factum musste zu neuen Untersuchungen an anderen Geweben auffordern, zumal da die Methode einfach ist und es nur auf einige Dutzend Experimente ankam. Es war zu hoffen, dass man mit Hülfe einiger Untersuchungen am Bindegewebe kurz nach der Reizung die ersten parenchymatösen Veränderungen leichter studiren können. Nachdem ich zunächst die Untersuchungen an gereizten Hornhäuten nachgemacht hatte und im Wesentlichen alles von His darüber Angegebene bestätigt fand, ging ich sofort an gleiche Experimente am Unterhautzellgewebe bei Kaninchen. Es stellte sich dabei bald heraus, dass hier Verschiedenheiten vorlagen, die auf die Structur des Gewebes selbst zu beziehen waren, und dass von einer durchgreifenden endogenen Zellbildung in dem Sinne, wie diese bisher angenommen war, bei der Zellbildung in Folge von traumatischem Entzündungsprocess im Bindegewebe nicht die Rede sein konnte. Die Natur der Bindegewebszellen war es zunächst, die durchaus noch mehr festgestellt werden musste, ehe klare Einsicht zu erwarten war, und da bei den Debatten, die über diesen Gegenstand geführt sind, die Sache selbst für den unbefangenen Leser auf eine höchst unerquickliche Weise verwirrt war, so sah ich mich genöthigt, mir durch neue Untersuchungen eigene Anschauungen zu begründen. Hierzu waren immer wieder und wieder histogenetische Forschungen nothwendig, im Verlaufe deren ich so vielfach auf andere Gegenstände abgelenkt wurde, dass ich über diese Voruntersuchungen fast den ursprünglichen Zweck aus den Augen verlor. Es war darüber so viel Zeit vergangen, dass ich glaubte, die Arbeit von His würde viele andere Beobachter in Thätigkeit gesetzt haben; dies scheint aber bisher nicht der Fall zu sein und ich stand deshalb nicht an, die angefangenen Untersuchungen wieder aufzunehmen und immer von Neuem zu prüfen, indem ich zugleich das Bedürfniss fühlte, meine früheren Mittheilungen über die Bildung der Granulationen zu vervollständigen und zu berichtigen, da neue Methoden neue Beobachtungen mit sich gebracht hatten.

Die Aufgabe, welche wir uns zunächst stellten, war, nachzuweisen, in welcher Weise durch einen am Bindegewebe künstlich angeregten Entzündungsprocess neue Zellen gebildet werden. Für den Knorpel und die Hornhaut liegen bereits Beobachtungen genug vor; wir erwähnen unsere Untersuchungen darüber nur als Bestätigung des Früheren und um gewisse Verschiedenheiten deutlicher machen zu können; einige Versuche über traumatische Muskelentzündung und Beobachtungen über Knocheneiterung schliessen wir anhangsweise an und hoffen dadurch, wenn auch nicht in allen diesen Punkten Neues gebracht werden konnte, doch die histologische Seite des Bildes von der produktiven parenchymatösen Entzündung mehr und mehr zu vervollständigen.

Die Eiterzellen.

Die Zellen, welche in Folge eines acuten Entzündungsprocesses zunächst sich bilden, sind bekanntlich die Eiterkörperchen. So oft besprochen diese Zellform ist, so herrschen doch über ihre Wesenheit noch immer verschiedene Ansichten, so dass selbst Virchow es nicht verschmähte, in neuerer Zeit wieder einmal die Aufmerksamkeit darauf zu lenken (Archiv Bd. XI. 1. p. 89). Es handelt sich für Manche noch darum, ob die dunklen Körper in den Eiterzellen wirklich als Kerne anzusehen sind, oder ob es künstliche Gerinnungen und durch Reagentien hervorgerufene Zerklüftungen sind. Mir scheint es leicht, mit guten Mikroskopen zu sehen, dass die betreffenden Kerne jeder ein deutliches Kernkörperchen haben; schon dadurch geben sie sich als wahre Kerne kund. Doch ist ausserdem die Entstehung dieser kleinen Kerne durch gleichzeitig mehrfache Durchfurchung und Abschnürung von einem grösseren Kern ein noch besserer Beweis. Will man Ungläubige hiervon überzeugen, so ist es zweckmässig, sich zunächst grosskernige junge Zellen bei niederen Wirbelthieren zu erzeugen, da hier dieser Vorgang viel leichter zu übersehen ist. Zieht man einem Frosch ein Setaceum durch die Rückenhaut, so ist die in den nächsten 24 Stunden entstehende Reaction so unbedeutend, dass man Mühe hat, überhaupt eine Veränderung wahrzunehmen. Nach 6—7 Tagen und später noch reichlicher findet man um die Ligatur eine grauröthliche, gallertige Substanz, die aus rundlichen Zellen und homogener Grundsubstanz besteht*). Diese Zellen bieten auf Zusatz sehr verdünnter Essigsäure höchst interessante Bilder von Kerntheilungen aller Art. Statt der gewöhnlichen Theilung in zwei gleich grosse Hälften, finden wir hier Drei-, Vier-, Fünf-Theilungen (Taf. I. Fig. 1.); dass hierbei keine Täuschung durch das Reagens vorliegt, geht theils aus dem genauen Verfolg der Einwirkung des letzteren hervor, theils aus der regelmässig centralen Lage eines Kernkörperchens in jedem Theilungsabschnitt. Dass diese Eiterkörperchen, denn als solche können wir sie nur ansprechen, wenn auch ihre Intercellularsubstanz nicht völlig flüssig ist, Zellen mit mehrfachen durch vielfache Theilung hervorgegangenen Kernen sind, ist wohl nicht länger zu bezweifeln, und wenn wir mit diesen Anschauungen an eine neue Untersuchung der gleichen Elemente bei höheren Wirbelthieren gehen, werden wir in kleineren Dimensionen dasselbe wiederfinden. — Ich glaube auch hervorheben zu müssen, dass die oft erwähnte

*) Dieselben Zellen erzielt man noch rascher durch Amputation einzelner Extremitäten, wie ich aus Nachuntersuchung der Angaben über Muskelstructur von A. Böttcher (Virchow's Archiv. XIII.) bestätigen kann.

Aehnlichkeit mit den Lymphkörperchen eine äusserst geringe ist. Letztere sind kleine Zellen, die meist aus einem grossen runden Kerne und einer gewöhnlich sehr dünnen Umhüllungslage von Zellsubstanz bestehen; man sieht an den freien Lymphzellen fast nie Kerntheilungen; die Kernsubstanz beider Zellenarten ist einander dadurch sehr ähnlich, dass sie enorm resistent gegen Essigsäure ist, und durch letztere scharfe sehr dunkel glänzende Contouren bekommt; hierdurch sind diese Kerne vor denjenigen mehr entwickelter Zellen, z. B. der Bindegewebskörperchen ausgezeichnet, die sehr blass sind und durch Essigsäure sich blähen, ohne besonders dunkel contourirt zu werden; sie erscheinen nur unter gewissen Verhältnissen so, z. B. wenn man die ovalen platten Kerne auf der Kante liegend sieht. — Dass bei der Entwicklung der Eiterkörperchen auch Formen auftreten, die an Lymphkörperchen erinnern, werden wir später sehen, doch muss ich nochmals besonders hervorheben, dass die Zellform der Eiterkörperchen eine ganz eigenthümliche ist, bedingt durch eine gleichzeitige mehrfache Theilung der Kerne, ein Vorgang, der den entschiedensten Gegensatz zu der gewöhnlichen Zweitheilung bildet und nur ganz ausnahmsweise unter andern Bedingungen auftritt. — Die Existenz einer Membran an den Eiterzellen scheint uns durchaus unerwiesen. Die körnige Beschaffenheit der Zellsubstanz, welche sich ohne Zusatz eines fremdartigen Mediums zeigt, beweist zunächst, dass dieselbe mindestens aus zweierlei Substanzen bestehen muss, aus den feinen Körnchen und aus einer diese zusammenhaltenden zähen Substanz. — Nach Zusatz von Wasser zieht sich die Körnchenmasse um die Kerne wie coagulirend zusammen und am Rande tritt ein heller Saum hervor; die Körnchen sind allmälig löslich in Essigsäure; der übrig bleibende durchsichtig helle Stoff löst sich nicht, sondern quillt nur etwas auf, und somit treten die Kerne dann um so deutlicher hervor, als ihre Substanz selbst durch die Einwirkung der Essigsäure wenigstens in ihrer Peripherie (der Kernmembran) fester geworden ist. Man hat die übrig bleibende blasse Substanz für die aufgeblähte und vom Inhalt abgehobene Zellmembran, gehalten und als Beweis dafür angeführt, dass einige Zeit nach Einwirkung der Säure diese Membran platze und die Kerne frei werden; dies habe ich niemals finden können, sondern auch noch an Eiterkörperchen, die drei Stunden lang mit der Säure in Berührung waren, die helle Zellsubstanz stets deutlich gesehen; durch nachträgliche Färbung mit Jod kann man sich besonders leicht davon überzeugen, dass die angebliche Membran nicht durch die Essigsäure geplatzt ist; sie ist nichts anderes, als ein Theil der gequollenen Zellsubstanz.

Diese an sich einfachen Thatsachen musste ich hier wieder erwähnen, da sie so vielfach gedeutet sind und so viele Beobachter mit Vorurtheilen für die eine oder andere früher aufgestellte Ansicht an die Untersuchung selbst gehen. — Auch für die Bindegewebskörperchen muss ich mir jetzt eine genauere Exposition meiner Anschauungen erlauben, da hier die Verwirrung noch weit grösser geworden, wie Henle sich ausdrückt, die Gesellschaft eine höchst gemischte ist.

Die Bindegewebskörperchen.

Indem ich voraussetze, dass den Lesern dieser Zeilen der Streit über die Natur der Bindegewebskörperchen im Wesentlichen bekannt ist, unterlasse ich es, mich auf eine ausführlichere Auseinandersetzung der Specialgeschichte derselben einzulassen, zumal da sich das Wesentliche aus unsern hier niedergelegten Untersuchungen von selbst ergiebt. Wir bemerken jedoch, dass wir die elastischen Fasern hierbei völlig aus dem Spiel lassen; ob diese in Bezug auf ihre Entwicklung mit den Bindegewebszellen in directem Zusammenhang stehen, lassen wir vorläufig ausser Acht, da diese Frage in keiner Beziehung zu unsrer ursprünglichen Aufgabe steht.

Dass in allen verschiedenen Arten des Bindegewebes Kerne

vorkommen, wird von Niemand bestritten, ebenso wenig dass diese Kerne zuweilen rund, zuweilen oval, auch lang stäbchenförmig sind; letztere Form ist oft nur eine scheinbare, indem man ovale flache Kerne auf der Kante stehend sieht. Nach der Schwannschen Lehre sind diese Kerne die Rudimente der Zellen, durch deren Umbildung eben die Fasern des Bindegewebes hervorgegangen sind. Dieser Ansicht trat Virchow und Andere gegenüber, indem sie den Satz aufstellten, dass nicht nur Kerne, sondern Zellen im Bindegewebe vorhanden seien, und dass die fasrige Substanz des Bindegewebes somit Intercellularsubstanz sei, wie im Knorpel etc. Der Beweis für diese Behauptung wurde theils dadurch geführt, dass die permanenten Bindegewebszellen, die jetzt den Namen Bindegewebskörperchen erhielten, analog den Knochen- und Knorpelkörperchen, als spindelförmige oder sternförmige Zellen aus einigen Arten des Bindegewebes isolirt dargestellt wurden, theils durch den genaueren Verfolg der Entwicklungsgeschichte einiger besonders dazu geeignet erscheinender Gewebe, z. B. des Glaskörpers, der Hornhaut etc. So einleuchtend diese Ansichten erschienen, boten sie doch an einigen Geweben, besonders an dem ausgebildeten Sehnengewebe, Angriffspunkte für die Gegenpartei, indem hier der Nachweis verzweigter Zellen nicht geführt werden konnte, auch aus ihnen keine isolirte Bindegewebskörperchen sich darstellen liessen. Die auf dem Querschnitt erscheinenden verästelten Figuren wurden mit ungeheurer Consequenz nur für Lücken erklärt, bedingt durch den Zusammenstoss der einzelnen Bündel.

Unter den fast gefährlichen Umständen, unter welchen dieser Kampf geführt wurde, hat gewiss Mancher sein Glaubensbekenntniss über diese Frage zurückgehalten, da es bedenklich schien, sich in diesen Streit zu mischen. Ich würde dies ebenfalls nicht riskiren, wenn ich nicht glaubte, einige neue Beobachtungen und Anschauungen beibringen zu können, die vielleicht zu einer mehr gleichen Auffassungen zu führen im Stande sind.

Dass der Kern der Streitfrage in der Entwicklungsgeschichte liegt ist klar, doch sind mir auch an dem ausgebildeten Bindegewebe in neuerer Zeit Beobachtungen aufgestossen, deren Nichtkenntniss von meiner wie von anderer Seite nur einer ungenauen Untersuchungsmethode zuzuschreiben ist.

Unterhautzellgewebe.

Es herrscht wohl ziemlich allgemein die Ansicht, dass man mit Hülfe von Essigsäure die Bindegewebskörperchen völlig genügend und besser noch an getrockneten als an frischen Präparaten darstellen kann. Da man in der letzten Zeit die Bindegewebskörperchen fast immer in Zusammenhang mit den elastischen Fasern gebracht hat, und diese allen Eingriffen so energisch trotzen, so hat man diese Eigenschaft auch den Zellen unmittelbar zugetheilt, wenigstens aber den Kernen. Dies verhält sich jedoch etwas anders, wie aus Folgendem hervorgehen mag.

Breitet man ein Stückchen Bindegewebe aus dem Unterhautzellgewebe eines eben getödteten Kaninchens auf dem Objectträger aus, legt sofort ein Deckglas darauf, und setzt nun ein wenig Wasser und dann einen Tropfen sehr dünne Essigsäure hinzu, deren Einwirkung nur sehr langsam vorschreiten darf, — so wird man bei gleichzeitigem Aufquellen der Fibrillen nur sehr mühsam hie und da s e h r b l a s s e ovale Kerne wahrnehmen; lässt man jetzt sehr allmälig etwas wässrige Jodlösung hinzufliessen, so tritt um die Kerne ein Hof von hellkörniger Masse hervor, dunkler gefärbt als die aufgequollenen Fibrillen, kurz man sieht, dass die Kerne alle von Zellsubstanz umgeben sind; diese ist sehr blass, feinkörnig, und ihre Contouren gehen mit höchst unbestimmten Grenzen in die Substanz des Bindegewebes über. Nur wo das Bindegewebe nach einer bestimmten Richtung hin verzogen ist (Taf. I. Fig. 2. a.), tritt eine deutlicher länglich zugespitzte Form hervor und die Kerne erscheinen dunkler, weil sie seitlich zusammengedrückt sind. Was aber die ursprüngliche Form der ausgebreiteten Bindegewebskörperchen betrifft, so sind es sehr blasse platte Körper mit plattem, ovalem, hellem Kern und deutlichen Kernkörperchen, meist mit mehren Fortsätzen und ohne bestimmte Umhüllungsmembran, wenigstens ist von solcher nichts wahrzunehmen. Wie und wo die Fortsätze enden, lässt sich nicht mit Bestimmtheit sehen; sie bilden jedenfalls eine Art feiner Fasern, die wir schon früher mit Luschka als Cytoblastemfasern bezeichnet haben, im Gegensatz zu den Bindegewebsfibrillen, die wir Parenchymfasern nennen. Die Bindegewebskörperchen im Unterhautzellgewebe sind also ihrer Form nach den Hornhautzellen vollständig gleich, ob ihre Ausläufer mit einander anastomosiren, ist nicht mit Sicherheit als constante Erscheinung zu bestimmen. Bei jungen Thieren, besonders Neugeborenen, sind diese Zellen noch grösser und deutlicher und daher leichter darzustellen. — Es bedarf unter diesen Umständen wohl kaum eines weiteren Nachweises aus der Entwicklungsgeschichte, dass die Fibrillen der Intercellularsubstanz entsprechen, da eben die vorliegenden Bindegewebskörperchen völlig den Entwicklungszellen des Bindegewebs analog sind. Man kann die Bindegewebskörper aus dem Unterhautzellgewebe besser noch aus der Sclerotica junger Kaninchen isoliren durch Maceration in verdünntem Holzessig. Hier quellen die Fasern allmälig (nach 24—48 Stunden) zu völlig homogener, schleimiger Masse auf und man behält Körper übrig, wie sie in Taf. I. Fig. 5. gezeichnet sind: sehr platte, membranartig gefaltete verästelte Körper, an denen der Kern nicht immer deutlich conservirt ist; wenn sie weniger Ausläufer haben, machen sie fast den Eindruck wie Epidermisplättchen; spindelförmige Zellen kommen dabei gar nicht vor; sie sind, wo sie im Unterhautzellgewebe begegnen, wie oben bemerkt, durch Verziehung von Faserlagen entstanden und entsprechen hier durchaus nicht einer ursprünglichen Form.

Wodurch es kommt, dass beim Kaninchen die Bindegewebskörperchen leichter darzustellen sind als beim Menschen, liegt theils an der verhältnissmässig geringen Menge von elastischen Fasern und Fett, theils bestehen aber wahrscheinlich auch wirkliche Verschiedenheiten. — Wenn man möglichst fettloses Unterhautzellgewebe vom Menschen, z. B. das Zellgewebe zwischen den beiden Platten des Praeputium auf dieselbe vorsichtige Weise untersucht, so wird man ausser den Fasern in den meisten Fällen nichts anderes sehen, als einen blassen ovalen Kern, und dieser oft einem Faserbündel seitlich anliegend; es ist mir hier nie gelungen, die Existenz eines Zellhofes um diese Kerne nachzuweisen; dies kann darin seinen Grund haben, dass wir stärkere Essigsäure brauchen müssen, um das ziemlich derbe Bindegewebe aufzulösen und dass schon dadurch die zarte Zellsubstanz aufgelöst wird. Doch wenn dies auch nicht der Fall wäre, wenn wirklich hier von der Zelle nur der Kern übrig geblieben wäre, so ist dennoch für eine eventuelle Neubildung von Zellen in diesem Bindegewebe der Kern völlig ausreichend, indem derselbe unter gewissen Verhältnissen sofort eine Zellsubstanz um sich produciren kann. — Um dies zu beweisen, müssen wir schon hier einige Beobachtungen anziehen, die wir an pathologisch verändertem Bindegewebe wiederholt zu machen Gelegenheit hatten. — Bei congenitaler Fimosis und so oft damit verbundener chronischer Balanitis schwillt sehr häufig das Präputium ödematös an, und giebt in diesem Stadium nicht selten Indication zur Circumcision. — Während man wie oben bemerkt, in dem Zellgewebe der Vorhaut in der Regel nur Kerne findet, trifft man unter den genannten Verhältnissen diese Kerne stets umgeben von einer mehr oder weniger entwickelten Zellsubstanz, so dass jetzt vortreffliche Bindegewebskörper massenhaft vorliegen (Taf. I. Fig. 8.). Ihre Formen sind höchst unregelmässig und ändern sich durch Verschiebung des Objects je nach verschiedener Verziehung der Bindegewebsbündel. In der Grundform sind sie jedoch den oben beschriebenen Bindegewebskörperchen gleich, namentlich mangelt ihnen auch eine bestimmt umgrenzende Membran, die Contouren sind unregelmässig, zackig und verwischt. Wenn

Jemand die hier unter parenchymatöser Schwellung entstandene Zellsubstanz als einen zufälligen Niederschlag eines amorphen Exsudats ansehen wollte, so liesse sich dagegen einwenden, dass es dabei doch höchst sonderbar sei, dass ein solches Exsudat sich immer gerade um einen Kern als Mittelpunkt anlagern und dass man dann auch unstreitig kernlose Exsudathaufen finden müsse; dies ist nun aber durchaus nicht der Fall, vielmehr lässt sich nachweisen, dass die hier entstandene Zellsubstanz ein Produkt des Kerns selbst, eine Kernausscheidung ist. Es lässt sich leicht verfolgen, wie die Zellsubstanz allmälig um den Kern herum auftritt (Taf. I. Fig. 8. a.), anfangs als sehr dünne Lage, später immer mehr und mehr sich ausbreitend. Es scheint mir ziemlich unzweifelhaft, dass schon dem Kern hier diejenigen Kräfte inhäriren, welche man der Zelle lange zugesprochen hat, nämlich die Fähigkeit, das Transsudat aus den Gefässen in sich zu metamorphosiren, und es als einen neuen Stoff um sich abzulagern; auch die Kerne besitzen resorbirende und secernirende Kräfte; auf dieser Eigenschaft beruht ihre Fähigkeit die Gewebe, denen sie angehören, als solche zu erhalten; ihre Thätigkeit ist für die verschiedenen Gewebe (Capillaren, Nerven, Muskel, auch zum Theil für das Bindegewebe) eine specifische. Während für den normalen Ernährungsprocess die Kerne hier ausreichen, tritt unter abnorm veränderten, erhöhten Ernährungsverhältnissen an denjenigen Geweben, wo nicht schon Zellen waren, aus dem Kern zunächst wieder die Zelle hervor, und das Gewebe nähert sich dadurch wieder seinem früheren embryonalen Verhalten. Unter dem erhöhten Stoffwechsel verändert sich die Thätigkeit der Kerne zunächst dahin, dass dieselben z. B. nicht mehr leimgebende Gewebe in ihrer Integrität conserviren, sondern eiweissartige Zellsubstanz produciren. In Betreff der Frage, ob die veränderten Effekte der Kernkräfte direct abhängig sind von dem Reiz oder ob sie in Folge eines quantitativ und qualitativ veränderten Transsudats aus den Capillaren auftreten, können wir nur auf das verweisen, was in Betreff dieser Frage über die Zellenthätigkeit von Virchow so ausreichend besprochen ist.

Es lag uns hier nur daran, darauf hinzudeuten, dass man schon für die Kerne das in Anspruch nehmen kann, was man bisher den Zellen in ihrer Totalität zugewiesen hat. Es sind die Kerne als Regulatoren des Stoffwechsels oft genug genannt, doch glaube ich, dass man auch für die Ausbildung der Zellen und der Gewebe daraus noch Manches herleiten kann, was einige bestehende Controversen auf einen allgemeineren Gesichtspunkt und damit zu einer Einigung hinführen kann. — Bevor ich hierauf weiter eingehe, muss ich zunächst die Elemente der Sehnen und ihre Entwicklung etwas genauer berücksichtigen, die in mancher Beziehung von dem Unterhautzellgewebe abzuweichen scheinen.

Sehnengewebe.

Um die Beziehung der Zellen zu den Faserbündeln festzustellen, brauchen wir nicht auf allzufrühe Entwicklungsstufen zurückzugehen. Sobald sich überhaupt Fasern erkennen lassen, ist das Bild fast immer dasselbe, nur dass mit zunehmendem Alter des Embryos die Fasern immer mehr und mehr an Masse zunehmen und die Zellen mehr zurücktreten. Zwischen den anfangs sehr dünnen Faserbündeln liegen unbestimmt begrenzte Zellen mit einem oder mehreren Kernen; man sieht dieselben gut, wenn man die Sehne eines neugeborenen Kaninchens fein zerfasert und dann durch Färbung mit Jod die Zellen deutlicher hervortreten lässt. Die zwischen den parallel verlaufenden Faserbündeln liegenden platt gedrückten Zellen, die gewöhnlich nach diesem Bilde als spindelförmige angesehen werden (Taf. I. Fig. 3. a.) zeigen sich, nachdem sie etwas freier gemacht sind, als platte theils rundlich, theils länglich geformte Körper mit unbestimmten Contouren, im Ganzen von derselben Form und Beschaffenheit, wie im Zellgewebe (Taf. I. Fig. 2.) nur etwas kleiner. Sie sind in so grosser Menge vorhanden, dass sie continuirlich mit einander in Zusammenhang zu stehen scheinen, nicht durch Ausläufer, sondern die Zellen unmittelbar untereinander. Mit der Zeit verdichtet sich nun die Zellsubstanz bei gleichzeitigem Wachsthum der Dicken und Längsdurchmesser der Bündel immer mehr, so dass bei vierwöchentlichen Kaninchen die Zellen in den Sehnen schon viel weniger deutlich aufzufinden sind und namentlich die Kerne bereits eine deutlich längliche Form haben. Bei Maceration solcher Sehnen in verdünntem Holzessig isoliren sich jedoch noch die Zellen in Formen, welche sich von denen der auf gleiche Weise isolirten Bindegewebskörperchen dadurch unterscheiden, dass sie durchaus keine Ausläufer und einen länglich stäbchenförmigen Kern haben; sie sind platt, ziemlich regelmässig eckig, durchaus von dem Ansehen der Epidermisblättchen; der Kern in ihnen ist nicht immer deutlich (Taf. I. Fig. 4.). Oft sieht man sie reihenweise zusammenhängen; sie umgeben die einzelnen kleinsten Bündel und geben zwischen letzteren liegend und leicht von einandergedrückt von der Kante gesehen das Ansehen eckiger, glänzender, hinter einander liegender Cylinder. Nur zwischen den grösseren Bündeln liegen verästelte Bindegewebskörper (in dem lockeren Verbindungsgewebe der grösseren Bündel), wie in dem Unterhautzellgewebe, und diese erhalten sich auch, bis das Thier völlig ausgebildet ist. — Die beschriebenen Plättchen, offenbar der Rest der ursprünglichen Zellen, setzen hier structurlose Scheiden zusammen, welche die kleinsten Bündel umhüllen; die länglichen Kerne liegen also endlich in den durch Verschmelzung jener Plättchen entstandenen structurlosen Scheiden der einzelnen Bündeln, wie die Kerne im Sarcolemma der Muskelprimitivfasern. Diese structurlosen Scheiden sind nun zwar an den Sehnen erwachsener Thiere sehr schwierig darzustellen, doch glaube ich sie einige Male mit Bestimmtheit isolirt zu haben. Bei längerer Maceration in dünner Essigsäure bleiben sie zurück und sind durch Jod zuweilen als Schläuche sichtbar zu machen; sie falten sich jedoch so bedeutend dabei, und die Einwirkung der Reagentien (zu starke Säure oder zu lange Maceration löst endlich auch diese Scheiden wie das Sarcolemma der Muskel) muss so vorsichtig gehandhabt werden, dass dadurch die Untersuchung sehr mühsam und zeitraubend wird. Vielleicht liessen sich diese Scheiden durch längeres Auskochen leichter darstellen. Warum es hier so schwierig, was beim Muskel so leicht ist, liegt wohl darin, dass die contractile Muskelsubstanz chemisch viel verschiedener von dem Sarcolemma ist, als die Sehnensubstanz von derjenigen ihrer umhüllenden structurlosen Scheide; letztere ist bei weitem nicht so starr wie erstere, und faltet sich auch der Länge nach mit ihren Bündeln.

An den ausgebildeten feinsten Sehnenbündeln haben wir also jedenfalls auch nur Kerne und zwar in einer im Verhältniss zu der früheren Menge sehr geringen Anzahl; es muss also ein Theil der Kerne entweder verloren gehen oder so blass sein, dass sie sich der Beobachtung entziehen; letzteres muss ich nach meinen sonstigen Beobachtungen über die Schwierigkeit, die Kerne im Bindegewebe aufzufinden, für höchst wahrscheinlich halten und komme bei der parenchymatösen Entzündung der Sehnen darauf zurück.

Es geht aus Obigem wohl zur Genüge hervor, dass wir die Existenz von sternförmigen Bindegewebskörperchen in der Sehne nicht ohne Weiteres anerkennen können, und die auf dem Querschnitt der Sehnen auftretenden verästelten Figuren, wie sie namentlich an getrockneten Präparaten vortreten, für Interstitien halten oder vielmehr für den optischen Ausdruck des Zusammenstosses mehrerer kleinster Bündel; es ist hier völlig dasselbe wie beim Querschnitt eines Muskels. Die etwa in diesen Interstitien liegenden Kerne gehören der structurlosen Hülle an; diese selbst ist wie beim Muskel, der metamorphosirte Rest der ursprünglichen embryonalen Muskel- oder Bindegewebszellen. Die platten Bindegewebskörper im Unterhautzellgewebe und der Sclerotica, sowie die Hornhautzellen entsprechen in genetischer Beziehung vollkommen dem Sarcolemma, es sind gewissermassen vielfach unterbrochene Scheiden um die sich durchkreuzenden Bündel.

Nicht überall wo wir isolirte Kerne im Bindegewebe finden liegen dieselben in structurlosen Hüllen, die wir als Reste der Zellsubstanz ansprechen können. In den Papillen der Cutis z. B. finden sich zweifelsohne völlig isolirte Kerne, an denen wir keine Zellenatmosphäre nachweisen können, sondern wo die Zellsubstanz in die Interzellularsubstanz aufgegangen ist. Um dies mit der sonstigen zelligen Eigenschaft der Bindegewebskörperchen in Zusammenhang zu bringen, müssen wir auf die Zellenthätigkeit selbst in Beziehung auf die Entstehung der Interzellularsubstanzen etwas näher eingehen, und bitten hierbei wie in Bezug auf das Frühere, uns zu verzeihen, wenn wir des Zusammenhanges wegen Bekanntes reproduciren.

Verhältniss des Kerns zur Zelle und dieser zur Interzellularsubstanz.

Der Kern ist der sich am meisten gleichbleibende Theil der Zelle: er hat stets eine scharfe Umgrenzung, meist einen doppelten Contour als Ausdruck einer ziemlich dicken Membran; diese ist immer unlöslich in Essigsäure; die Kernsubstanz mehr oder weniger dadurch aufquellend; ein oder mehre Kernkörperchen, ebenfalls unlöslich in Essigsäure, sind in der Regel in dem Kern vorhanden, wenngleich nicht so constant, dass sie immer einen bestimmten Anhaltspunkt für die Kernbildung geben; darum können sie vorläufig nicht durchweg für die Zellenentwicklung verwerthet werden. Bei der Entwicklung der verschiedenen Gewebe stehen die Kerne nicht direct mit den Geweben in Zusammenhang, sondern sind von ihnen durch die Zellsubstanz (und für diejenigen, die an den Entwicklungszellen auch eine Membran annehmen wollen, auch durch diese) getrennt. Durch die Zellsubstanz hindurch gehen zum Kern stets zwei Ströme in entgegengesetzter Richtung; der eine, unterhalten durch die Resorptions- oder Attractionskraft des Kerns, führt fortwährend das zu verarbeitende Material aus den Geweben, in die es sich von den Blutgefässen aus (wenn solche existiren) diffundirt hat, zu; der andere führt den vom Kern metamorphosirten Stoff ab: letzterer zunächst auf die Oberfläche des Kernes abgeschieden, müsste auf diese Weise zu einer immer weiteren Vergrösserung der Zellensubstanz führen, die aus einer Menge von Schichten bestehen wird, von denen die um den Kern gelegenen die jüngsten sind. Die Existenz dieser nach ihrem Alter verschieden zusammengesetzten Schichten können wir für die thierischen Zellen nicht nachweisen, wohl aber hat man sie an Pflanzenzellen mit Bestimmtheit dargethan (vergl. Pringsheim's Untersuchungen über den Bau der Pflanzenzellen). Dass es bei diesem Vorgange nicht zur Bildung enorm grosser Zellen kommt, liegt nur daran, dass die Zelle in toto ähnliche Funktion übt wie der Kern; so wie letzterer eiweissartige Substanz um sich ablagert, die eben die Zellenmasse constituirt, so lagert die Zelle je nach ihrer specifischen Befähigung die Interzellularsubstanzen ab: Flüssigkeiten (Blut und Lymphserum), schleimiges Gewebe (Glaskörper), leimgebende Gewebe (Binde-, Knorpel-, Knochensubstanz), Muskelgewebe, Nervengewebe, Capillargefässwandungen, structurlose Lamellen. Bleiben wir beim Bindegewebe stehen, so secernirt in dem embryonalen Gewebe der Kern die Zelle, und letztere in toto das Fasergewebe, die Interzellularsubstanz. Die Existenz der Zellsubstanz basirt also nur auf der Thätigkeit des Kerns und ist von dieser völlig abhängig. — Ehe ich von diesen Anschauungen aus weitergehe, muss ich noch auf eine Eigenthümlichkeit der Zellausscheidungsthätigkeit aufmerksam machen, die für alle fasrigen oder röhrigen Gebilde eigenthümlich ist, nämlich, dass die Zellausscheidung hier stets nur nach einer bestimmten Richtung hin erfolgt.

Es ist eine seit Schwann von Vielen vergessene Thatsache, dass der Kern in der Zelle in der Regel excentrisch liegt, wenigstens immer in neugebildeten jungen Zellen. Schwann brachte damit seine Anschauungsweise von der Entstehung der Zellsubstanz um den Kern in bestimmten Zusammenhang: die Zelle hebt sich für ihn nach Art eines Uhrglases von dem Kern ab. Indem wir nun diesen Process auf die secretorische Kraft des Kerns beziehen, liegt darin schon, dass die Ausscheidung vom Kern aus nach einer Richtung hin vor sich geht. Ebenso erfolgt nun auch die Secretion der Interzellularsubstanz in vielen Fällen nur nach einer Richtung hin. Wenn dem nicht so wäre, so müssten die Bindegewebskörperchen in den Bündeln liegen. Am besten lässt sich dieser Process bei der Entwicklung der Nervenfasern sehen; nach dem ersten Auftreten der Kerne in den feinen Sprossen geht die Ausbildung des Achsencylinders neben dem Kern vor sich, und letzterer kommt somit in die Scheide der Primitivfaser zu liegen. Bei der Isolirung embryonaler Muskelfasern sieht man ebenfalls neben den Fibrillen die Kerne mit Zellatmosphäre liegen. Auch noch an den Sehnen neugeborner Thiere kann man dies beobachten: wenn man die Bündel recht fein zertheilt, so wird man in der Regel an den kleinsten Bündeln die Zellen seitlich adhärirend finden*). Aehnliches bietet sich auch in weichen Enchondromen mit sternförmigen Zellen dar: man sieht hier sehr häufig die Zellen excentrisch zu ihrem Ausscheidungsheerd liegen, besonders in den Fällen, wo die Interzellularsubstanz nicht zu homogener Masse verschmilzt, sondern jede Zelle einen von der nebenliegenden geschiedenen Halo um sich hat. — Auch in dem Unterhautzellgewebe wird in analoger Weise jedes Bündel seine seitlich anliegenden zugehörigen Zellen haben. Dies dürfte insofern nicht gleichgültig sein, als die einmal von Anfang an bestehende Secretionsrichtung gewiss für die Folge, wo es sich nicht mehr um so energische Production, sondern mehr um die Erhaltung auf einer bestimmten Stufe handelt, dieselbe bleiben wird.

*) Da hiebei keine Zellen mit Ausläufern gebildet werden, so kann die Richtung dieser nicht allein maassgebend für die Richtung der Fasern sein, wie dies früher allgemein angenommen wurde.

Da wir so die Interzellularsubstanz als metamorphosirte Zellsubstanz betrachten können, so löst sich damit der früher geführte Streit, ob z. B. die Bindegewebsbündel zerfaserte Zellsubstanz oder Interzellularsubstanz sei, in sich selbst auf. Wir müssen jedoch weiter untersuchen, ob das geschilderte vorläufig nur für die Entwicklungszeit geltende Verhältniss der Zellen und ihrer Thätigkeit ein bleibendes ist oder ob es modificirt werden kann.

Es ist einleuchtend, dass während des Wachsthums der Gewebe die Zellenthätigkeit eine qualitativ und quantitativ erhöhte sein muss im Verhältniss zu der Thätigkeit welche sie äussern, um einmal existirende Gewebe zu erhalten. Als Ausdruck für die quantitative Thätigkeit des Kerns in der Zelle dürfen wir vielleicht die Grösse der letzteren ansehen. Wenn die Kernthätigkeit aufhörte, so würde die Zelle sich allmälig in bleibendes Gewebe umwandeln bis an den Kern heran, und dieser würde dann völlig isolirt in dem Gewebe liegen; dies scheint eben im Unterhautzellgewebe beim Menschen und auch z. B. in den Papillen der Cutis etc. der Fall zu sein; die auf Null reducirte Zellsubstanz entsteht dort nur wieder unter abnorm erhöhten gleichsam embryonalen Bedingungen, z. B. bei parenchymatöser Entzündung. In anderen Fällen behält der Kern noch einen Rest seines Zellenhalo: so entstehen die bleibenden Bindegewebszellen (Hornhaut-, Knorpel-, Knochenzellen); endlich kann diese Zelle schliesslich weiter metamorphosirt werden und es bilden sich daraus structurlose Membranen, wie in Sehnen und Muskeln (ebenso entstehen vielleicht auch Capillaren, Nervenscheiden; der Achsencylinder wäre demnach ebenfalls Interzellularsubstanz).

Es dürfte aus dieser Darstellung wohl genugsam hervorgehen, dass ich den Zellen nicht mit allen ihren Theilen die Wichtigkeit zuertheile, die ihnen zugesprochen zu werden pflegt, sondern ihre Bedeutung nur anerkenne, so lange es sich um Production neuen Gewebes handelt. Ich glaube, dass man einen sehr wesentlichen Unterschied machen muss zwischen den Drüsen- und Epithelialzellen und den Entwicklungszellen: erstere verhalten sich als vollendetes Gewebe, ihr Boden, die structurlose Drüsenmembran und ihre Cuticula, ja man könnte selbst sagen ihre Zellenmembran, die ich diesen Zellen nicht abspreche, stellt ihre Interzellularsubstanz dar; es sind dies einseitige Ausscheidungsprodukte, wie Kölliker noch neuerdings hervorgehoben hat. Die Zellen der tieferen Epithellallagen sind Kerne mit sehr gering entwickeltem Zellenhalo ohne Membran; diese entwickelt sich erst, wenn die Zelle eine bestimmte Secretion vollziehen soll, wenn sie zu einem bleibenden fertigen Gewebstheil wird.

Es könnten Manche schon deshalb Anstoss an den eben aufgestellten Ansichten nehmen, weil wir den Bindegewebs- und den äquivalenten Hornhautzellen die Membran abgesprochen haben. Ich habe mich in dieser Beziehung nur an meine directen Beobachtungen gehalten und kann davon nichts aufgeben, bis das Gegentheil bewiesen ist. Den Begriff einer Zellmembran kann man jedoch als einen sehr weiten auffassen; die Zellmembran ist eine peripherische Schicht der Zellsubstanz, die von der Interzellularsubstanz des betreffenden Gewebes und von den centralen Partien der Zellsubstanz selbst chemisch verschieden ist. Da ich nun annahm, dass alle Schichten einer lebenden Zelle vom Kern bis zur Peripherie verschieden sind und sich in ihrer Peripherie immer mehr der Substanz des Interzellulargewebes annähern, so steht nichts im Wege, die äusserste Schicht als Membran zu bezeichnen; diese könnte aber so geringe chemische Differenzen von Zellsubstanz und Interzellularsubstanz besitzen, dass sie deshalb nicht darstellbar ist; gegen die Annahme einer solchen unsichtbaren Zellmembran ist daher nichts zu erwiedern. — Hält man die Membran als starre Scheidewand fest, so muss man sie bei den durch Entzündung hervorgerufenen Zellneubildungen sofort wieder schwinden oder platzen lassen, da es zu offenbar ist, dass die pathologisch neugebildeten Zellen unmittelbar in den Interstitien der Gewebe liegen. Die directe Beobachtung zeigt hier jedoch weder eine Zellmembran in dem gebräuchlichen Sinne des Wortes und somit auch kein Platzen oder Schwinden einer solchen Membran. Die Zelltheilung geschieht frei nach vorangegangener Theilung des Kerns; je nach der Festigkeit des Gewebes erscheinen die neugebildeten Zellen einzeln oder gruppenweis zusammengedrängt zwischen den Fasern liegend, wie später genauer zu besprechen. — Aus dem Gesagten geht hervor, dass wir die Existenz der Bindegewebskörperchen als Zellen nicht bezweifeln, jedoch daneben die Existenz eingelagerter Kerne annehmen und diesen völlige Gleichwerthigkeit mit den Zellen zuerkennen.

Da wir, um uns das Terrain für die folgenden Mittheilungen zu ebnen, gezwungen waren uns etwas weitläufig mit dem Bindegewebe zu befassen, so sei es noch erlaubt, hier auf einige andere, den Bindegewebskörperchen zugesprochene Eigenschaften kurz einzugehen. Es wurde von Kölliker hauptsächlich urgirt, dass die Bindegewebskörperchen mit ihren anastomosirenden Ausläufern (eventuell elastischen Fasern) hohl seien und die feinsten Arten der Vasa serosa darstellten; sie sollten den Ernährungssaft leiten und in innigeren Contact mit den Geweben bringen, daher die Saftzellen und saftführenden Canäle. Durch Imbibition glaubte v Wittich sogar, die Bindegewebskörperchen gefüllt zu haben (Virchow's Archiv. IX. p. 185), doch sind nach der Versicherung von Chemikern und Physikern seine Versuche nichts weniger als beweisend*). Bei der durchaus

*) Nach A. Böttcher (Virchow's Archiv. XIII.) soll auch in den Muskelfasern ein Canalsystem ähnlicher Art existiren; ich habe die Versuche, auf welche sich diese Ansicht stützt, sofort nachgemacht, glaube mich jedoch auf das Bestimmteste überzeugt zu haben, dass die durch die Experimente gewonnenen Bilder falsch gedeutet sind. Ich halte mit Böttcher die Ansicht aufrecht, dass die besonders bei niedern Thieren häufigen Kerne in den Muskelfasern die Bedeutung von Zellen haben, und dass die contractile Substanz als Interzellularsubstanz aufzufassen ist, doch ist die Existenz eines Canalsystems in der Muskelfaser damit durchaus nicht nothwendig verbunden.

flachen und platten Beschaffenheit der ausgebildeten Bindegewebskörperchen und ihrer Ausläufer liegt in ihnen selbst durchaus nichts, was auf eine solche Idee hätte leiten können, auch eine aprioristisch physiologische Nothwendigkeit ist nicht vorhanden, dergleichen annehmen zu müssen, da der Knorpel ohne solche Canäle trefflich existirt und durch die Knorpelsubstanz vermöge einer freilich nicht genauer gekannten, doch gewiss in den Knorpelzellen liegenden Kraft der Ernährungssaft hindurch fliesst. Wenn dies dort geschehen kann, warum sollte es am Bindegewebe nicht eben so sein können? — Bei dem Kampf mit den Henle'schen Spargelbündeln und Napoleonsbildern kam das Factum zu Tage, dass im Bindegewebe ausser den von den Körperchen eingenommenen Stellen keine Lücken seien. Diese Behauptung Virchow's schien mir früher sehr übertrieben, doch ist dies in der That ganz richtig. Die Ernährungsflüssigkeit ist jedenfalls in den Bindegewebsbündeln selbst, und kann hier zweifelsohne ebenso ab und zu strömen, wie im Knorpel ohne Hülfe von Interstitien und Saftröhren.

Auch bei dem Oedem des Zellgewebes ist das Plus von Flüssigkeit im Bindegewebe selbst enthalten, indem sie es aufquellen macht. Es ist dies eine Beobachtung, auf die ich besonders durch His aufmerksam gemacht wurde, und worauf seine Quellungsversuche an Hornhäuten (l. c. p. 24.) allerdings hinleiten. Dass bei Ueberschreitung des Quellungsmaximum die Flüssigkeit die Bindegewebsbündel auseinanderdrängt, ist zuzugeben, ebenso dass feste Produkte, besonders neugebildete Zellen (auch wohl Faserstoff) die Bündel auseinanderschieben und sich so Interstitien machen können, liegt auf der Hand.

Mit der Feststellung eines eventuellen Zusammenhangs der elastischen, besonders der sogen. Kernfasern mit den Bindegewebszellen bin ich zu keinem sicheren Resultat gekommen. In der Sclerotica junger Thiere habe ich öfters sehr lange, feine, dunkle Fasern mit den Bindegewebszellen in Zusammenhang gesehen, doch sind diese Beobachtungen nicht beweisend genug, da auch die neuerdings von Leydig wieder vertheidigte Ansicht, wonach das elastische Gewebe durch Differenzirung aus dem Bindegewebe entstanden zu betrachten ist, sehr seine Berechtigung hat. Die Spiralfasern habe ich schon seit längerer Zeit als Einrisse und Einschnürungen der Bündelhülle betrachtet, und kann die neulich mitgetheilten Beobachtungen von Klopsch (Müller's Archiv. 1857. Heft V.) durchaus bestätigen. Dass manche Arten des elastischen Gewebes, wie die breiten Netze aus den Fascien, und Gewebe wie das des Lig. pectinatum iridis, der Choroidea etc. sich nach dem Typus des Bindegewebs entwickeln ist wohl zweifellos.

Traumatische Entzündung im Unterhautzellgewebe.

Zur Anregung und Unterhaltung einer Entzündung habe ich mich bei diesen Experimenten stets eines Setaceums bedient, bestehend in einem mässig dicken Bindfaden, den ich durch das Unterhautzellgewebe am Rücken mittelgrosser Kaninchen hindurchzog und ohne es weiter anzuziehen liegen liess, bis ich das Thier tödtete, um die Untersuchung zu machen. Einen wahren Eiter habe ich auf diese Weise nie erzielt, doch ist dies auch zu unserem Zweck unnöthig. Das Unterhautzellgewebe der Kaninchen ist sehr arm an Capillargefässen, sehr reich an Bindegewebszellen, so dass es sich besonders gut dazu eignet, die parenchymatösen Veränderungen in ihrer ganzen Reinheit zu studiren. Auch Fettzellen stören hier die Untersuchung nicht, da fast gar kein Fett vorhanden; ebenso sind die elastischen Fasern äusserst spärlich vertreten; vielleicht sind die beiden letzten Umstände und die Armuth an Capillaren mit die Ursache, weshalb die Bindegewebszellen so reichlich entwickelt sind.

Untersucht man eine halbe Stunde nach Einlegung eines Setaceum, so findet man in dessen unmittelbarer Nähe das Bindegewebe leicht röthlich gefärbt; bei der mikroskopischen Untersuchung zeigen sich die Fasern durch feinkörnige Massen leicht getrübt, die Bindegewebszellen weniger blass als sonst; ihre Kerne zum Theil schon deutliche Theilungsformen darbietend; hie und da zuweilen bereits einzelne blasse im Gewebe liegende kuglige Elemente von ausserordentlicher Zartheit.

Hat der fremde Körper eine oder zwei Stunden eingewirkt, so ist das Gewebe in seiner unmittelbaren Nähe schon etwas succulenter und bei der mikroskopischen Untersuchung findet man bereits tausende von jungen Zellen neugebildet. Diese Zellneubildung erstreckt sich jedoch nicht allein auf das unmittelbar am Setaceum liegende Gewebe, sondern gewöhnlich bis auf 3—4 Lin. im Umkreis, für diese erste Zeit um so weiter, je länger der fremde Körper eingewirkt hat, doch erreicht diese Weiterverbreitung später ihr Maximum. Das jetzt schon ganz körnig zerfallene Gewebe in der unmittelbaren Nähe des Fadens schliesst zwar eine grosse Anzahl von jungen Zellen ein, doch eignet sich das noch mehr normale Fasergewebe in der näheren Peripherie des Entzündungsheerdes, wo dasselbe ganz mit Eiterzellen infiltrirt ist, besser zur Untersuchung. Dies bildet daher auch die Grundlage der folgenden Beobachtungen, die sich auf eine grosse Anzahl von Versuchen stützen, wo das Setaceum $1\frac{1}{2}$—2 Stunden eingewirkt hatte.

Bringt man ein Stückchen des Gewebes aus dem bezeichneten Rayon rasch und ohne Wasserzusatz auf den Objectträger, und legt ein Deckglas darauf, so wird man kaum etwas anderes als ein Gewirr von Fasern wahrnehmen; erst wenn man jetzt vorsichtig Wasser hinzufliessen lässt, treten allmälig zwischen den Fasern und schmalen Faserbündeln runde, sehr blasse und fein granulirte Kugeln hervor (Taf. I. Fig. 6.); nach weiterer Einwirkung des Wassers werden diese Kugeln trüber, die Substanz zieht sich etwas zusammen und an der halben oder ganzen Peripherie dieser Kugeln tritt ein heller Saum auf; in der körnigen Masse unterscheidet man an einigen Kugeln bereits einen oder mehrere blasse Kerne. Jetzt lässt man allmälig einen Tropfen sehr verdünnter Essigsäure einwirken, was sich zunächst durch feinkörnige Gerinnungen in der Peripherie des ganzen Objects geltend macht, und dann dadurch dass die Fasern anfangen zu quellen, sich zu dehnen und zu verschieben und zu sehr blassen glatten Bändern umgewandelt werden; diese Einwirkung darf nur langsam und allmälig erfolgen, da sonst durch rapide Verschiebung des ganzen Objectes die zelligen Elemente des Bindegewebes in ihren Formen zu sehr verändert werden. Treten die Bindegewebszellen nicht deutlich genug hervor, so muss man sie durch vorsichtigen Zusatz von wässeriger Jodlösung schwach färben.

Die Kerne der Bindegewebskörperchen zeigen die verschiedensten Formen von Einschnürungen, bis zur vollständigen Durchfurchung zu zwei gesonderten Kernen in einem gemeinsamen Zellenhalo (Taf. I. Fig. 7. a.) (letzteres sieht man jedoch verhältnissmässig selten); meist geschieht die Zweitheilung so, dass zwei gleich grosse Kerne entstehen, doch sind dieselben zuweilen auch ungleich (Fig. 7. b.). Die Dupplicität des Kernkörperchens geht hier immer der Kerntheilung voraus und liegt dasselbe immer im Centrum der Abschnürungshälften. Zu einer Anhäufung mehrerer grosser Kerne in einer Bindegewebszelle kommt es hier niemals, der neue Kern löst sich mit seinem Zelltheil sofort ab. Eine Durchfurchung der Zellsubstanz selbst kommt hier nicht deutlich zur Beobachtung, was eben nur dadurch erklärlich ist, dass die Bindegewebszellen keine Membran haben. Die durch diesen Theilungsmodus entstandenen jungen Zellen sind rund, besitzen einen zunächst einfachen blassen Kern, um den sich eine körnige Masse bei Zusatz von Säure zusammenzieht, während ein anderer Theil der Zellsubstanz aufquellend eine peripherische helle Schicht bildet, die abgehobene Membran der Autoren (Fig. 7. c. c.). Diese Zellen werden nun durch Drei- und Viertheilung ihres Kerns zu Eiterkörperchen und damit in den meisten Fällen zu abortiven Gebilden.

Kern- und Zellentheilung.

Zur näheren Erörterung über diese Vorgänge muss ich noch einige Bemerkungen über den Theilungsprocess und die dabei zu berücksichtigenden Kräfte beibringen, wobei ich mich an das oben über Kern und Zelle Gesagte anschliesse. Durch die Durchfurchung des Kerns allein könnte niemals die Bildung von Zellen erzielt werden, wenn nicht eine bewegende Kraft hinzuträte, welche die beiden neuen Kerne von einander bringt; ohne letztere würde in der Zelle nur ein Haufen von dicht aneinander liegenden Kernen entstehen, wie solche Zellen in der That unter pathologischen Verhältnissen zu Stande kommen. Soll eine wahre Zellentheilung durch die Kerntheilung vermittelt und angeregt werden, so müssen die Kerne nach ihrer Trennung auseinander rücken. Diese bewegende Kraft scheint uns dieselbe zu sein, welche wir oben mit dem Namen der Secretionskraft der Kerne bezeichnet haben, eine Thätigkeit, die auch während des Furchungsactes nicht aufhört, und durch welche auf die ganze während der Furchung sich vergrössernde, endlich sich verdoppelnde Oberfläche vom Kern fortwährend neu producirte Zellsubstanz abgelagert wird, so dass wir also in der Geschwindigkeit, mit welcher die neugebildeten Kerne auseinander rücken (annähernd in ihrer Entfernung von einander) ein ungefähres Maass für die Energie dieser Thätigkeit haben. — In den embryonalen Verhältnissen, wo die Zellen zur Production von Interzellularsubstanz dienen, geschieht die Entfernung der Zellen von einander offenbar auf dieselbe Weise durch die Secretion von Interzellularsubstanz, oder wenn man die Sache etwas anders auffassen will, dadurch, dass die peripherischen Zellschichten sich in Gewebe umwandeln.

Aus dem, was wir über die Thätigkeit des Kerns und der Zelle gesagt haben, geht hervor, dass bei Existenz mehrerer Kerne, doch jeder derselben einen ihm speciell zugehörigen Hof besitzt, so dass er, wenn er losgelöst wird, niemals als völlig freier Kern auftritt; dies ist für das Zustandekommen der Eiterzellen sehr zu berücksichtigen, da es sonst nicht zu verstehen wäre, wie es kommt, dass bei fortgesetzter Theilung die Kerne doch stets in isolirten Zellen gelegen sind, man kommt eben sonst dahin, was His für die entzündete Hornhaut anzunehmen scheint, dass bei dem Theilungsprocess die Kerne in einer körnigen Masse ungeordnet frei gelegen sind, oder dass sie secundär in differenzirten Inhaltsportionen entstehen. — Dass eine endogene Zellenbildung, unter der wir jetzt nur noch eine endogene Zelltheilung mit Erhaltung der Mutterzellenmembran verstehen können, hier nicht vorliegt, ergiebt sich leicht aus der Beobachtung, da hier eben keine Mutterzellen vorkommen. Es fragt sich jedoch, durch welche Kraft die Kerne mit der körnigen Zellenmasse (die natürlich in den Interstitien des Bindegewebes liegt) von einander gerissen werden, mit andern Worten wie das Auseinanderrücken der Zellen hier zu Stande kommt; wir glauben in derselben Weise, wie unter embryonalen Verhältnissen: die neugebildeten Zellen produciren hier zwar nicht gleich Bindegewebe, wohl aber eine flüssige Interzellularsubstanz, die das entzündete Gewebe durchtränkt und die bei Bildung wahren Eiters das Eiterserum darstellt. Man könnte hiergegen einwenden, dass letzteres identisch sei mit dem Blutserum und unmittelbar durch die Wandung der Gefässe transsudire; dies dürfte jedoch nur für einzelne Eiterarten gültig sein; die Interzellularsubstanz eines zähen schleimigen Eiters ist keineswegs dem Blutserum identisch, und entsteht nur unter der Vermittlung der Zellen selbst. Für die gefässhaltigen Gewebe kommt vielleicht ein anderes bewegendes Moment zu Hülfe, nämlich der erhöhte Strom der vermöge der veränderten Druckverhältnisse in den Capillaren an der verletzten Stelle in den Geweben auftreten muss. Dies ist aber ein nur vorübergehendes Moment, da die Capillaren sich rasch erweitern und damit die Druckverhältnisse im Kreislauf ausgeglichen werden, so dass die Quelle dieser bewegenden Kraft damit erlischt. — Für die gefässlosen Theile ist die Entfernung der neugebildeten Zellen von einander wohl kaum anders zu erklären als durch eine Thätigkeit der Zellen selbst; diese ist z. B. in solchen Pseudoplasmen, in denen keine homologen Gewebe gebildet werden, so gering, dass dadurch eine enorme Anhäufung von Zellenmassen fast ohne jegliche Interzellularsubstanz zu Stande kommt. Gewiss kommt dabei auch viel auf die Nachgiebigkeit der Gewebe an: geht die Zellbildung in einem so nachgiebigen Gewebe vor sich wie in dem Unterhautzellgewebe (namentlich bei der lockeren Beschaffenheit, welche dasselbe bei Kaninchen hat) so können die neugebildeten Zellen sich leicht durch Ausströmen einer flüssigen Interzellularsubstanz auseinanderschieben und sich zwischen die Fibrillen und feinen Bündel drängen.

Wenn durch Zweitheilung einer Bindegewebszelle zwei neue Zellen entstanden sind und diese sofort nun durch Vieltheilung der Kerne zu Eiterkörperchen werden, von denen es höchst zweifelhaft ist, ob sie einer weiteren Theilung und Entwicklung fähig sind, so würde dabei die Quelle für die Eiterzellenbildung eine beschränkte sein und zugleich müsste das seiner specifischen Ernährungszellen beraubte Bindegewebe zu Grunde gehen. — Dies ist in der That der Fall in der unmittelbaren Nähe des fremden Körpers, hier zerfällt das Bindegewebe im vorliegenden Fall zu einer feinkörnigen Masse, in der nur Rudimente von Zellen wahrnehmbar sind, es gehen eben die Bindegewebszellen rapid zu Grunde und mit ihnen das Fasergewebe. Etwas entfernt von dieser Stelle geht der Process jedoch langsamer vor sich und lässt sich daher besser verfolgen. Die Zweitheilung der Zellen ist in der weiteren Entfernung von dem eigentlichen Entzündungsheerd der entschieden vorwaltende Process, und es wird dadurch stets eine Sphäre um den Entzündungsheerd unterhalten, die immer neue Zellen zur Bildung von Eiterkörperchen hergiebt; sobald der durch den fremden Körper (den wir hier unbeschadet mit dem Entzündungsreiz identificiren können) angeregte Zerfall des Gewebes seine Grenzen erreicht hat, wird das dem Defect anliegende Gewebe ein stabiles, es bildet sich zur Granulationsmasse um, und wird der Secretionsheerd des Eiters, wenigstens für die Fälle wo es zur Bildung wirklichen Eiters kommt. Hier geben die durch Zweitheilung sich in sich selbst vermehrenden Zellen die dauernde Quelle für die Bildung der Eiterzellen. Doch wäre es auch nicht ganz in Abrede zu stellen, wenn man die Bindegewebskörperchen selbst, die sich an der Bildung des Granulationsgewebes betheiligen, direct als die stabilen Produktionsheerde der Eiterkörperchen ansehen wollte; man müsste dann annehmen, dass von den durch Theilung entstandenen beiden Kernen der eine in der Zelle immer zurückbliebe, während der andere mit seinem Zellhalo frei wird und die Metamorphose zum Eiterkörperchen durchmacht. Ich kann für einen solchen Vorgang, bei dem der Kern des Bindegewebskörperchens einem fortwährend Sprossen treibenden Grundstock zu vergleichen wäre, nichts weiter anführen, als dass man in Bindegewebe, was ganz mit Eiterkörperchen durchsetzt ist, oft noch eine Menge wohlerhaltener Bindegewebszellen mit im Theilungsprocess begriffenen Kernen wahrnimmt; doch ist dies in sofern nicht ganz maassgebend, als die jungen Zellen ja ziemlich rasch von dem Ort ihrer Entstehung durch die verschiedenen bewegenden Kräfte entfernt werden, und daher nicht immer als an dem Orte entstanden zu denken sind, wo man sie vorfindet. An der Oberfläche des durch die Zellenarbeit zu Granulationsmasse metamorphosirten Gewebes entstehen (jedenfalls begünstigt durch den Contact mit der Luft) fortwährend Zellen mit flüssiger Interzellularsubstanz (Eiter); diese verhalten sich zum Granulationsgewebe weiterhin grade so wie die tiefen Epitheliallagen einer Schleimhaut zu dem Gewebe der letzteren oder wie das Rete Malpighii zur Cutis.

Wie aus den einkernigen Zellen durch gleichzeitige Drei- und Viertheilung die Formen der Eiterzellen hervorgehen, haben wir bereits Eingangs auseinandergesetzt.

Weitere Organisation des neugebildeten Gewebes.

Die innerhalb der ersten zwei Stunden bereits angeregte und rasch fortschreitende Zellenproduction verbreitet sich nun in rapider Weise; da das Setaceum einen fortdauernden Reiz unterhält, so zerfällt auch das Gewebe in seiner Nähe immer weiter und zwar in dem vorliegenden Fall zu einer bröckligen gelben Substanz, während weiterhin das Bindegewebe durch die fortdauernde Bildung junger Zellen und durch die neue Interzellularflüssigkeit eine anfangs succulentere Beschaffenheit bekommt und nach völliger Einschmelzung der fasrigen Bindegewebsmasse die Granulationssubstanz constituirt wird; diese gewinnt hier nicht eher einen stabilen Charakter, als bis der Process des völligen Zerfallens der Gewebe, der unmittelbar um den eingelegten Faden eintritt, sistirt ist. In einigen Fällen nahm die gelbe breiige völlig tuberkelähnliche Masse noch zu bis zum siebenten Tage; bei anderen Thieren sistirte dieser Process früher. Diese Substanz entspricht nicht ganz dem Eiter, sondern mehr der schmutzigtrüben Flüssigkeit und den abgestossenen Partikelchen, wie sie sich in den ersten 24 Stunden auf den Wunden bei Menschen finden, bei der sog. Reinigung der Wunde; in den folgenden Tagen wird der gelbe Brei jedoch auch noch vermehrt durch abgestossene Eiterzellen, bis sich rund herum kapselartig eine ziemlich feste röthliche Schicht gebildet hat, die aber der Granulationsschicht beim Menschen entspricht und sich nur dadurch unterscheidet, dass die Interzellularsubstanz viel derber und fester, das Gewebe überhaupt viel trockener ist. Hier finden sich dann auch schon anderweitige Zellformen, die mehr und mehr zur Bildung von Bindegewebe und Gefässen hinleiten.

Die gelbe breiige Masse, die sich hier massenhaft um das Setaceum bilden kann, und eben aus zerfallenem mit jungen Zellen durchsetztem Gewebe besteht, entspricht vollkommen der gelben Tuberkelmasse; sie entsteht hier in wenigen Tagen durch einen durchaus acuten Process; dies leitet unmittelbar darauf, dass vielleicht auch beim Menschen die gelbe Tuberkelmasse nicht immer das Produkt eines chronischen Processes sein mag, sondern auch wie hier auf ganz acutem Wege entstehen kann.

Fassen wir noch einmal zusammen, worin die Unterschiede bestehen, die sich beim Kaninchen und beim Menschen in den Produkten eines durch denselben Reiz hervorgebrachten Entzündungsprocesses kund geben, so sind dies folgende: Während beim Menschen sofort mit der Bildung der Eiterkörperchen eine Menge von Interzellularsubstanz entsteht, welche jene suspendirt enthält, ist diese beim Kaninchen so gering, dass es nicht zur Bildung von Eiter, sondern nur zur Bildung eines gelben Breies kommt; dieser kommt anfangs besonders auch durch den Zerfall des Gewebes in der Nähe des Setaceums zu Stande, der beim Menschen bei weitem nicht so ausgedehnt ist, sondern nur in der Abstossung einer äusserst dünnen oft kaum nachweisbaren Gewebsschicht besteht.

Wie sich in der Folge die Granulationen ausbilden, habe ich in meiner oben angeführten Arbeit entwickelt; dies ist fast nur beim Menschen genauer zu verfolgen; ich habe zu dem damals Gesagten nur Weniges hinzuzufügen, an Einigem etwas zu verbessern. Ueber die Entstehung der Granulationsflächen habe ich damals Folgendes aufgestellt (l. c. p. 22.): „Die einzelnen Capillargefässgruppen, aus welchen das Exsudat kommt, können nur einen bestimmten Distrikt mit Exsudat versorgen, und da die Gefässvertheilung in den verschiedenen Geweben nicht der Art ist, dass durch ihr Exsudat eine gleichmässige Oberfläche entstehen müsste, so häuft sich um jedes einzelne Capillargefässnetz das Exsudat an und bildet hier ein Knötchen, so dass auf diese Weise eine unebene, warzige Oberfläche entsteht: die granulirende Fläche". Diese Erklärung für das Zustandekommen der körnigen Wundoberfläche muss ich in Beziehung auf ihre Abhängigkeit von den Capillargefässnetzen (der Fettläppchen, Drüsen, Muskelbündel etc.) völlig aufrecht halten; doch da wir jetzt ein organisationsfähiges Exsudat als solches nicht anerkennen, so müssen wir obige Behauptung in eine etwas andere

Sprache übersetzen. Die einzelnen Knötchen scheinen mir nämlich dadurch-bedingt, dass durch die Proliferation der um die Capillargefässnetze besonders angehäuften Bindegewebskörper (His'sche Adventitialzellen) hier die Zellanhäufungen besonders massenhaft sind, wozu dann die von ihnen ausgehenden neuen Gefässe auch ihr Theil beitragen; dass übrigens die strotzende Blutfüllung dieser mit jungen Zellen umgebenen Capillargefässnetze auch ein wesentliches Moment für das Hervortreten der einzelnen Granula abgiebt, geht auch schon daraus hervor, dass dieselben nach dem Tode gewöhnlich so zusammensinken, dass sie kaum wahrnehmbar sind.

In Bezug auf die Gefässbildung in den Granulationen kann ich von meinen früheren Behauptungen nichts zurücknehmen. Förster leitet die Schlingenbildung an der Wundoberfläche daher, dass die Gefässnetze nur sich ausbiegen, erweitern, sich verlängern, etwa wie dies im Grossen bei Bildung der Varices geschieht. Es mag dieser Modus der Erweiterung des Capillardistrikts ohne eigentliche Neubildung neuer Gefässlumina in der Wundoberfläche auch vorkommen, doch schliesst dies eine wahre Neubildung durch spindelförmige Zellen von den Enden der durchschnittenen Gefässe ausgehend, nicht aus; die Gefässbildung in der entzündeten Cornea, wie sie von His beschrieben wird (l. c. Taf. V.), spricht auch sehr für die wahre Neubildung unter Beihülfe spindelförmiger Zellen; die Kenntniss des feineren Vorgangs in Betreff auf das Zustandekommen des Lumen lässt allerdings noch Manches zu wünschen übrig.

Wie sich aus der Granulationssubstanz durch Veränderung der Zellformen und durch Verdichtung und Zerfaserung der Interzellularsubstanz die fast nur aus Bindegewebe bestehende Narbe ausbildet, ergiebt sich aus der Beobachtung ziemlich einfach. Ueber die Bindegewebskörperchen der Narbe habe ich jedoch in neuerer Zeit Beobachtungen gemacht, die mir früher völlig unbekannt waren; in der derben festen Fasersubstanz der Narbe sieht man leicht einzelne dunkle, spindelförmige Körper, die als Bindegewebskörperchen anzusprechen sind; diese sind jedoch ziemlich spärlich und in ihren Formen schwer deutlich zu fixiren; es ist nicht in Abrede zu stellen, dass man gerade hier, wo sich die Bindegewebsbündel so vielfach durchkreuzen, oft schwer entscheiden kann, ob man es mit sternförmigen Zellen oder mit Interstitien zu thun hat. Neuere Untersuchungen an Narben, die ich erst in Essig hatte aufquellen lassen, dann in Chromsäure erhärtete, haben mich überzeugt, dass ich früher den grössten Theil der Bindegewebskörper völlig übersehen hatte; in einer jährigen Narbe der Cutis stellten sich diese bei angegebener Untersuchungsmethode heraus wie in Taf. II. Fig. 14: die Bindegewebskörper sind auch hier ausserordentlich blasse, platte Körper mit vielen Ausläufern und sehr blassem Kern, die eben nur bei bestimmten Faserrichtungen, ganz oder halb von der Kante gesehen als spindelförmige Körper erscheinen. Das Narbengewebe (so wie auch das Gewebe der Fibroide) steht daher dem Bindegewebe des Unterhautzell- und Cutisgewebes viel näher als dem Sehnengewebe, welches zwischen seinen feinsten Bündeln durchaus keine sternförmigen Bindegewebskörperchen zu enthalten scheint.

Ueber die Bildung der Epidermis auf der jungen Narbe sind durchaus neue Untersuchungen nothwendig, besonders nachdem es sich herausgestellt hat, dass auch die Epithelialgebilde zum Theil wenigstens in sehr naher Beziehung zum Bindegewebe stehen.

Die Obliteration der Granulationsgefässe zu soliden Strängen habe ich wiederholt noch in neuerer Zeit in jungen Narben beobachtet. Man sieht hier die Gefässlumina zuweilen ganz spitz zulaufen und die Gefässwandungen als soliden zum Theil aus Spindelzellen zusammengesetzten Strang weiter verlaufen.

Die in dem Unterhautzellgewebe in so grosser Menge vorhandenen elastischen Fasern nehmen niemals an Zellbildungsprocessen Antheil; sie gehen durch Abstossung an der Wundoberfläche verloren und widerstehen dem Einschmelzungsprocess bei der Umbildung des Bindegewebes zu Granulationsmasse am längsten.

Was bei den acuten Entzündungsprocessen aus dem Fettgewebe wird, kann ich nicht genau angeben. So zweifellos es ist, dass sich Fettzellen durch allmäliges Verschwinden ihres Inhaltes zu Bindegewebszellen umbilden und letztere wieder durch Aufnahme von Fett zu Fettzellen werden können, so ist es doch die Frage, ob dies bei dem acuten Entzündungsprocess auch der Fall ist. Kein Gewebe zerfällt nach traumatischen Eingriffen so leicht zu gangränösem Detritus als das Fettgewebe und es lässt sich daraus schliessen, dass die Fettzellen nicht sehr geneigt sind zu Umbildungs- und Neubildungsprocessen; vielleicht liegt dies daran, dass ihre Kerne oft völlig atrophiren. Bei der Granulationsbildung im Fettgewebe scheint das Bindegewebe, welches die einzelnen Läppchen umgiebt, das meiste Material zur Zellneubildung herzugeben, die Fettzellen gehen wahrscheinlich völlig dabei zu Grunde.

Traumatische Entzündung in den Sehnen, der Cutis und der Hornhaut.

Die Entzündung der Sehnen der Cutis und der Hornhaut stelle ich hier zusammen, weil die Festigkeit dieser Theile eine nahezu gleiche Anordnung der bei der Entzündung neugebildeten Zellen bedingt. Ausserdem bin ich der Ansicht, dass wenn man überhaupt von einer Structur der Hornhautsubstanz reden will, man dieselbe wenigstens mit demselben Recht aus durcheinander geflochtenen Bündeln als aus Lamellen bestehen lassen kann; wir würden dann eben jedem Bündel bestimmte Hornhautzellen als seitlich anliegend und zugehörig betrachten und es würde eben für die Hornhaut auch gelten, dass ihre Zellen eine Art vielfach unterbrochener structurloser Scheiden bilden. Doch es kommt darauf für die Entzündung eben so wenig an, als wenn wir alles Bindegewebe durchaus als völlig homogene Substanz betrachten wollten; die Existenz von Kernen wird Niemand in Abrede stellen wollen, und diese genügt im Bindegewebe vollkommen als Quelle für die fortdauernde Neubildung von Zellen jeglicher Art. Ich habe bei den Sehnen wie beim Unterhautzellgewebe vielfache Experimente angestellt, und Sehnendurchschneidungen mit und ohne Verletzung der Haut an Kaninchen gemacht, so wie auch dünne Fäden durch die Sehnen hindurchgezogen. Die gröberen Verhältnisse nach diesen Verletzungen an Kaninchen sind aus früheren Experimenten der Art genugsam bekannt; es kam mir jedoch hauptsächlich darauf an, die Quelle für die Zellenbildung aufzufinden. Wir finden nach diesen Verletzungen bei den Kaninchen einen wesentlichen Unterschied von den Erscheinungen beim Menschen darin, dass bei offenen Sehnenwunden durchaus keine Neigung zu Sehnenscheidenentzündungen besteht, und dass die Sehnen sich nicht so ausgedehnt abstossen, sondern die Enden sich sehr leicht und rasch durch interstitielle Zellenbildung mit dem ebenfalls metamorphosirten Bindegewebe der nächsten Umgebung und des Zwischenraumes zwischen beiden Enden vereinigen, so dass diese z. B. schon am sechsten Tage mit dem sich bildenden Narbenzwischengewebe ohne Eiterung so vereinigt waren, dass man ein neues Sehnenstück regenerirt glauben konnte. Wenn dergleichen Vereinigungen von Sehnenwunden subcutan ja beim Menschen auch Regel sind, so ist es doch höchst eigenthümlich, dass sie bei gleichzeitiger Durchschneidung der Haut bei Kaninchen ebenso leicht, ja fast noch sicherer zu Stande kommen, als wenn die Trennung subcutan geschehen wäre; in letzterem Falle hindert nämlich das sich unter der Haut bildende Blutextravasat häufig die rasche Heilung, da die Resorption des letzteren doch immer längere Zeit in Anspruch nimmt. Alles Wesentliche, was in Bezug auf die Quelle der Zellenbildung in der Sehne durch diese Experimente ermittelt wurde, konnte ich an einem Präparat vom Menschen constatiren, dessen Beschreibung ich hier folgen lasse, wodurch die weitere Exposition der durch die Experimente gewonnenen Präparate unnütz wird.

Durch Quetschung in einer Maschine hatte sich ein Arbeiter eine Verletzung zweier Finger zugezogen, wobei die Haut abgerissen war, so dass die Sehnen frei dalagen, zugleich bestanden Frakturen der Phalangen und mehrere Gelenke waren eröffnet. Es sollte versucht werden, so viel wie möglich von den Fingern durch Behandlung im Wasserbade zu erhalten und es wurde dies 14 Tage lang fortgesetzt; im Verlauf dieser Zeit begannen mit den übrigen Theilen auch die Sehnenoberflächen zu granuliren, doch zeigte sich, dass die Finger bis zur ersten Phalanx selbst bei einer vollendeten Heilung völlig unbrauchbar und bei der Arbeit entschieden hinderlich sein würden, so dass die Exarticulation zweckmässiger erschien. Die Sehnen, so wie die Reste der noch vorhandenen Cutis boten ein treffliches Object für das Studium der Zellenbildung in Folge eines traumatischen Entzündungsprocesses; besonders geeignet waren die in Holzessig so weit erhärteten Präparate, dass man bequeme Schritte in Quer- und Längsrichtung nehmen konnte.

Ein Längsschnitt durch die granulirende Sehne bot bei schwacher Vergrösserung das in Taf. II. Fig. 13. dargestellte Bild. In die einzelnen Interstitien der secundären Bündel sind in spaltförmig erscheinenden Räumen die jungen Zellenmassen eingelagert; in der Granulationsmasse selbst (Fig. 13. a.) ist das Sehnenfasergewebe völlig geschwunden; weiterhin nimmt dasselbe umsomehr wieder zu, jene weniger Zellenmassen eingelagert sind. In den Interstitien der grösseren Bündel ist die Zellenbildung jedoch im Allgemeinen weiter geschritten (Fig. 13. b.) als zwischen den unmittelbar daran liegenden kleinen Faserbündeln. Betrachten wir die noch weniger betroffenen Theile bei stärkerer Vergrösserung (Fig. 11), so sehen wir zwischen den Sehnen eingepresst Haufen von Eiterzellen, diese von bekannter Form und Grösse. Wenngleich diese Zellen alle ausserordentlich dicht zusammenliegen und auch wohl zweifellos von einer

Zelle aus entstanden sind, so ist doch noch gar kein Grund vorhanden, anzunehmen, dass diese Zellen endogen entstanden und vielleicht in toto noch von einer Membran der Mutterzelle umgeben sind. Sie liegen unzweifelhaft hier in den Interstitien der Bündel und werden zwischen diese immer mehr und mehr hineingeschoben, bei welchem Process die Sehnensubstanz atrophirt, bis endlich nur Eiterzellen mit neuer Interzellularsubstanz vorhanden sind; ist letztere flüssig, so vereitert die Sehne, ist sie consistenter, so wird es Granulationsmasse und es tritt Benarbung ein. Warum die Eiterzellen sich hier nicht wie im Unterhautzellgewebe gleich rasch weiter verbreiten, liegt, wie leicht zu übersehen ist, an der Festigkeit und parallelen Anordnung der Faserbündel.

Ueber die Verbreitung des Zellbildungsprocesses geben Querschnitte durch die noch nicht vollständig in Granulationsmasse übergegangenen Theile den besten Aufschluss. In Taf. II. Fig. 12. a. sieht man die ersten Veränderungen, welche darauf beruhen, dass die Interstitien zwischen den Bündeln deutlicher werden und in ihnen dunkle runde Körper auftreten, die geblähten und bereits mit etwas Zellsubstanz umgebenen Kerne. Weiterhin erkennt man (b.) in den Interstitien bereits deutlich einzelne Eiterzellen, doch sind die Trennungslinien der einzelnen Bündel, die Hüllen, noch deutlich. Unter weiterer Zunahme der Eiterzellen verschwinden die letzteren immer mehr und mehr und zwischen den Zellenmassen sieht man die immer schmaler werdenden Querschnitte der auseinandergedrängten Bündel (c.) bis dieselben endlich unter fortdauernder Zunahme der Zellen fast völlig verschwinden (d.). Hierdurch wird das Gewebe dann immer homogener und schmilzt endlich mit dem lockeren Zellgewebe zwischen den grösseren Bündeln (e. e.), wo diese Processe rascher vorgeschritten sind, zu der nun völlig gleichartigen Granulationsmasse zusammen. Die Hüllen der einzelnen Bündeln gehen völlig verloren. Bei der Schwierigkeit, von diesen Präparaten recht feine Querschnitte zu machen, glückt es nur selten an ihnen direct die ersten Vorgänge zu beobachten; am besten gelingt es an den Stückchen, welche sich von den Querschnitten ablösen und sich der Länge nach lagern, Kerntheilungen und den Bündeln adhärirende Eiterzellen wahrzunehmen (Taf. II. Fig. 12*.). — Das Hervortreten einer so grossen Menge von Kernen an den weniger veränderten Querschnitten macht es mir wahrscheinlich, dass in den normalen Sehnen sehr viel mehr Kerne verborgen sind, als wir zur Anschauung zu bringen im Stande sind. Dass bei neuer Thätigkeit der Kerne die Hüllen allmälig völlig einschmelzen, ist nach dem was man am Muskel beobachtet, wo dasselbe vorkommt nicht so sehr erstaunlich, da die Hüllen ja selbst Reste von Zellsubstanz sind. — Es darf hierbei nicht vergessen werden, dass wir hier ein Object vor uns haben, in welchem der entzündliche Process an der Oberfläche bereits seine Höhe erreicht hatte und in der Tiefe nur allmälig vorschritt. Aus den Experimenten ergab es sich deutlich, dass das lockere Zellgewebe zwischen den Bündeln zumeist die Quelle der ersten nur spärlich auftretenden Zellbildung ist, so dass die beschriebenen Vorgänge mehr das Bild einer chronischen als acuten parenchymatösen Entzündung darstellt, wobei jedoch immer noch Eiterzellen durch Metamorphosen von präexistirenden Zellen und Zellenresten gebildet werden.

In der derben menschlichen Cutis, besonders der Finger liess sich an dem erwähnten Präparat durchaus dasselbe constatiren als an den Sehnen, nur dass wegen der Durchkreuzung der Bündel die Interstitien sehr unregelmässig werden und man sich hier erst dann leichter orientiren kann, wenn man an den einfacheren Sehnenpräparaten die Veränderungen kennt, welche durch die parenchymatöse traumatische Entzündung zu Stande kommen. Wie es zu verstehen ist, dass an diesen Geweben isolirte Kerne genügen, eine Zellbildung zu bewirken und anzuregen, darüber müssen wir auf die bei Besprechung der Bindegewebskörperchen aufgestellten Anschauungen über das Verhältniss der Kern- zur Zellsubstanz verweisen (vgl. p. 14).

Ebensowenig, wie ich in den Sehnen die Zellbildung als eine intrazelluläre ansehe, kann ich eine solche bei der Entzündung der Hornhaut zugestehen und dies ist der einzige Punkt, in welchem ich His nicht beistimmen kann. Die Hornhautzellen liegen in den Interstitien der Hornhautsubstanz und ich kann ihnen ebensowenig wie den Bindegewebskörperchen eine Membran zusprechen, da sie selbst nur eine membranartige Beschaffenheit haben. Unmittelbar nach dem angebrachten Reiz beginnen die Kerne, während sie zugleich sich theilen, eine feinkörnige Substanz auszuscheiden, die den je einzelnen Kernen als Zellsubstanz zugehörig sofort interstitiell ist. Es ist hier ebenso wie anderswo eine freie Theilung, keine intrazelluläre. Die eigenthümlichen, länglichen, streifenartigen Gruppen von Eiterkörperchen, denn solchen gehören die zahllosen kleinen dunklen Kerne an (Taf. I. Fig. 9. u. 10.), hätten schon durch ihre von der Zellform der Hornhautzellen so abweichende Beschaffenheit darauf hinleiten können, dass hier die Zellen sich zwischen die Substanz der Hornhaut hineindrängen, wobei sie natürlich den durch die Zellen einmal präformirten Wegen im Allgemeinen folgen.

Die beigegebenen Zeichnungen (Fig. 9. u. 10.) sind von Hornhäuten entnommen, die nur durch einen einfachen Schnitt oder Stich verletzt und im Begriff waren, sich per primam intentionem zu schliessen. Es geht daraus hervor, dass auch bei diesem Vorgang die Formen der neugebildeten Zellen nicht verschieden sind von denen der Eiterkörperchen, so dass diese Zellen demzufolge wahrscheinlich bei allen acuten traumatischen Entzündungen gebildet werden, ganz unabhängig davon ob es zu einer Eiterung kommt oder nicht; es ist dies ein Beweis mehr, dass Eiter und Granulationen (oder Eiter und sog. plastisches Exsudat) genetisch dasselbe sind, und sich nur durch die Beschaffenheit ihrer Interzellularsubstanz unterscheiden.

Hieran knüpft sich unmittelbar die Frage, ob die Eiterkörperchen, welche in dem Gewebe liegen und nicht als Eiter losgestossen werden, noch einer weiteren Entwicklung fähig sind, ob die einzelnen kleinen Kerne wachsen und neue Zellen bilden können. So lebensfähig die grossen Eiterzellen vom Frosch (Taf. I. Fig. 1.) aussehen, so zweifelhaft erscheint es, ob die kleinen Eiterzellen beim Menschen sich weiter ausbilden können. Ich besitze keine specielle Beobachtungen über diesen Gegenstand, doch scheint nach allen äusseren Erscheinungen die Rückbildung durch körnigen Zerfall und Fettmetamorphose das häufigere zu sein, da nur auf diese Weise die Restitutio ad integrum möglich ist, die doch oft nach Entzündungen erfolgt; dieser geht nun zwar oft eine lang bestehende Induration, namentlich im Zellgewebe, voraus, wobei zunächst eine Umbildung der eingelagerten Zellen zu neuem Bindegewebe und dann eine regressive Metamorphose des letzteren als möglich und wahrscheinlich zu denken ist; doch zerfallen in vielen Fällen die neugebildeten Zellen auch sehr rasch wieder, namentlich da, wo durch Prima intentio eine Vereinigung eintritt und wo die Einschmelzung der verletzten Gewebstheile auf ein Minimum ausgedehnt ist.

Zu dem Bindegewebe im weitesten Sinne des Wortes ist seiner Entwicklung gemäss auch der Glaskörper zu rechnen. Es ist mit der Entwicklungsgeschichte gar nicht zu vereinigen, den Glaskörper als ein Sekret der übrigen Augenhäute, vorzüglich der Choriocapillaris anzusehen, wie es von den Ophthalmalogen aus praktischen Gründen vielfach geschieht; es ist dies ebenso als wenn man die Hornhaut als ein Sekret der Sclerotica oder des Perimysium als Sekret der Muskeln ansehen wollte. Wir gestehen völlig die Abhängigkeit der Ernährung des Glaskörpers von den übrigen Membranen zu, doch kann ein nach dem Typus des Bindegewebes entstandenes Gewebe wohl nie ein Sekret eines andern werden. Es ist vielmehr wahrscheinlich, dass im Glaskörper noch Zellenrudimente, z. B. äusserst blasse Kerne vorhanden sind, welche der specifischen Ernährung vorstehen und nur ihrer Zartheit wegen mit unseren jetzigen Hülfsmitteln nicht darzustellen sind.

Dass im Glaskörper Zellen gebildet werden können, scheint mit Bestimmtheit aus den Untersuchungen von Meckel und Virchow hervorzugehen, woher sie stammen weiss man bisher noch nicht; ich würde mich jedoch viel eher entschliessen, hier Kerne oder Zellen zu supponiren als speciell für dies Gewebe eine Generatio aequinocia jetzt noch gelten zu lassen, nachdem ich selbst durch obige Untersuchungen eine solche völlig in Abrede stellen zu müssen glaube, und darin einen Fortschritt gegen meine früheren Ansichten sehe.

Traumatische Entzündung der Muskeln, Nerven und Capillarwände.

Da nach den oben aufgestellten Ansichten die Kerne im Bindegewebe als die wichtigsten Theile zur Erzeugung neuer Zellen zu betrachten sind, so sollte man a priori denken, dass in andern kernhaltigen Geweben ein traumatischer Entzündungsprocess vollkommen gleiche Effekte haben müsse. Dies ist jedoch nicht ganz richtig; nicht in allen Geweben besitzen die Kerne eine so bedeutende Productionskraft wie im Bindegewebe, nicht überall treten sie gleich so selbständig auf wie dort. In keinem Gewebe begrenzt sich der schädliche Einfluss eines Reizes so rasch als im Bindegewebe, weil nirgends so rasch eine Zellbildung und damit neue Gewebsbildung gewissermaassen als Wall entgegengesetzt wird. — Es ist schon aus der Chirurgie bekannt, dass Entzündungen im Muskel stets mit Zerfall eines grossen Theils von Muskelsubstanz einherzugehen pflegen, es bilden sich Erweichungsheerde, Abscesse, die neben Eiter stets eine Menge Gewebsdetritus enthalten. Muskelwunden reinigen sich langsam und es dauert länger als im Bindegewebe, bis ihre Substanz zu Granulationsgewebe umgebildet wird; man kann in der Regel noch längere Zeit hindurch den Verlauf der Bündel und die rothe Muskelsubstanz an ihnen erkennen.

Die Frage, welche ich mir bei den weiter zu erwähnenden Experimenten stellte, war folgende: bilden sich aus den Kernen der Muskelfasern in derselben Weise Eiterkörperchen wie im Bindegewebe, oder liegen hier anderweitige Verhältnisse vor? Die Lösung schien a priori leichter als es sich im Laufe der Untersuchungen herausstellte; ich machte anfangs subcutane Muskeldurchschneidungen am Gastrocnemius bei Kaninchen; doch erwies sich bald hier das Blutextravasat störend für die klare Uebersicht der Verhältnisse und schritt ich daher wieder dazu, Fäden durch die Muskel zu ziehen und diese längere oder kürzere Zeit liegen zu lassen. Aus beiden Methoden des Experimentirens ergab sich, dass die Zellbildungen anfangs nur vom Bindegewebe ausgehen, welches zwischen den Muskelbündel vertheilt ist und dass erst gegen den sechsten Tag die Kerne der Muskelsubstanz progressive Veränderungen eingehen.

Nach den ersten 24 bis 48 Stunden findet man das Setaceum umgeben mit einem körnigen gelben Detritus von zerfallenem Gewebe; die Muskelfasern sind an ihren getrennten Enden feinkörnig starr, ohne Quer- und Längsstreifung, in Zerfall begriffen, zwischen ihnen liegen eine Menge von Eiterzellen und zwar hauptsächlich zwischen den grösseren Bündeln wie bei den Sehnen; doch auch zwischen den einzelnen Primitivfasern finden sich Eiterzellen, die jedoch nur zwischen sie hineingeschoben erscheinen und in einer die Muskelenden zusammenhaltenden starren amorphen Masse liegen. Man könnte glauben, dass diese Eiterzellen aus den Kernen des Sarcolemma hervorgegangen sind; doch ist es mir nie gelungen, an isolirten Muskelfaserenden in diesem Stadium eine Veränderung der Kerne zu constatiren; dieselben waren nicht vermehrt und unverändert. Ob diese Enden mit der contractilen Substanz und mit dem Sarcolemma völlig zu Grunde gehen, bin ich nicht im Stande zu sagen; es wäre denkbar, dass diese Kerne sich nach Zerfall der Muskelfasern in der dadurch entstandenen körnigen Substanz noch weiter entwickeln, doch ist dies sehr unwahrscheinlich. Wie weit nun dieser Zerfall der Muskelsubstanz fortschreitet ist verschieden, je nachdem der Reiz fortdauert oder nicht; ausgedehnter ist der Zerfall bei einem Setaceum, weniger ausgedehnt bei einem einfachen Schnitt. Die Bildung neuer Zellen schreitet zunächst immer noch im Bindegewebe vor, es bildet sich eine die körnig metamorphosirten Muskelfaserenden vereinigende röthliche, sehr derbe Zwischenmasse, die den Detritus umkapselt; diese besteht aus Eiterkörperchen und jungen einkernigen Zellen mit derber amorpher Zwischensubstanz.

Erst gegen den sechsten Tag konnte ich bestimmte Veränderungen an den Muskelenden wahrnehmen, die auf einen Stillstand des Zerfalls und Einleitung einer Zell- und neuen Gewebsbildung hindeuten. Es ist dieser Termin völlig unabhängig von der Ausdehnung des Zerfalls der Muskelsubstanz; derselbe bei einfachen subcutanen Muskeltrennungen und beim Liegenlassen des Setaceum; es scheint dass die Muskelfasern (beim Kaninchen wenigstens) nicht früher mit dem jungen Zellengewebe verschmelzen können. — Untersucht man am sechsten und siebenten Tage die getrennten Muskelenden, so finden sich folgende verschiedene Verhältnisse: In der Mehrzahl der Fälle sind die Muskelfaserenden stark angeschwollen, ohne deutliche Längs- und Querstreifung und ihre Kerne sind durch Theilung massenhaft vermehrt (Taf. II. Fig. 15. a. b.). Diese Kernhaufen gehen auf der einen Seite in die junge neugebildete Gewebsmasse über, auf der andern Seite in die normalen Muskelfasern, deren Kerne auf eine Strecke hin doch deutlich vermehrt sind; zwischen diesen Enden liegen reichliche Zellenmassen, von denen es jedoch ebensowenig wie früher zu erweisen ist, ob sie von den Kernen des Sarcolemma abstammen. — Seltener sind die Muskelfaserenden wie in Taf. II. Fig. 15. c. wo die Faser sich ziemlich plötzlich zuspitzt und in ein mit der Granulationsmasse verschmelzendes Ende übergeht (wie beim Uebergang der Muskel in Sehnen) und wo das Sarcolemma noch für eine kurze Strecke erhalten scheint. An den Muskelfaserenden, welche sich wie beschrieben verbreitern, schwindet das Sarcolemma unter Vermehrung der Kerne vollständig. — Hinter dieser terminalen Verbreiterung verschmälert sich die Faser oft sehr bedeutend und führt nur feinkörnige Molecüle anstatt der contractilen Substanz, so dass sie oft kaum als Muskelfaser deutlich zu erkennen ist. Dies erinnert lebhaft an ähnliche Vorgänge bei durchschnittenen Nervenfasern, wo auch die Nervensubstanz auf eine gewisse Distanz hin aus den Scheiden verschwindet, um sich unter vermehrter Kern- und Zellenbildung in der letzteren allmälig wieder anzusammeln. Ob dergleichen auch beim Muskel Statt findet, kann ich nicht durch Beobachtungen nachweisen, halte es jedoch für sehr wahrscheinlich, dass sich später die contractile Substanz in den verschmälerten Fasern bis zur Narbe hin wieder ansammelt.

Dass sich aus dem Granulationsgewebe der Muskel nur Bindegewebe und nicht Muskel wiederbildet, ist bekannt. Aus den im Muskelende angehäuften Kernen bilden sich Zellen mit fasriger Interzellularsubstanz und es kommt auf diese Weise eine innige Verbindung der Narbe mit den Muskelfasern zu Stande, deren Endresultat sich ebenso gestaltet wie bei Verbindung der Muskelprimitivbündel mit Sehnenprimitivbündel.

Es geht aus diesen Beobachtungen hervor, was wir bereits oben aufgestellt haben, dass nämlich die Bildung von Eiterzellen bei der Muskelentzündung unter Zerfall der Muskelsubstanz wesentlich durch das beigemischte Bindegewebe geschicht (wenngleich eine Betheiligung der Kerne des Sarcolemma nicht ganz in Abrede gestellt werden kann) und dass eine wahre Neubildung von Gewebe durch Kerntheilung in der Muskelfaser erst in späterer Zeit erfolgt.

Durchaus dieselben Vorgänge wiederholen sich an den Nerven; auch hier nehmen die Kerne in den Scheiden der Primitivfasern nicht unmittelbar Antheil an der Eiter- oder Granulations- oder Callusbildung, sondern diese geht von dem Bindegewebe, dem Neurolemma aus. Erst später erfolgt eine Vermehrung von den Kernen der Nervenfasern aus, hiermit eine neue Anfüllung der Nervenscheiden mit Mark und Axencylinder, so wie eine völlige Neubildung in dem Zwischengewebe selbst. Ueber diese ersten Vorgänge stimmen alle bisherigen Beobachtungen völlig überein, nur dass man dieselben nicht als Effekte einer parenchymatösen Entzündung auffasste, sondern das zu Granulationsgewebe metamorphosirte Bindegewebe theils als organisirtes Exsudat, theils als Callus etc. bezeichnete.

Ebenso gut wie man von einer Entzündung des Nervengewebes spricht, kann man von demselben Process an den Capillaren sprechen; wie bei ersteren ist auch bei letzteren eine Neubildung des Gewebes selbst, eine Regeneration der endliche Ausgang dieses Processes. — Die Kerne der Capillaren tragen ebenso wenig wie die der Nervenprimitivscheiden zur Eiterbildung bei; nachdem ihr durchschnittenes Lumen bis zum nächsten Ast vom Thrombus erfüllt ist, tritt erst gegen den sechsten Tag (wie bei den Muskeln) eine Zellbildung an den Enden der Capillaren selbst auf (nach His beginnt zu dieser Zeit besonders auch eine Wucherung der Adventitialzellen, namentlich um die Theilungsstellen herum), die zur Bildung von soliden Zellencylindern und endlich zur Bildung neuer Capillargefässe führt.

Traumatische Entzündung des Knorpelgewebes.

Dass durch den chronischen Entzündungsprocess sich der Knorpel in der Weise verändert, dass die Knorpelzellen sich vermehren und die feste Knorpelsubstanz entweder völlig schwindet oder faserig wird, so dass daraus ein Granulations- oder

Narbengewebe wird, unter dessen Beihülfe die Adhäsionen zweier Knorpelflächen zu Stande kommen, ist eine besonders durch Redfern gründlich erörterte Thatsache; dass hiebei eine Zellbildung durch Theilung vorliege, ist erst später zu Tage gekommen. Ich habe an den vielen von mir untersuchten cariösen resecirten Gelenken unendlich häufig Gelegenheit gehabt, diesen Process mit allen seinen Varietäten, durch welche die verschiedene Natur der Gelenk-Affektionen bedingt ist, zu studiren, und kann nur das Bekannte bestätigen. — Die früheren Stadien traumatischer Gelenkentzündung ist seltener beim Menschen zu beobachten Gelegenheit; doch hat mich hierin der Zufall begünstigt, indem ich zuweilen einige Tage nach der Verletzung Gelegenheit hatte die Gelenke zu untersuchen, wenn die Patienten in Folge anderweitiger gleichzeitiger Verwundungen starben. Im Ganzen aber stütze ich mich hauptsächlich auf Experimente, die in der Art angestellt wurden, dass ich bei Kaninchen Ligaturen durch die Knie- und Ellenbogengelenke zog, oder Insektennadeln hindurchtrieb und diese liegen liess.

Es ergab sich hieraus zunächst, dass die Veränderungen im Knorpel ausserordentlich viel langsamer auftreten als im Bindegewebe und ferner, dass es weder bei dieser traumatischen Entzündung noch bei der chronischen Entzündung zur Bildung von Eiterzellen im Knorpel kommt. Nach 12 bis 24 Stunden findet man eine blutig trübe, zähe Flüssigkeit im Gelenk, die neben vielen einkernigen kleinen Zellen auch bereits viele Eiterzellen enthält. Diese stammen sämmtlich von der Synovialmembran her, der Knorpel ist in dieser Zeit noch völlig intakt und er bleibt es, wie ich mich beim Menschen überzeugt habe, zuweilen noch 10—14 Tage lang. Seine Substanz erscheint dann zwar etwas trübe, doch beruht dies nicht wie bei der Cornea auf Anhäufung von Zellen, sondern nur auf Durchtränkung der Knorpelsubstanz mit heterologer Ernährungsflüssigkeit, die allerdings auf einer abnormen Thätigkeit der Zellen beruht und geeigneter zu einem späteren Resorptionsprocess macht, denn ohne einen solchen kann eine Anhäufung von Zellen, die nicht die Bedeutung von Knorpelzellen haben, d. h. nicht gleich Knorpelsubstanz ausscheiden, nicht ermöglicht werden. — Der Knorpel besitzt also eine sehr grosse Resistenzfähigkeit gegen entzündliche Processe; hiermit stimmt auch die Beobachtung überein, dass man bei langbestandenen metastatischen Gelenkeiterungen oft den Knorpel völlig intakt findet, während die Gelenkhöhle strotzend mit Eiter gefüllt ist, und dass solche Eiterheerde bis zur vollständigen Restitutio ad integrum des Gelenks resorbirt werden können. Bei Caries der Gelenke, die viele Monate besteht, findet man auch nach der Resection zuweilen den grösseren Theil der Knorpeloberfläche intakt, nur an einzelnen Stellen Defekte, durch welche der Knochen frei gelegt oder durch Granulationsmassen verdeckt ist. Die geringe Neigung des Knorpels, an der Eiterbildung Theil zu nehmen, findet sich endlich auch darin bestätigt, dass Gelenkaffectionen, die vom Knorpel ausgehen (Malum senile), in der Regel ohne alle Eiterung einhergehen. Die Abgeschlossenheit der einzelnen Zellen oder Zellenheerde in der festen Knorpelsubstanz machen eine rasche Zellvermehrung, wie sie zur Eiterbildung führt, schon deshalb unmöglich, weil zu der damit verbundenen Bewegung kein Raum ist, und die Substanz nicht nach bestimmten Richtungen schnell auseinander geschoben werden kann; die Zellbildung kann hier nur mit einem Resorptionsprocess einhergehen, und dieser schreitet bei der Festigkeit des Knorpelgewebes nur sehr langsam fort; damit kann auch die Zellbildung nur langsam vorwärtsgehen, es kommt nicht zur vielfachen gleichzeitigen Theilung der Zellen und zur Erzeugung flüssiger Interzellularsubstanz, also nicht zur Bildung von Eiterzellen und Eiter, sondern nur zur Zweitheilung der Kerne und Zellen und zur Bildung eines mehr oder weniger festen Binde-, Faserknorpel- oder Granulationsgewebes.

Entzündung im Knochen.

Wenn schon die Resistenz des Knorpelgewebes die Bildung von Eiterkörperchen aus Knorpelzellen nicht zuliess, so ist dieselbe bei den Knochenzellen noch weniger zu erwarten.

Es sind über Verletzungen der Knochen so viele Versuche angestellt, dass die dadurch veranlassten Vorgänge in ihren äusseren Verhältnissen genügend bekannt sind und man braucht nur die Bezeichnungen: organisationsfähiges Exsudat und Callus in andere Begriffe zu übersetzen, um die früheren Beobachtungen auf unsere jetzigen Anschauungen zurückzuführen. Was die Bildung des Eiters und der Granulationen im Knochen betrifft, so genügen die einfachsten Beobachtungen an offenen Knochenwunden, um zu zeigen, dass die Knochensubstanz selbst mit ihren Knochenzellen nichts zum Beginn der Eiterung beiträgt, sondern dass diese von dem Bindegewebe, welches die Gefässe begleitet und von diesen selbst ausgeht. Eine solche Neubildung von Granulationsgewebe kann innerhalb des Knochens nur in einem sehr beschränkten Maasse Statt finden, da die Knochensubstanz nicht dehnbar ist und sich nicht eher an dem Neubildungsprocess selbst betheiligen kann, bis die Kalksalze resorbirt sind, bis das Knochengewebe selbst völlig erweicht und nachgiebig geworden ist. Ich theile in dieser Hinsicht völlig die Ansicht von Förster, der sich folgendermaassen darüber ausspricht (Handb. d. pathol. Anat. I. p. 383.): „Vom Knochengewebe sind noch keine productiven Neubildungsvorgänge bekannt; seine Hypertrophien gehen nicht vom eigentlichen Knochengewebe, sondern vom Periost oder Endost aus, und von diesen wahrscheinlich auch seine Neubildungen; doch sind hier noch wenig entscheidende Untersuchungen gemacht worden. Die centralen Enchondrome scheinen ihren primären Ausgangspunkt allerdings im Endost zu haben, doch ist die Theilnahme der seiner Kalksalze beraubten fibrösen Grundlage der Knochen dabei gar nicht unmöglich". In Bezug auf den letzten Punkt habe ich sowohl bei Knochenentzündung als bei Neubildungen viele Untersuchungen gemacht, bin jedoch deshalb zu keinem entscheidenden Resultat gekommen, weil bei dem Erweichungsprocess auch die Form der Knochenzellen so sehr verloren geht, dass der Rest des Knochengewebes nicht von dem übrigen daneben liegenden Gewebe zu unterscheiden ist. Ein jeder durch Entzündung veranlasste Zellneubildungsprocess ist zunächst immer ein atrophirender; ob er ein solcher bleibt, wie bei Caries und Ulceration überhaupt hängt davon ab, welche weitere Metamorphose die mit dem metamorphosirten Knochentheil verschmolzene Granulations- (Callus-) masse eingeht; tritt in dieser Neubildung von Knochengewebe auf, so entsteht eine knöcherne Vereinigung (bei Fraktur), Ausheilung des Erkrankungsheerdes, Bildung von Osteophyten etc. (bei offener Knocheneiterung). Nicht immer geht die Einschmelzung des Knochengewebes unmittelbar an der verletzten Stelle vor sich, sondern zuweilen etwas hinter der verletzten Stelle, so dass dann der oberflächliche harte Knochentheil durch die erweichte Parthie ausser Continuität mit dem übrigen Knochen gesetzt wird und als Sequester entfernt werden kann. Auf dieser theilweisen Resorption der Knochenmasse, die hauptsächlich mechanisch durch den Druck der sich fortwährend vermehrenden Granulationsmasse bewirkt wird, beruht überhaupt nur die Lösung der Sequester.

Da es mich zu weit führen würde, wenn ich die Neubildung von Knochenmasse hier besprechen wollte, die der gewöhnliche Ausgang der traumatischen Entzündung im Knochen ist, so will ich nur noch einiges hinzufügen über die Veränderungen, die das Knochengewebe allmälig bei dem Resorptions- oder Einschmelzungsprocess zu weichem Gewebe eingeht. Förster sagt in Bezug hierauf (l. c. p. 383.): „Bei Atrophie und Entzündung des Knochens spielen die Zellen eine hervorragende Rolle, indem von ihnen aus der Schwund der Knochenmasse beginnt und um jede Zelle herum ein primärer Heerd des Zerfalls entsteht; productive Bildungen bei Entzündungen hat man aber in ihnen noch nicht gesehen". Von den Präparaten, auf welche diese Ansicht gestützt ist, ist eine Zeichnung in Förster's Atlas (Taf. III. Fig. 5.) entnommen, wo wir an dem Schliff einer Knochenlamelle mehrere grosse unregelmässig rundlich ausgebuchtete Oeffnungen sehen, die durch Erweiterung von Knochenkörperchen entstanden sein sollen, worauf allerdings die nach allen Seiten hin auslaufenden Strahlen hindeuten können. Es hat mir nicht gelingen wollen, mir völlig gleiche Präparate zu verschaffen; in allen atrophirenden Knochentheilen, die ich feucht oder trocken untersuchte, fand ich allerdings derartige Lücken, doch daneben stets eine Menge von Knochenkörperchen, die durchaus sich normal verhielten, durchaus keine Verbindungsglieder zwischen diesen Lücken und den Knochenzellen. Ich verzweifelte schon daran, eine genauere Einsicht hierüber zu gewinnen, als ich durch neue Methoden zu unerwartet schönen Präparaten gelangte, aus denen hervorzugehen scheint, dass die Knochenzellen selbst keine sehr wesentliche Rolle bei der Resorption spielen, sondern dieselbe mehr von den neugebildeten umliegenden Zellen aus erfolgt.

Legt man geeignete cariöse mit Granulationsmasse durchsetzte Knochenstücke in gereinigten Holzessig oder in Chromsäure und lässt sie darin Wochen lang liegen, so werden die Kalksalze sehr allmälig ausgezogen und man kann nun von der knorpelharten Masse beliebige Abschnitte nehmen. Ein solcher ist in Taf. II. Fig. 16. dargestellt. Die sehr feste und an dem frischen Präparat fast knorplig glasige Granulationsmasse besteht zumeist aus runden, ein- oder vielkernigen und spindelförmigen Zellen mit homogener oder leicht fasriger Interzellularsubstanz; hie und da Gefässe im Quer- und Schrägschnitt. Die Reste des Knochengewebes in Form von unregelmässigen Stückchen an ihren Rändern überall ausgebuchtet wie ausgespült oder ausgenagt; die Knochenzellen in Grösse und Form unverändert; ihre

Ausläufer wie an allen feuchten Knochenpräparaten gar nicht oder nur sehr spärlich sichtbar. Die Knochenzellen sind hie und da durch die Aushöhlungen eröffnet, ohne sich dabei zu verändern. Scheinbare runde Lücken in den Knochenstückchen entstehen dadurch, dass dieselben von obenher oder von untenher angenagt und perforirt werden; an Schliffen trockener Lamellen konnten daher um so leichter Täuschungen in der Deutung durch diese Lücken entstehen, indem man sie für erweiterte Knochenzellen hielt, zumal da an den trockenen Präparaten die dunklen Ausläufer, die in der ganzen Substanz so massenhaft vorhanden sind, um so deutlicher hervortreten und natürlich in offener Communication mit den neugebildeten Lücken stehen müssen.

Nach unserm Präparat scheint es demnach unzweifelhaft, dass die Resorption der Knochenmasse durch die neugebildeten Granulationszellen zu Wege gebracht wird; ob nun die übrig bleibenden Knochenzellen sich noch weiter an der Neubildung von Zellen betheiligen, weiss ich nicht und es mag ein Jeder aus der beigegebenen genauen Zeichnung entnehmen, in wie weit darüber ein Urtheil möglich sein mag. Bei neueren Untersuchungen habe ich gefunden, dass der Resorptionsprocess, der normaler Weise bei der Bildung der Markhöhle in wachsenden Knochen fortwährend Statt hat, ganz auf dieselbe Weise vor sich geht wie bei der Caries. An Holzessigpräparaten kann man sich aufs einfachste davon überzeugen; auch hier findet man die seitlichen Excavationen der Knochenbalken gerade so wie beim cariösen Knochen; es ist auffallend genug, dass dies so lange hat übersehen werden können.

Wenn nun die Knochensubstanz von den Granulationszellen also vielleicht nur durch Druck (nach dem alten Sprichwort: gutta cavat lapidem) resorbirt wird, so wäre gar nicht einzusehen, warum nicht auch Sequester auf diese Weise resorbirt werden könnten; leider ist dies ja aber erfahrungsgemäss nicht der Fall und es ist daraus schon zu entnehmen, dass die lebendigen Knochenzellen selbst bei dem Resorptionsprocess auch noch nothwendig sein müssen; über das Nähere dieser Thätigkeit vermag ich nichts anzugeben.

Noch einige Worte über das weitere Schicksal der im Knochen von den Bindegewebs- und Gefässzellen aus neugebildeten Zellenmassen. Sie bilden bei flüssiger Interzellularsubstanz hier wie in anderen Geweben Eiter und es kommt dann in seltenen Fällen zur Bildung eines Knochenabscesses. In andern Fällen entsteht aus ihnen Granulationsgewebe; dies organisirt sich völlig zu Knochen, und dadurch kommt Heilung von einfachen Frakturen, Exostose, Hyperostose, Osteosclerose, Osteophyt zu Stande. Oder zugleich mit der Bildung von Granulationsgewebe bildet sich Eiter und erst nachträglich tritt Verknöcherung ein, so bei Heilung offener Frakturen, bei offener Knochenverletzung überhaupt, bei Bildung der Knochenkapsel um einen Sequester. Die Granulationsmassen sind aber nicht immer geneigt zur raschen Verknöcherung, sondern wuchern immer weiter in den Knochen hinein, hier haben wir Caries, Knochenvereiterung, Knochengeschwüre; auch kommt dabei eine Verschrumpfung der Granulationsmassen in einzelnen Heerden vor, es entstehen Knochentuberkeln (verhältnissmässig selten). Gewöhnlich vereitern auch wieder die Granulationsmassen bei der Caries in grosser Ausdehnung, so dass grosse Defekte im Knochen entstehen können (so besonders bei Pädarthrocace hässliche Difformitäten der Finger), oder selbst spontane Frakturen (wie ich einen solchen Fall bei einem alten decrepiden Individuum an der Tibia sah). In andern Fällen wieder tritt excessive Neubildung um die cariöse Stelle herum auf.

Bildet sich die eingelagerte Gewebsmasse zu Fett oder Amyloid um und atrophirt den Knochen ohne jeglichen Wiederersatz, so entsteht lokale Osteoporose, Osteomalacie, die als Allgemeinkrankheit das ganze Skelet betreffen kann.

Endlich können die Zellen vollständig das Uebergewicht bekommen durch enorme Wucherung und zu Knorpel-, Sarcom-, Krebsgewebe werden; es entsteht ein Tumor. Dass beim Knochenkrebs die Entwicklung der Zellen nicht von den Knochenzellen primär ausgeht, sondern dass hier der Knochen wie bei Caries verschwindet, davon habe ich oft Gelegenheit gehabt mich zu überzeugen; besonders eignen sich Oberkiefercarcinome (vorzüglich Epithelialkrebse) in Chromsäure erhärtet zu diesen Studien.

Allgemeines über die Eiterbildung.

Sollen wir aus vorstehenden Beobachtungen ein kurzes Schlussresumé ziehen, so würden wir uns dahin aussprechen, dass die Bildung von Eiter fast ausschliesslich dem Bindegewebe zukommt, dass überhaupt die Bindegewebskörperchen am schnellsten durch Theilung neue Zellen produciren, und in jeder Hinsicht weit entwicklungsfähiger sind als die Zellen und Kerne, welche in den übrigen Geweben enthalten sind.

Wenn wir somit die Organisationsfähigkeit von Exsudaten völlig von der Hand gewiesen zu haben glauben, so fällt es uns jedoch nicht bei, an den Lehren von den Exsudaten selbst rütteln zu wollen, vielmehr sind wir der Ansicht, dass die Unterscheidung von serösen, croupösen, diphtheritischen etc. Exsudaten neben den parenchymatösen Vorgängen beibehalten und noch weiter verwerthet werden kann, indem die Exsudate zum Theil nur aus Entzündung an Oberflächen bekannt sind. Doch auch bei der Entzündung des Bindegewebes, besonders der Cutis und des Unterhautzellgewebes, so wie der Drüsen, giebt es wohl auch interstitielle, croupöse und diphtheritische Exsudate. Bei Bildung von Furunkeln, von Pockenpusteln und ähnlichen tiefliegenden, acut auftretenden Hautentzündungen, auch bei manchen Formen der acuten Phlegmone liegen wahrscheinlich faserstoffartige Exsudatmassen in den Interstitien der Gewebe und in ihnen selbst; es erfolgt bei diesen Processen so oft daher wohl eine weitgreifende Nekrose des Zellgewebes in Folge des Drucks, welchen das rasch auftretende Exsudat ausübt. Als diphtheritischen Process in der Haut möchte ich z. B. auch die Karbunkel und dergleichen aufgefasst wissen, wo gleich von Anfang an eine grosse Neigung zu Gangrän besteht. Die Entzündung und Eiterbildung auf Flächen ist durch neue Untersuchungen noch weiter zu studiren; es fehlt hier durchaus an sicher constatirten Beobachtungen über das Verhältniss der Epithelialzellen zur Eiterzellenbildung etc.; am einfachsten dürften sich diese Beobachtungen an der Conjunctiva bei Kaninchen machen lassen, denen man eine Blennorhoe am leichtesten durch gonorrhoischen Eiter inoculiren kann. — Von den Ansichten aus, die wir im Laufe dieses Aufsatzes dargelegt haben, möchte noch Manches in der allgemeinen Chirurgie umzuformen und anders zu ordnen sein; doch ist es jetzt noch nicht an der Zeit damit; die früheren Auffassungen sitzen noch zu fest und die Empfänglichkeit für eine derartige Reform ist noch nicht überall genugsam vorbereitet, dass Bedürfniss dazu wird noch nicht allgemein genug empfunden.

Ueber Gewebsentwicklung bei chronischer Entzündung.

Während bei den acuten Entzündungen der Zellbildungsprocess besonders im Anfang völlig durch die Massenhaftigkeit des flüssig bleibenden oder festwerdenden Exsudats und durch die oft gleichzeitig auftretenden Extravasationen von Blut verdeckt werden kann, und eben wohl deshalb bisher stets als etwas secundäres, als eine Folge der Exsudation angesehen wurde oder in das Exsudat unmittelbar hineinverlegt ist, spielt dasselbe bei den chronischen Entzündungen eine weit geringere Rolle, namentlich wenn wir die chronischen Hydropsien abrechnen, die völlig unabhängig von dem entzündlichen Process zu denken und auf Druckdifferenzen im Kreislauf und Krankheiten des Blutes und der Gefässe zu beziehen sind. Wir beziehen uns hier vorwiegend auf die chronischen, producirenden, parenchymatösen Entzündungen, besonders der Haut und sehen dabei ab von den weiteren Metamorphosen, welche die einmal angehäuften Zellenmassen eingehen können, der Tuberkulisirung, fettigen Degeneration etc.

Eins der besten Beispiele einer chronischen parenchymatösen Entzündung finden wir in der Verdickung der Haut, wie sie sich an varicösen, mit chronischem Eccem oder Ulcerationen behafteten Unterschenkeln so häufig darbietet, ferner an der Veränderung der Weichtheile beim sogenannten Tumor albus der Gelenke, bei der Infiltration der Haut, welche nach ausgedehnten Phlegmonen fast immer eine Zeit lang besteht, endlich auch bei der Verdickung des Praeputium bei congenitaler Phimosis mit chronischer Balanitis. Letzteres Object, so wie die zum Tumor albus degenerirten Weichtheile habe ich am häufigsten untersucht.

Die Verdickung ist in allen diesen Fällen hauptsächlich durch die eingelagerten Zellenmassen bedingt, dann durch die Schwellung und Veränderung des Bindegewebes selbst, zum geringsten Theile durch Flüssigkeit. Die eingelagerten Zellenmassen sind aber oft sehr blass und fein und es bedarf nicht allein der genauesten Untersuchung, sondern auch der richtigen Methoden (besonders empfehle ich auch hier das Erhärten in gereinigtem Holzessig) um ein richtiges Bild zu gewinnen. Der Process geht folgendermaassen vor sich: die Kerne des Bindegewebes produciren zunächst wieder Eiweisssubstanz, die uns wegen der raschen Gerinnung fast immer körnig erscheint; hierdurch haben wir dann zunächst wieder ausgebildete Zellen, doch wie mir scheint ohne Membran. Jetzt beginnt die Kerntheilung in langsamem Fortschritt, so dass wir die einzelnen Theilungsformen viel deutlicher vorfinden als bei acuten Processen. Die Zweitheilung der Kerne herrscht durchaus vor (Taf. I. Fig. 8.), die Auseinanderschiebung der Zellen geschieht langsam; die Zellen selbst können sehr gross werden, eine Menge von Kernen in sich bilden, ohne dass die Zelltheilung der Kerntheilung regelmässig folgt; so kommt es, dass in den einzelnen Interstitien der Bindegewebsbündel bei der langsameren Bewegung mehrere Zellen liegen bleiben und das Bild einer intrazellulären Bildung geben. Zur Drei- und Viertheilung der Kerne und somit zur Bildung von Eiterkörperchen kommt es seltener, doch aber z. B. beim Tumor albus, besonders in den dem Gelenk zunächst liegenden Theilen; würde hier Eiter gebildet, so wäre diese chronische Entzündung als eitrige Infiltration zu bezeichnen und dann das infiltrirte Gewebe völlig zerfallen, entweder nekrotisch abgestossen worden, oder in der Interzellularsubstanz der Eiterzellen aufgehen. Dies ist hier jedoch nicht der Fall; da die Zellbildung langsamer vorschreitet, ist auch die Bildung ihrer Interzellularsubstanz träger; doch macht sich der Einfluss des Zellbildungsprocesses auf das Bindegewebe in anderer Weise geltend. Das mit Zellen durchsetzte Bindegewebe schmilzt zwar nicht überall zu gallertiger Masse ein, wie bei Bildung der Granulationen, sondern es ist dies bei Entzündung der Gelenkkapsel nur an den inneren Flächen derselben der Fall an der eigentlichen Synovialhaut, und der übrige Theil wird nur etwas weicher, seine Fibrillen werden mehr verwischt, so dass es eben auf den Durchschnitt für das unbewaffnete Auge das bekannte speckige Ansehen bietet. Doch kann eine gallertige Erweichung des Bindegewebes auch bei hohen Graden des Tumor albus eingeleitet werden, so dass dadurch einzelne cystenartige Heerde in der speckigen Masse entstehen. — Die elastischen Fasern widerstehen in der Regel allen diesen Eingriffen in den normalen Ernährungsvorgang; sie bleiben immer unversehrt und ist es auch schon dadurch unwahrscheinlich, dass sie in einem dauernden Verhältniss zu den Bindegewebszellen zu denken sind.

In ganz ähnlicher Weise gestalten sich die chronischen Entzündungen der Cutis, sei es dass sie von Anfang an als Ulcerationen auftreten, sei es, dass sie als kleine circumscripte Tuberkeln in der Haut anfangen, wie es oft beim sog. Lupus der Fall ist. Es scheint mir durchaus missverstanden, wenn man hier einzelnen Organen, z. B. den Haarbälgen, die Schuld des ersten Entwicklungsheerdes aufbürden will; diese Organe sind in vielen Fällen gar nicht betheiligt, sondern es kann der Ausgangspunkt ebenso oft im Rete Malpighii, in den Kernen der Papillen, in den Adventitialzellen sämmtlicher geschlossener Capillargefässdistrikte, wie sie um die verschiedenen Organe in der Haut vorhanden sind, liegen. Man findet hier alle Theile mit kleinen Zellen (Kerne, die nur äusserst wenig Zellsubstanz um sich haben) durchsetzt. Völlig analog diesen lupösen Geschwüren sind die Ulcerationen, welche bei alten Leuten an der Nase, an den Augenlidern, Schläfe, Wangen vorkommen und *κατ' ἐξοχὴν* den Namen „Cancer cutaneus" führen. Diese Ulcerationen, welche oft bedeutende Defekte machen, nach reiner Exstirpation fast niemals recidiviren, auch selten secundäre Geschwülste zur Folge haben, ebenso wenig wie sie von Lymphdrüsenanschoppungen begleitet sind, verhalten sich histologisch dem Lupus absolut gleich und haben nichts mit dem Epithelialcarcinom zu thun, mit denen sie von manchen Chirurgen in Folge der oberflächlichen Lebertschen Arbeiten zusammengeworfen sind. Der Unterschied der granulirenden Wunde von der Ulceration ist einerseits dadurch gegeben, dass bei ersterer nur an dem einmal gegebenen Heerde die Umwandlung der verletzten Gewebsoberflächen zu Granulationsmasse Statt hat und dann die Narbenbildung eingeleitet wird, während bei der Ulceration die Zellbildung der Tiefe und der Fläche nach immer weiter schreitet und immer mehr und mehr neue Gewebselemente zur Produktion angeregt werden — andererseits dadurch, dass bei der Ulceration das von Zellen infiltrirte Gewebe oft inclusive des Infiltrats zerfällt, und es dann zu vollständigen Defekten kommt, wie bei den eigentlich fressenden, zerstörenden Geschwüren, so beim Lupus, beim Cancer cutaneus, beim sogen. perforirenden Geschwür des Magens, Oesophagus, Darms, bei den scrophulösen und syphilitischen Geschwüren des Rachens und der Nase u. s. w.

Chronisch entzündliche Processe mit reichlicher Zellenproduktion in den Muskeln als primäre Erkrankung sind ausserordentlich selten; hier ist die Atrophie und fettige Degeneration der contractilen Substanz als primärer Vorgang genugsam constatirt und ebenfalls, wie Eingangs bemerkt, als entzündlicher Process angesprochen. — Secundäre Zelleninfiltration der Muskeln in Folge chronischer Entzündung kann man bei jedem ausgedehnten Tumor albus des Ellenbogen- oder Kniegelenks beobachten. Die Zellen treten hier zuerst zwischen den grösseren Bündeln, dann zwischen den Primitivfasern auf und gehen zweifellos aus dem Bindegewebe hervor. Sie erdrücken die Muskelfasern vollständig; die contractile Substanz schwindet bei gleichzeitig körnigem, nicht immer fettigen Zerfall und der leere Sarcolemmaschlauch mit einzelnen Kernen bleibt zurück und ist jetzt nicht mehr vom Bindegewebe zu unterscheiden. So entsteht die speckige Degeneration der Muskeln um die kranken Gelenke, so bei Carcinomverbreitung im Muskel. Ich habe dies früher als Metamorphose der Muskel- und Nervensubstanz (bei den Nerven ist der Vorgang derselbe) zu Bindegewebe beschrieben (Virchow's Archiv. VIII. 2.), ein Ausdruck der nicht ganz richtig ist, insofern das aus den jungen eingelagerten Zellen hervorgegangene Bindegewebe eben nur an Stelle der Muskel und Nerven tritt. Eine Betheiligung der Kerne des Sarcolemma und der Nervenprimitivscheiden ist nicht genau nachzuweisen und tritt vielleicht erst bei etwaiger Wiederfüllung der leeren Hüllen mit contractiler Substanz oder Axencylinder auf, ein Vorgang, der zwar bei diesen chronischen Processen noch nicht beobachtet ist, doch aber denkbar wäre. — Die speckige Degeneration der Muskeln ist übrigens früher in gleicher Weise von Führer beschrieben; gewiss ist diese Art des chronischen Entzündungsprocesses oft die Veranlassung zu den bekannten narbig weissen Stellen am

Herzen, der Ausgang einer circumscripten chronischen Myocarditis mit Bindegewebsersatz.

Eine etwas andere Form von chronischer Muskelentzündung kommt als Product tertiärer Syphilis vor; es bilden sich Geschwülste in den Muskeln, besonders oft beobachtet im Gastrocnemius (ein schönes Exemplar ist im Atlas von Ricord abgebildet). Ich habe an einem Patienten zwei solche Geschwülste im M. latissimus dorsi gesehen, von denen die eine fast faustgross exstirpirt wurde, theils weil die Diagnose nicht ganz fest stand, theils weil die Geschwulst ulcerirt war und stark jauchte; die andere war von Hühnereigrösse, jedoch nach Anwendung der Schmierkur verschwand sie vollständig. Die Geschwulstmasse war von hellgelblicher Farbe, theils von speckiger Consistenz, theils (im Centrum) von Beschaffenheit käsiger Tuberkelmasse, nirgends in der Umgebung scharf begrenzt, sondern überall in die Muskelbündel infiltrirt. Die mikroskopische Untersuchung zeigte vorwiegend amorphe, körnige Substanz zwischen das Gewebe eingelagert, wenig Zellen; die in der ganzen Geschwulstmasse hie und da rudimentär aufzufindenden Muskelelemente in körnigem, doch nicht fettigem Zerfall begriffen. Die Kerne der Muskelfasern nicht vermehrt, die hie und da eingelagerten Zellen klein, Eiterkörperchen-artig, doch auch zuweilen wie Bindegewebszellen. — Dasselbe Resultat habe ich in Bezug auf äusseres Ansehen und histologische Beschaffenheit auch an drei Hoden gefunden, die theils aus der Leiche genommen, theils wegen abnormer Grösse und nicht Rückbildungsfähigkeit amputirt wurden, und der Anamnese nach, so wie nach der höchst mangelhaften Organisation der Fremdmassen als Testes syphilitici anzusprechen waren. Ueberall die speckige auf einzelne Heerde beschränkte Infiltration, das amorphe Exsudat um die atrophischen Samenkanälchen, ganz wie zwischen den Muskelfasern. Eine Verwechselung mit Tuberkel ist am leichtesten, doch sind dort die Verhältnisse etwas anderes, indem sich Tuberkel ja vorwiegend in der Epididymis vorfindet und in der Regel gleichzeitige anderweitige

Erscheinungen von Tuberkulose etc. vorhanden sind, was Alles in diesen Fällen fehlte.

Ich stehe nach diesen Beobachtungen nicht an, anzunehmen, dass in diesen Fällen wirklich ein interstitielles, gerinnendes Exsudat vorliegt, ein chronischer, croupöser Process, wobei die Atrophie der Muskel- (oder Hoden-) Substanz secundär ist, worin dann auch ein Unterschied von Tuberkelbildung liegen würde, indem für letztere anzunehmen ist, dass sie nur in Zellenwucherung besteht. Die croupösen und diphtheritischen Exsudate der sog. speckige Belag, sind bei primären und secundären syphilitischen Geschwüren etwas so häufiges, dass dergleichen auch wohl bei den tertiären Erkrankungen nicht unwahrscheinlich sein dürfte, wenngleich die oft enorme Produktivität der syphilitischen Ostitis und Periostitis nicht ganz dazu stimmt.

In Bezug auf die chronisch entzündlichen Processe im Knorpel und Knochen haben wir bereits oben unsere Gesichtspunkte dargelegt.

Ueber die Entwicklungsheerde der Geschwülste.

Nachdem der Satz „omnis cellula ex cellula" für pathologische Histogenese überhaupt Platz gegriffen hatte, war es natürlich, denselben besonders auch auf die Entwicklung der Geschwülste zu verwerthen und zwar in gleicher Weise für die Entwicklung gutartiger und bösartiger Pseudoplasmen. Virchow that auch hier die ersten entscheidenden Schritte; sein Aufsatz über das cystoide Enchondrom (Archiv. V.) zeigt, einen wie grossen Einfluss genau Detailbeobachtungen auf die allgemeinen Anschauungen ausüben und als Ausgangspunkt für alles Weitere dienen müssen.

Nach dem bisherigen Stand der Dinge ist es wohl nicht weiter zu erwähnen, dass die Zellen des Bindegewebes die Quelle für alle diejenigen Geschwülste bilden, welche sich im Bindegewebe selbst entwickeln. Auszunehmen sind etwa nur die Gefässgeschwülste, Teleangiektasien und cavernöse Blutgeschwülste, deren Ausgangspunkt eben in den Capillaren oder deren Kernen selbst zu suchen ist; in Bezug auf diese Geschwülste ist insofern noch eine grosse Lücke in der Erkenntniss, als eine klare histologische Anschauung von dem Zustandekommen der Gefässerweiterung und Gefässschlängelung mit Verdickung oder Verdünnung, eventuell Resorption der Wandungen bisher noch nicht gegeben ist, weder für das Zustandekommen der Variceen und cavernösen Gewebe, noch für die Hypertrophien kleinerer Gefässe, die bei der Bildung der Teleangiektasien und auch wohl beim Zottenkrebs als primär wuchernd anzusehen sind. Dass beim Carcinom der Haut und des Unterhautzellgewebes der Entwicklungsheerd in den Bindegewebszellen liegt, ist leichter nachzuweisen, als dass gutartige Geschwülste sich in gleicher Weise entwickeln, weil beim Carcinom fast immer ein appositionelles Wachsthums Statt hat, während die sog. gutartigen Tumoren fast nur central in sich selbst wachsen und strenger von der Umgebung getrennt sind. Dies Gesetz erleidet zwar Ausnahmen, insofern es völlig abgekapselte Carcinome, namentlich sehr streng begrenzte primäre Fungi medullares in der Haut giebt, als auch bei den sog. Hypertrophien der Lymphdrüsen, wo letztere völlig mit einander verwachsen und zu einer gemeinsamen Masse zusammenschmelzen können; doch stehen letztere Geschwülste dem Carcinom nicht so sehr fern.

Die zunächst aus den Bindegewebskörperchen durch Theilung hervorgehenden Zellen sind denen, die bei chronischer Entzündung gebildet werden, absolut gleich. Die peripherischen Schichten eines Epithelialcarcinoms der Haut sind absolut nicht zu unterscheiden von einer lupös oder anderweitig chronisch verdickten, mit jungen Zellen infiltrirten Hauptpartie; erst später erfolgt die Vergrösserung der Zellen, das Wachsthum der Kerne, die Annahme epithelialer oder polymorpher Formen aller Art mit oder ohne Bildung von Interzellularsubstanz und meist mit Zerstörung des infiltrirten Gewebes. Im Allgemeinen ist aber die Produktion von Interzellularsubstanz beim Carcinom äusserst gering, sehr massenhaft nur beim sog. Carcinoma fasciculatum, wo sie die Beschaffenheit geronnenen Faserstoffs bietet, und sich wie dieser nach bestimmter Richtung zerreissen lässt, und dann beim Carcinoma alveolare, wenn man dies nicht lieber zum Enchondrom rechnen will. Bei allen übrigen Formen des Carcinoms aber sind es vorwiegend Zellen, aus denen das Gewebe besteht, wie bekannt. — Die Produktion von Interzellularsubstanz ist immer eine Art von Beweis, dass die Zellen Neigung haben bestimmte Gewebe zu bilden, sei es Knorpel, Knochen, Bindegewebe, Muskelsubstanz, Zahnsubstanz, Flüssigkeiten, wie bei Cystenbildung etc. Nur beim Lipom haben wir ebenfalls reines Zellengewebe. — Für die mikroskopische Diagnose giebt uns dies keine bestimmteren Anhaltspunkte, denn es sind die bekannten Anschauungen hier nur in etwas andere Form gebracht. Absolute Bösartigkeit ist schon eher hie und da zu bestimmen als absolute Gutartigkeit, wenn man überhaupt an diesen Begriffen festhalten will.

So nahe sich in mancher Beziehung chronische Entzündung und Geschwulstbildung stehen, so sind sie klinisch doch dadurch leicht von einander zu trennen, als die chronische Entzündung endlich doch erlischt; die Zellenbildung hört auf, es tritt Rückbildung ein und der Process kann so heilen. Bei der Geschwulstbildung jedoch ist die Zellen- und Gewebsbildung unbegrenzt, sie geht relativ in infinitum; es treten hie und da Rückbildungen ein, doch heilt der Process nie in sich völlig aus, es sei denn, dass ein Tumor durch Gangränescenz ausgestossen werde. Die spontane Resorption oder völlige Zertheilung der Geschwülste durch pharmazeutische Mittel ist leider bisher nicht möglich, so viele derartige Beobachtungen auch von Praktikern, namentlich Badeärzten, in der Literatur verzeichnet sind. — Dass Geschwülste im Wachsthum stehen bleiben können, z. B. Fibroide, auch wohl Lipome, Atherome und dergleichen entweder in statu quo oder durch völlige Verkalkung in ihrem Bestreben zur Vergrösserung gestört werden, ist als seltene Ausnahme aufzufassen und unzweifelhaft richtig; dies dürften aber wohl die einzigen Beispiele der Art sein. — Endlich unterscheidet sich die weitere Entwicklung der Zellen in den Geschwülsten doch wesentlich von der weiteren Ausbildung der durch chronisch entzündlichen Process gebildeten Zellen; letzterer ist nur auf Produktion von Bindegewebe und Knochen gerichtet, oder führt in den seltensten Fällen zur Bildung kleiner Zellen mit flüssig schleimiger Interzellularsubstanz (zu einer Art von Cystenbildung), ohne dass dies immer gerade als Eiter zu bezeichnen ist, wenn es auch demselben am nächsten steht; zu den durch chronisch entzündlichen Process entstehenden Cystenbildungen sind vornehmlich zu rechnen die sogen. Schleimbeutel, welche sich secundär unter Schwielen oder krankhaft stark hervortretenden Knochentheilen (wie beim Klumpfuss) bilden. Diese flüssig schleimigen Sekrete stehen überhaupt dem Bindegewebe am nächsten, und es liesse sich somit in Bezug auf die Produkte der chronischen Entzündung noch eine Art von Einheit der Zellenbestrebungen denken.

Diese hört jedoch vollständig auf in denjenigen Tumoren, die aus den verschiedensten Geweben zusammengesetzt sind, und wo aus anscheinend gleichen Zellen sich Haare, Zähne, Epidermismassen, Drüsen, Muskeln, Knorpel, Knochen etc. entwickeln; es ist hier eben so wenig zu glauben, dass den verschiedenen Zellen eine hereditäre Anlage für die Produktion dieses oder jenes Gewebes gegeben ist, als dass für jeden einzelnen Theil einer Geschwulst die physikalischen und chemischen Bedingungen so verschieden sein sollten, dass daraus dieses Chaos von Geweben als nothwendige Formel resultiren müsse. Bei der höheren Entwicklung derjenigen Zellen, welche einer weit ausreichenden hereditären Produktionsrichtung entbehren, die nur dem Ovulum in dem Grade zukommt, dass jedem Gewebe Maass und Richtung vorgezeichnet ist, scheint jede Anknüpfung an die bisherigen Beobachtungen und Kenntnisse aufzuhören.

Geschwülste im Muskel.

Die primäre Entwicklung von Geschwülsten im Muskel gehört zu den allergrössten Seltenheiten; secundäre Carcinome durch Weiterverbreitung oder isolirt entstehend sind schon häufiger. Durch Weiterverbreitung wird bei den Lippenkrebsen der M. orbicularis oris, sowie bei Krebsen der Brustdrüse der M. pectoralis major ergriffen. Es ist also häufig Gelegenheit, dergleichen zu untersuchen; ich habe hierbei die Ueberzeugung gewonnen, dass auch hier die zwischen den Muskelbündelchen vertheilten Bindegewebszellen die Ausgangspunkte der Entwicklung bilden; die Kerne der Muskelfasern sind vielleicht gar nicht dabei betheiligt; die Primitivfasern atrophiren dabei ganz wie bei chronischer Entzündung, und ich verweise daher auf das bei jener Gelegenheit Gesagte (p. 61.). Nur einmal glaubte ich die Entwicklung einer Geschwulst aus der Degeneration der Muskelfaserkerne selbst herleiten zu können, wozu mich besonders die Eigenthümlichkeit der Zellformen bestimmte; ich bezeichnete die Geschwulst als Myoma cysticum und habe sie in Virchow's Archiv. IX. 1. beschrieben; in neuerer Zeit ist mir nichts derartiges wieder vorgekommen, ich bin daher ausser Stande, zu bestimmen, in wie weit ich jetzt noch meine damals aufgestellte Ansicht aufrecht halten würde. Die neueren Untersuchungsmethoden, namentlich die nothwendigen Erhärtungen weicher Geschwülste, haben so manche andere Auffassungen mit sich geführt, die sich jetzt mit Leichtigkeit am Präparat dauernd nachweisen lassen, während man früher nach mühevollen Untersuchungen durch einzelne glückliche Präparate oft nur zu einer annähernd richtigen Ansicht gelangte.

Geschwülste in den Nerven.

Die Geschwülste in den Nerven, die ich untersucht habe, verhielten sich entweder als Carcinome oder Fibroide und waren zweifellos vom Bindegewebe aus entstanden. Doch sollen Neurome vorkommen, aus Hypertrophie wahrer doppelt contourirter Nervenfasern hervorgehend; Führer hat noch neuerdings dergleichen beschrieben; von ihnen wäre dann allerdings noch anzunehmen, dass sie sich unter Betheiligung der Kerne der Nervenfaserscheiden entwickeln. — Zwei äusserst schmerzhafte Geschwülste von Erbsengrösse, die dicht unter der Haut sassen (an der Hand und am Knie), habe ich untersucht, die zwar keine Nerven enthielten, doch sich durch eigenthümlich concentrische Schichtung auszeichneten; ihr Gewebe war fibrös, dabei sehr spröde; in den breiten, bandartigen, fast muskulös erscheinenden Fasern längliche Kerne; nach einer Andeutung von Führer ist es mir nicht unwahrscheinlich, dass diese kleinen Tumoren vielleicht hypertrophisch entwickelte Paccinische Körperchen gewesen sein können; die eine eintretende Nervenfaser möchte leicht zu übersehen sein, wenn man nicht besonders in einem solchen Falle darauf untersucht, sondern nach früherer Methode durch das feinste Zerfasern hauptsächlich die genaue Untersuchung der Geschwülste zu machen glaubt.

Geschwülste im Knorpel.

Geschwülste im Knorpel sind bisher wohl kaum beobachtet, wenn man nicht die im Kehlkopf etc. auftretende Knochenbildung als solche betrachten will. — Enchondrome, Sarcome, Carcinome bilden sich nie primär im Knorpel, wenngleich sie denselben in Mitleidenschaft ziehen können. Bei Carcinombildung in den Epiphysen des Knochens bleibt die Knorpelfläche oft auffallend lange völlig intact, ebenso beim Osteosarcom, z. B. des oberen Endes der Tibia oder unteren Endes der Ulna und radius, wie ich solche Fälle beobachtet habe. — In einigen Fällen von Carcinom der Nase und des Oberkiefers, wo die

Degeneration bis auf den Knorpel vorgeschritten war, und diesen zum Theil zerstört hatte, fand ich den Knorpel völlig in derselben Weise verändert wie bei chronischer Entzündung; die Zellen waren durch Theilung enorm vermehrt, lagen zum Theil noch in abgeschlossenen Räumen, zum Theil aber war die Intercellularsubstanz des Knorpels bereits völlig geschwunden, so dass die Zellen mit denen des ausgebildeten Krebsgewebes confluirten und von letzteren kaum noch zu unterscheiden waren; die aus den Knorpelzellen hervorgegangenen Zellen können also gewissermaassen durch Contagion zu Carcinomzellen umgewandelt werden. Es ist diese Beobachtung jedoch insofern wichtig, als sie beweist, dass eben auch andere Zellen als die des Bindegewebes zum peripherischen Wachsthum der Carcinome gelegentlich beitragen können.

Geschwülste im Knochen.

Die Entwicklung der Geschwülste im Knochen geht meinen Beobachtungen zufolge niemals von den Knochenzellen aus, sondern immer von dem Bindegewebe, welches Gefässe und Mark begleitet, oder von der unteren Fläche des Periosts, in letzterem Falle so, dass die fibröse Membran immer noch auf der Neubildung liegt, wie bei der acuten Periostitis der Eiter zwischen Knochen und Periost gelegen ist; ich finde alle Osteophyten, Osteoide, Exostosen etc. immer noch mit derbem, verdicktem Periost bedeckt. — Der Schwund der Knochensubstanz geht bei Geschwulstbildung eben so vor sich, wie bei der Caries und anderen entzündlichen Resorptionsprocessen, durch Druck der zwischen den Knochenlamellen oder kleinen Knochenbalken auftretenden Zellen, die sich anfangs ebenfalls nicht von einander unterscheiden, sondern sich als kleine runde Kugeln mit relativ grossem Kern verhalten, sei es dass sich in der Folge daraus Knochen, Fasermassen, Knorpel, Krebsgewebe etc. entwickeln mag. Dass es vor der Hand unmöglich ist nachzuweisen, ob die Knochenzellen bei dem Resorptionsprocess persistiren und etwa wie die Knorpelzellen secundär zur Vermehrung der zelligen Elemente beitragen, habe ich bereits oben (p. 56.) erwähnt.

Geschwülste in den Drüsen.

So leicht es bei massenhaftem Material und geeigneten Hülfsmitteln, Uebung in Handhabung der Untersuchungsmethoden und Zeit gelingt, die angegebenen Verhältnisse für die besprochenen einfachen Gewebe zu constatiren, so stellen sich der Untersuchung doch mannichfache Hindernisse in den Weg, wenn man mit diesen Anschauungen an die Untersuchung complicirterer Gewebe, besonders der Drüsen, geht. Hier haben wir es immer mit zwei Zellensystemen zu thun, nämlieh mit den Bindegewebszellen, die in manchen Drüsen wie in der Mamma massenhaft die Acini umgeben und mit den Epithelialzellen, die wir bisher immer noch als ein genetisch isolirtes Zellensystem anzusehen haben. Es entsteht die Frage, ob in den Drüsen die Bindegewebszellen oder die Epithelialzellen primär erkranken, denn dass secundär beide in Mitleidenschaft gezogen werden müssen ist klar, da sie unzweifelhaft in einem gegenseitigen, unmittelbaren oder durch die Capillargefässe mittelbaren Ernährungsverhältnisse stehen.

Wenngleich es sich nach meinen neuerlichst veröffentlichten Untersuchungen herausgestellt hat (Müller's Archiv. 1858. 2.), dass Epithelialzellen und Bindegewebszellen genetisch nicht so weit auseinander liegen als es bisher aufgefasst ist und man daraus folgern könnte, dass es unnöthig sei, für die pathologische Gewebsentwicklung ferner noch darauf Rücksicht zu nehmen, ob Epithelialzellen oder Bindegewebszellen die Quelle der Zellenbildung bei Entzündung und Geschwulstentwicklung in Drüsen sei: so wäre dies doch ein zu bedenklicher Schritt, zu dem man erst dann wirklich hingedrängt werden würde, wenn sich der Nachweis beibringen liesse, dass von allen Zellen und Kernen im Organismus nur die dem Bindegewebe angehörigen entwicklungsfähig seien; auf eine solche Einheit lassen sich jedoch unsere Beobachtungen nicht zurückführen; es wäre eine auf die Spitze getriebene theoretische Einseitigkeit.

Eine physiologische und unzweifelhaft von den Epithelialzellen ausgehenden Drüsenhypertrophie haben wir einerseits an der Brustdrüse, wenn sie sich bei der Pubertät und dann bei der ersten Schwangerschaft ausbildet, andererseits bei der Bildung der Decidua im Uterus. — Bleiben wir zunächst bei den röhrenförmigen Drüsen stehen, so giebt es unzweifelhafte Hypertrophien, Zunahme an Zahl und Grösse der Drüsen und ihrer Zellen im Bereich des Tractus intestinalis, von Reinhardt zuerst an den Magendrüsen beobachtet, von Förster, mir u. A. an den Drüsen des Rectum vielfach gesehen, und hier theils als zottige Hypertrophie, theils als Polyp auftretend. In gleicher Weise sind Wucherungen röhrenförmiger Drüsen im Uterus von E. Wagner und mir beschrieben, die namentlich auch zur Bildung von Cystenpolypen Anlass geben. — Hypertrophien der Schweissdrüsen, wobei diese stark erweitert und mit Zellenmassen erfüllt werden, sind von Verneuil und von Förster ebenfalls unzweifelhaft constatirt, dass sich nichts dagegen einwenden lässt. — Nur in geringem Maasse ist bei den genannten Drüsenerkrankungen das umliegende Gewebe betheiligt; es vermehren sich darin wohl die Zellen und die Gefässe, doch folgt dies mehr dem Process in den Drüsen, der durchaus der vorwiegende bleibt. — In den zusammengesetzten Röhrendrüsen, den Nieren und Hoden kommen derartige Drüsenzellenwucherungen als primäre Erkrankung nicht vor. — Was ich in Bezug auf die erste Entstehungsweise von Hodengeschwülsten durch Wucherung der Epithelialzellen früher veröffentlicht habe (Virchow's Archiv. VIII.), kann ich in Bezug auf den letzten Punkt nicht mehr völlig aufrecht halten, sondern glaube, dass die damaligen Bilder auch noch eine andere Deutung zulassen; ich komme weiterhin darauf zurück.

Die kleinen traubigen Drüsen erkranken häufig durch Ansammlung von Sekret, Erweiterung und Vergrösserung der Sekretionsfläche, wobei also auch eine Vermehrung der Epithelialzellen Statt haben muss. Besonders sind es die Talgdrüsen, die Drüsenblasen der Thyreoidea etc., welche in dieser Weise zur Bildung von Cysten Anlass geben können. Auch in der Brustdrüse kommt eine derartige Cystenbildung vor, die H. v. Meckel so treffend als Involutionscysten bezeichnet. Sie finden sich nur bei alten Frauen und es confluiren dabei oft sämmtliche Acini eines Drüsenastes zu einer kleinen Cyste, die mit zähschleimiger zuweilen Cholesterinhaltiger Masse gefüllt ist. Diese Cysten haben kein chirurgisches Interesse; sie scheinen niemals gross zu werden und haben mit dem Cystosarcom der Brustdrüse gar nichts zu thun. In gleiche Kategorie gehören die Cysten, die sich fast in jeder alten Prostata vorfinden, und in denen das Sekret von der zähschleimigen Colloidmasse bis zur geschichteten Concretion wechselt. Die sog. Hypertrophien der Prostata sind niemals mit Vermehrung der eigentlich secernirenden Substanz verbunden, sondern beruhen hauptsächlich auf abnormer Verdickung der Muskellagen und des umhüllenden Bindegewebes. Alle übrigen angeführten Erweiterungen von Drüsen aber bestehen in der Regel allein als solche, und das umgebende Gewebe betheiligt sich dabei sehr wenig.

Vergrösserung und Neubildung von traubigen Drüsen habe ich in den Nasenschleimpolypen zuerst beobachtet, und ist dieselbe nachher, namentlich auch von E. Wagner, wiederholt constatirt; ebenso kommt dieselbe nach Förster u. A. auch bei den Talgdrüsen der Haut vor, wobei diese mehrfache kolbige Anhänge treiben; die hierbei entwickelten kleinen Zellen sind ihrer Urabkunft zufolge besonders fähig, sich den Formen der Plattenepithelien anzunähern und in dieselben völlig überzugehen; daher können Epithelialcarcinome wohl aus diesen kleinzelligen Auswüchsen der Drüsen hervorgehen; ein gleiches Recht dazu beanspruchen auch die Schweissdrüsen, die Haarbälge, die untere Schicht der Epidermis, und in der That sind alle diese Theile der Haut als Entwicklungsheerde epithelialer Geschwulstformen auf der Haut angesprochen worden. — Vorwiegend aber ist die wahre Drüsenhypertrophie als in der Mamma vorkommend bezeichnet; das Adenoid der Brustdrüse soll eine solche reine Hypertrophie der Drüsenepithelialzellen sein. Ebenso sollen gleichwerthige Hypertrophien der Speicheldrüse, der Thränendrüse etc. vorkommen. Ich muss nach meiner jetzigen Beobachtung diese Art der Entwicklung von Geschwülsten durch Wucherung von Epithelialzellen für die zusammengesetzten traubenförmigen Drüsen (von denen uns besonders die Mamma und die Speicheldrüsen interessiren) durchaus beanstanden und glaube, dass wir hier eine Analogie mit den zusammengesetzten röhrenförmigen Drüsen finden, die auch keine Neigung zu primären Epithelialwucherungen haben.

Da hier dieser Gegenstand nur anhangsweise besprochen wird, so kann ich die Hauptpunkte nur kurz angeben. Bleiben wir zuvörderst bei den Brustdrüsengeschwülsten stehen. Alle gutartigen Geschwülste der Mamma werden jetzt mit der Bezeichnung „Hypertrophie" abgefertigt, und man glaubt darin nicht allein ein Amulett gegen das Carcinom zu haben, sondern es giebt auch dem mit den genaueren Verhältnissen Unbekannten ein scheinbar abgerundetes Krankheitsbild, in dem jedoch ebenso viel versteckt liegt, als wenn wir bei allen Geschwülsten überhaupt nur zwischen Hypertrophie und Carcinom unterscheiden wollten. Unter diesen Hypertrophien stecken nun Fibroide, Sarcome, Enchondrome, Cystosarcome, die alle in der Mamma ebenso gut vorkommen als anderswo, und von denen jedes einzelne seine verschiedene Prognose im Allgemeinen und im besonderen Falle hat. — Wenn in einer grösseren Drüse Neubildungen auftreten, so schliessen sie natürlich immer eine grössere oder geringere Anzahl von Drüsenbläschen in sich ein; diese sind sehr resistent; bleiben die Gefässe um dieselben einigermaassen erhalten, so erhält sich auch das Epithel in den Drüsengängen oft unverändert, die Wände können dann natürlich nicht mit einander verwachsen, und so findet man fast immer in diesen

Geschwülsten eine grosse Menge mehr oder weniger veränderter Drüsenästchen; nun heisst es dann gleich „Adenoid", „Drüsenhypertrophie", ohne weitere Rücksicht auf die Natur des zwischen den Drüsenresten liegenden Gewebes. — In Bezug auf dies eigentlich sogenannte Adenoid „chronische Brustdrüsengeschwulst" nach Cooper könnte man noch am ersten die Ansicht aufrechthalten, dass hier eine wirkliche Epithelialwucherung vorliege; doch finde ich, dass auch hier, besonders wenn sich, wie fast immer, die kleinen Spalten auf dem Durchschnitt zeigen, die etwa den erweiterten kleineren Ausführungsgängen entsprechen, die Einlagerung kleiner runder Zellen in das Bindegewebe die Haupt- und ursprüngliche Erkrankung ist; es ist ein einfaches Sarcom der Brustdrüse, wobei die Epithelialzellen in den Acini allerdings vermehrt sind, doch durchaus nicht allein die Geschwulstmasse bedingen. Doch ich will in Bezug auf diese Geschwulst noch nicht völlig aburtheilen. Von den Erzählungen, dass sich diese Geschwülste zur Zeit der Schwangerschaft oder nach der Laktation bilden, ist nicht Alles zu glauben; es giebt zu viele Ausnahmefälle; ausserdem ist bei jungen, fruchtbaren, nährenden Weibern ja kaum eine Stillstandsperiode in der Thätigkeit der Mamma, so dass man sehr leicht eine elegante Aetiologie entwickeln kann. — So wie diese Adenoide etwas mehr fibrös oder gar als vorwiegend fasrig mit Spaltcysten auftreten, ist es leicht nachzuweisen, dass hier die Erkrankung vorwiegend im Bindegewebe liegt; die Drüsenäste liegen dann weit auseinander und sind schon schwerer aufzufinden; ebenso beim Enchondrom, was zwar selten beim Menschen in der Brustdrüse gefunden wird, was man sich jedoch häufig von Hündinnen verschaffen kann, bei denen es neben dem Sarcom die häufigste Geschwulstform in den Brustdrüsen ist. Bei diesen Geschwülsten liegt es nun auch zu sehr am Tage, dass sie nicht von den Drüsenzellen ausgehen können; denn dass aus solchen sich Bindegewebe und Knorpel bilden sollte, ist doch a priori schon sehr unglaublich. Es ist auffallend, dass in der Brustdrüse der Epithelialkrebs gar nicht oder doch ungemein selten vorzukommen scheint, da diese Drüse doch auch zu den Hautdrüsen gehört und ihre Genese der Wucherung des Epidermisblattes verdankt; ihre Epithelien hätten danach denselben Anspruch, gelegentlich einmal Plattenepithelien zu bilden, als die Zellen der übrigen oben genannten kleinen Hautorgane.

Während bei den eben besprochenen Geschwülsten die Drüsenäste sich bei der Erkrankung ihres umliegenden Gewebes verhältnissmässig sehr unthätig verhalten, spielen sie, wenn auch secundär, eine weit grössere Rolle bei der Bildung der Cystosarcome. Hier vermehren sich die Epitheliallagen so, dass statt der ursprünglichen einfachen Lage runder kleiner Zellen ein geschichtes Epithel auftritt, welches sich zu einem cylindrischen umbilden kann, und nun beginnt eine mehr oder weniger bedeutende Sekretion von schleimig zäher Flüssigkeit, welche die theils spaltartigen, theils buchtigen Räume erfüllt. Durch bedeutende Degeneration des die Drüsenacini umhüllenden Gewebes, welches alle Arten des Bindegewebes repräsentiren kann, wobei jedoch das Schleimgewebe (oder Collonemagewebe) die Oberhand zu behalten pflegt, werden die Acini und Drüsengänge nach allen Richtungen zugleich stark gedehnt und vergrössert; die Drüsenoberfläche muss sich in dem Maasse vergrössern, als ihr Boden sich dehnt und ihre Veränderungen sind somit auch hier nur die Folge der Erkrankung des Bindegewebes. Die proliferen Wucherungen, die aus dem Gewebe in die Drüsengänge hineinwachsen oder vielmehr die letzteren vor sich herschieben, sind keineswegs Produkte der Drüsenzellen, sondern nur des Bindegewebes; in ihnen bilden sich aber hier für gewöhnlich keine Cysten, wenn dies geschieht, so haben solche keinen Zusammenhang mit den Drüsengängen selbst. Diese Ansicht über die Entwickluug des Cystosarcoms in der Brustdrüse wird wohl von den meisten Forschern getheilt; doch darf man einen solchen Vorgang unter keinen Umständen mehr als Drüsenhypertrophie bezeichnen. — Als merkwürdig führe ich noch an, dass ich in einem Cystosarcom der Brustdrüse, welches vorwiegend Schleimgewebe enthielt, viele kleine Knochenschalen und sehr kleine harte Knötchen fand, die sich ebenfalls als aus wahrem Knochengewebe bestehend erwiesen.

Während man bei den genannten Geschwülsten in der Brustdrüse nur selten ein sicheres Urtheil über die allererste Entstehung der Geschwülste gewinnt, da dieselben meist völlig abgegrenzt sind und jenseits der Kapsel gesundes Drüsengewebe zu liegen pflegt, so dass man mehr aus dem Wachsthum der Geschwulst in sich Schlüsse über die Entwicklung machen kann: ist man beim Carcinom im Stande, die weitere Entwicklung der Fremdmasse fast in der ganzen Peripherie zu studiren. — Aus den grade in den Brustdrüsenkrebsen so unendlich häufig vorkommenden kolbigen Zellencylindern und drüsigen Formen, in welchen die Zellen zusammenhängen, glaubte ich früher schliessen zu können, dass hier eine Art von embryonaler Drüsenbildung vorliege, ausgehend von den Epithelialzellen der Drüse selbst. Dem ist jedoch nicht so; sondern alle Zellen entstehen hier um die Acini herum aus den Bindegewebskörperchen. Es ist unmöglich, diese Ueberzeugung aus frischen Präparaten zu gewinnen, die selbst unter den günstigsten Verhältnissen keine ganz klaren Bilder geben. Die Erhärtung mittelweicher Carcinome in Holzessig, weicher Geschwülste in Chromsäure mit nachheriger Anwendung von Glycerin führt hier am besten zum Ziel. Ich glaube eine ziemlich ausgedehnte Erfahrung über diese Geschwülste zu haben, da ich nach meinen Notizen bis jetzt über 150 Brustdrüsengeschwülste untersucht habe. Eine genauere Darstellung hoffe ich später in Verbindung mit den klinischen Erfahrungen über diese Tumoren geben zu können. Ich führe als Hauptresultat nur an, dass die Entwicklung dieser Carcinome immer vom Bindegewebe ausgeht, wobei die Drüsenacini endlich völlig atrophiren; die ersten Zellen, welche hier entstehen, verhalten sich immer gleich, mag die Geschwulst sich in der Folge als ein atrophirender Scirrhus (der chronischen Entzündung nahe stehend) oder als Fungus medullaris verhalten. Die Art der primären Entwicklung giebt keinen Unterschied für Gutartigkeit oder Bösartigkeit; es kommt immer darauf an, was weiter aus den jungen Zellen wird. Bei Besprechung über die Carcinome der Lymphdrüsen werde ich Gelegenheit nehmen, das Weitere über die Eigenthümlichkeiten beim Wachsthum der Carcinome zu besprechen. Ob bei den Brustdrüsenkrebsen Bindegewebe wirklich neugebildet wird, ist sehr zweifelhaft; das Maschenwerk, in welches die Zellen eingebettet sind, ist in den meisten Fällen nur verändertes Bindegewebe aus der Drüse selbst. Wenn die Carcinomzellen schon überhaupt keine Neigung haben Interzellularsubstanzen zu bilden, so produciren sie eben nur in den seltensten Fällen vollendetes Bindegewebe.

Aehnlich wie mit den Brustdrüsengeschwülsten verhält es sich in Bezug auf die Entwicklungsheerde der Geschwulstbildung mit den Tumoren der Speicheldrüsen, von denen am häufigsten die Parotis erkrankt. Sarcome und Enchondrome sind vorwiegend, selten Carcinome, und diese in eigenthümlichen der chronischen Entzündung oft sehr nahe stehenden Formen. Eine durch acute Entzündung bei Typhus erkrankte Parotis habe ich nur einmal untersucht und zwar vor ziemlich langer Zeit. Die einzelnen durch starke Hyperämie der Capillaren und Extravasate hervortretenden Läppchen waren central theils mit gelblicher, Eiter ähnlicher Flüssigkeit gefüllt, die aus zerfallenen, losgelösten Acini, körnigem Detritus und Eiterkörperchen bestand. Woher letztere ihren Ursprung nahmen, vermag ich nicht zu sagen, da die Untersuchung damals leider nicht speciell auf diesen Punkt gerichtet war. — Chronische Entzündung der Parotis mit Ausgang in Eiterung in einzelnen Läppchen, in anderen mit Ausgang in käsige Tuberkelmasse und Atrophie habe ich bei alten Leuten wohl gesehen, doch lag keine Indication zur Exstirpation vor, so dass ich diese Zustände nicht genauer studiren konnte. — Die Sarcome und Enchondrome, beide Gewebsarten oft vermischt, auch mit Cysten combinirt, kommen bei jüngeren Personen nicht selten vor und ich habe eine grosse Anzahl derartiger Geschwülste untersucht. Sie scheinen bei der klinischen Untersuchung am Kranken in der Regel sehr viel beweglicher als sie es in der That sind, denn die Exstirpation kann unendlich schwierig sein, namentlich wenn man in die Nähe der A. carotis kommt, oder bei Geschwülsten der Gl. submaxillaris, die zuweilen unendlich tief gehen. — Ohne hier weiter auf den Bau dieser Geschwülste einzugehen, führe ich besonders an, dass man fast immer in der Peripherie eine grössere Menge von Acini vorfindet, die mehr oder weniger intact sind. In dem Bindegewebe um sie herum schreitet die Bildung neuer Zellen vor, während die Epithelialzellen von den strukturlosen Drüsenmembranen umgeben körnig zerfallen und allmälig völlig verschwinden, gleichsam aufgelöst werden, wenigstens macht es diesen Eindruck, wenn die neu eingelagerten Zellenmassen die Richtung zum Schleimgewebe oder weichen Knorpel einschlagen. Es kommen in diesen Geschwülsten eigenthümliche cylindrische und kolbige Formen vor, die ganz den Eindruck von Drüsensubstanz machen, zumal da man in ihrer Mitte sehr häufig einen weissen Streif sieht, den man sehr leicht als Canal deuten kann. Diese Formationen gehen jedoch aus dem Bindegewebe hervor und der genannte mittlere weisse Streif ist ein Bindegewebsstrang, an welchem die Spindelzellen haften wie die Nadeln an einem Tannenzweig, man kann dies zuweilen sehr schön in seiner ersten Entwicklung verfolgen, wobei die Bindegewebssepta zwischen den Acini gleichsam zu sprossen und zu blühen scheinen. Die neugebildeten Spindelzellen können übrigens, wie ich mich neuerdings noch aufs genaueste überzeugt habe, zu gestielten Cylinderepithelien umgewandelt werden, die zu secerniren anfangen und so eine Cystenbildung in der Drüse, doch vom Bindegewebe ausgehend zu Wege bringen.

Bei meiner ersten Beschreibung des Cylindroma habe ich

ebenfalls der eben besprochenen Zellencylinder mit scheinbarem Canal erwähnt; ich war damals nicht ganz abgeneigt, sie für Drüsenwucherung zu halten, da die betreffende Geschwulst von der Thränendrüse ursprünglich ausgegangen war. R. Volkmann (Virchow's Archiv. XII. 2. u. 3.), der dieselben Formen in einer gleichen Geschwulst beobachtete, deutet sie richtiger als aus dem Bindegewebe hervorgegangene Drüsen ähnliche Formen (vgl. seine Abbildung Fig. 6.); es entspricht dies übrigens ziemlich dem Tissu hétéroadènique von Robin.

In Bezug auf meine frühere Darstellung der Entwicklung der Hodencystoide muss ich bemerken, dass die scheinbar aus den Samenkanälchen hervorwuchernden Zellenmassen auch wohl in der Wandung der Drüsenkanäle ihren Ursprung gehabt haben können, was zusammengehalten mit dem von Paget beschriebenem Fall von Enchondrom im Hoden, welches sich den Lymphgefässen nach weiter entwickelte, und mit den oben aufgestellten Grundanschauungen in weit besserem Einklang steht, da es zu unwahrscheinlich ist, dass aus den Drüsenzellen Knorpelzellen etc. hervorgehen sollten.

Schlussresumé.

Aus den vorstehend mitgetheilten Beobachtungen und ihren Deutungen bin ich zu der Ansicht gekommen, dass die Quelle aller durch pathologische Processe angeregter Zellenneubildung, sei es dass dieselbe zur Bildung fester oder flüssiger Gewebe führt, hauptsächlich im Bindegewebe und zwar in dessen Zellen und Kernen zu finden ist, und dass die Kerne und Zellen der übrigen Gewebe sich entweder gar nicht oder secundär in höchst geringem Maasse daran betheiligen.

Während letztere nur ihre eigenen Gewebe in mehr oder weniger unvollkommenem Grade zu reproduciren im Stande sind, haben die Bindegewebszellen eine solche eminente Productionsfähigkeit, dass sie in ihren Derivaten nicht allein Bindegewebe in allen Formen, sondern auch flüssige Gewebe (Eiter, Cystenflüssigkeit, vielleicht auch Lymphe und Blut), so wie Knorpel-, Knochen-, Muskel- und Drüsengewebe produciren können.

Ob sich diese Beobachtungen als durch die ganze Thierreihe gültig zeigen werden, ist eine zweite für die allgemeine Histologie interessante Frage. Bekanntlich besitzen niedere Thiere eine weit höhere Reproduktionsfähigkeit; bei Salamandern reproduciren sich erfahrungsgemäss ganze Extremitäten mit allen ihren Theilen, und Gleiches kommt gewiss bei vielen anderen Thieren in noch höherem Maasse vor. Hierbei wäre es dann denkbar, dass auch z. B. die zelligen Elemente der Muskeln und Nerven wesentlichen Antheil an der Neubildung nähmen. Mit der Vereinfachung eines Thieres werden auch in gewissem Grade die Gewebe selbst einfacher und scheinen sich zuletzt auf ein einziges bei den Infusorien zu beschränken. Hier ist dann die Theilung eines ganzen Thieres gewissermaassen der höchste Grad der Reproduktion, die immer mehr und mehr abnimmt, je complicirter der Organismus wird.

II.

Die Bildung des Knochengewebes unter pathologischen Verhältnissen mit besonderer Rücksicht auf die allgemeine Entwicklungsgeschichte der Knochengeschwülste.

(Hierzu Taf. III.)

Die neueste Bewegung, die sich in der Entwicklungsgeschichte des Knochengewebes durch die Arbeiten von Fürstenberg, Lachmann, Bauer, H. Müller kund gegeben hat, veranlasst mich nachstehende Beobachtungen zu veröffentlichen, die im Wesentlichen mit den von den genannten Forschern veröffentlichten Ansichten übereinstimmen. Es hatte die Frage über die Knochenbildung durch den umfangreichen und scheinbar erschöpfenden Abschnitt in Kölliker's mikroskopischer Anatomie, so wie durch Virchow's gleichfalls in grossem Stiele gearbeiteten Aufsatz „über das normale Knochenwachsthum und die rhachitische Störung desselben" einen gewissen Ruhepunkt erreicht. In beiden Arbeiten waren Abschlüsse erreicht, welche die fruchtbarsten Anknüpfungspunkte für die späteren Arbeiter geworden sind. Je bestimmter die Exposition der Literatur und der Beobachtungen in solchen Arbeiten ist, desto leichter wird es für Andere, sich bald in die Lage zu setzen, durch eigene Beobachtungen zu controliren. Dadurch dass in den Handbüchern der mikroskopischen Anatomie Systeme aufgestellt werden müssen, und dass in diesen Systemen die Lücken entweder von selbst zu Tage treten, wenn sie auch noch so schön übertüncht sind oder offen aufgedeckt werden, was freilich seltener geschieht und auch für den Lehrzweck vielleicht nicht immer praktisch ist, wirken gerade die Handbücher dieser Art so sehr fördernd für die Wissenschaft, ohne dass dieser mehr negative Effekt den positiven Zweck irgend wie beeinträchtigt. Es wird den neuesten Systemen und Beobachtungen schwerlich besser gehen als ihren

6*

Voreltern; die Hoffnung, dass auch das Neue wieder Neues schafft, ist wohl als die Hauptursache anzusehen, dass es nicht schon von Allen aufgegeben ist, etwas Positives in unserer Wissenschaft aufzustellen. In dieser Hoffnung schliessen auch wir nachstehende Beobachtungen an die neue Lehre von der Entwicklung des Knochengewebes an.

Schon vor 2 Jahren theilte ich meinem Freunde G. Meissner meine Beobachtungen über die Entwicklung der Knochen mit, die durchaus mit den gebräuchlichen Ansichten in Widerspruch waren; es sind eben die, welche jetzt von Bauer und H. Müller bekannt gemacht sind. Meissner hatte zugleich, unabhängig von mir, in Basel ganz dieselben Beobachtungen gemacht, ohne bisher etwas darüber zu publiciren. — Von mannigfachen anderen Arbeiten vielfach in Anspruch genommen, hatte ich die Sache liegen lassen, da sie bei einer umfassenderen Bearbeitung der normalen und pathologischen Verhältnisse viel Zeit in Anspruch genommen hätte; auch wünschte ich durch das mir immer neu zufliessende Material der pathologischen Neubildungen der Sache einen möglichsten Umfang nach allen Seiten hin zu geben. Mittlerweile erschien die Arbeit von O. Weber über Knochengeschwülste, und da die Bearbeitung des normalen Theils von H. Müller versprochen, so ist sie in so vortrefflichen Händen, dass ich das Project einer grösseren Arbeit aufgab, und hier nur einige interessante pathologische Neubildungen und besonders auch Abweichungen vom normalen Entwicklungsgang besprechen will, die dazu beitragen mögen, der neuen Auffassung nach verschiedenen Richtungen hin rascheren Eingang zu verschaffen.

Nach der bisherigen Anschauung entwickelt sich die Knochensubstanz niemals direkt aus Zellen, sondern durch Verkalkung der Interzellularsubstanz des Knorpels oder Bindegewebes unter gleichzeitiger Metamorphose der Knorpel- und Bindegewebszellen zu Knochenzellen.

Das Knochengewebe trat hierdurch völlig aus dem Entwicklungstypus der übrigen Gewebe heraus, während die Interzellularsubstanzen aller Gewebe durch Ausscheidung specifischer Zellen entstehen und diese Entwicklungszellen im normalen Verlauf sich niemals gegenseitig ergänzen können, so dass etwa Muskelzellen zeitweilig Knorpelsubstanz secerniren könnten oder umgekehrt, sollte die Interzellularsubstanz des Knochens durch directe Metamorphose anderer völlig heterogener Interzellularsubstanzen entstehen. Für die Knorpelsubstanz trat noch das Auffallende hinzu, dass durch diese Verknöcherung der Chondrin gebende Knorpel sofort in Colla gebenden umgewandelt würde, während bei Verknöcherung des leimgebenden Bindegewebes keine Veränderung der organischen Grundlage Statt fand.

Die Veränderungen der Knorpelzellen selbst waren nur an den rhachitischen Knochen sicher constatirt, die der Bindegewebszellen an verschiedenen, namentlich pathologischen Objecten von Virchow erkannt worden. Eine zu unmittelbare Uebertragung der an rhachitischen Knochen über die Knorpelverknöcherung gemachten Beobachtungen, wie sie namentlich von Kölliker mit grosser Sicherheit ausgeführt war, brachte jedoch gerade die Hauptquelle der fehlerhaften Anschauung mit sich; es war ausserdem dabei immer sehr auffallend, dass Alles, was man hier so leicht erkannte, unter normalen Verhältnissen nicht zur Anschauung gebracht werden konnte.

Manche früheren Forscher hatten bereits andere Ansichten aufgestellt, und besonders war es Bruch, der stets behauptet hatte, dass die Knochensubstanz ein ebenso selbständiges Gewebe sei als alle übrigen und zu dem Knorpel nicht in dem Abhängigkeitsverhältniss stehe, wie es gewöhnlich angenommen würde; doch drangen diese und ähnliche Ansichten nicht durch und besonders seitdem sich die Lehre von den Bindesubstanzen wie eine Lawine über die Histologie verbreitete, fand man, vorwiegend auf pathologische Beobachtungen gestützt, durchaus nichts Befremdendes darin, dass Bindegewebe, Knorpel und

Knochen sich gegenseitig ersetzen und in einander umbilden könnten.

Die Anwendung neuer Untersuchungsmethoden, der Haupthebel der modernen Histologie, brachte jedoch auch hier Neues mit sich. Während Fürstenberg und H. Müller durch die Benutzung der Chromsäure zur Entkalkung der Knochen zu ihren Resultaten gelangten, ist mir besonders durch Holzessigpräparate Manches klarer geworden, was ich früher bei Anwendung der üblichen Salzsäure nicht erzielen konnte; doch sind auch Untersuchungen an Chromsäurepräparaten mir von Vortheil gewesen, so wie auch ganz frische noch nicht in Spiritus gelegene Präparate.

Fassen wir das Wesentliche unserer Untersuchungen kurz zusammen, so würde es ungefähr Folgendes sein:

Weder die Interzellularsubstanz des Knorpels noch die des Bindegewebes trägt zur Bildung der Interzellullarsubstanz des Knochens etwas bei, sondern letztere entsteht nur als ein Ausscheidungsprodukt besonderer Knochenzellen, die in dem fertigen Gewebe als strahlige Knochenzellen bekannt sind. Die Knorpelzellen, so wie die Zellen des Bindegewebes gehen da, wo eine Knochenbildung vor sich gehen soll zunächst Theilungsprocesse ein; hierdurch entstehen Haufen von dicht aneinander liegenden Zellen, zunächst noch eingeschlossen von der Knorpelsubstanz, die von körnigen Kalksalzen inprägnirt immer mehr und mehr schwindet. Die Zellhaufen treten mit den bereits ausgebildeten Markräumen in Verbindung, und während nun die peripherischen Zellen zu specifischen Knochenzellen werden und so zunächst eine dünne Kapsel (nach dem Knochenkern der Epiphysen zu) oder eine dünne Röhre (nach der Diaphyse zu) bilden, tragen die centralen Zellen zur Bildung der Gefässe und des Markes bei. Während die zwischen dem jungen Knochengewebe liegende Knorpelsubstanz schwindet, verdickt sich jenes in concentrischen Lagen (Anlage der späteren Lamellen) von den centralen einfachen oder mehrfachen Gefässen aus immer mehr und mehr, bis endlich unter gleichzeitigem Schwund der Knorpelinterzellularsubstanz die Knochenröhren oder Kapseln zusammenstossen; zu dieser Zeit schwindet dann auch meist die anfangs sehr deutliche Sonderung der Knochensubstanz in einzelne Zellen mit Verdickungsschichten und letztere schmelzen zur homogenen Knochensubstanz zusammen.

Wir wollen uns hier nur auf die Bildung des Knochengewebes, nicht auf die Entwicklung des Knochens selbst, d. h. seiner endlichen Form beziehen. Letzteres ist von Kölliker und Virchow bereits sehr ausführlich abgehandelt. Es ist besonders die Richtung, nach welcher sich die Knorpelzellen hin entwickeln, so wie das gleichzeitige Dickenwachsthum vom Periost aus in Verbindung mit den stets gleichen Schritt haltenden Resorptionsprocessen im Innern des Knochens, was dabei die Hauptrolle spielt. Diese Processe stehen zum Theil unter völlig unbekannten Einflüssen einer Organisationskraft, mit Hülfe deren überhaupt die Verschiedenheit der grösseren Formen thierischer Organismen hervorgebracht werden. Wollte man eine solche Kraft nicht annehmen, so wäre es nicht zu erklären, warum hier ein Femur, dort ein Humerus entsteht. Bei der Entwicklung pathologischer Gewebsbildung scheint eben eine solche höhere Leitung zu fehlen, darum entstehen hier unförmliche Klumpen von Geweben, seien es Exostosen, Osteophyten, Enchondrom etc. Man könnte von diesen Gebilden am ersten sagen, dass sie unter rein modern physiologischen (chemischen und physikalischen) Bedingungen entstehen, es wird aber auch danach! —

Dass das Knochengewebe nur aus Verdickungsschichten und Zellen hervorgeht, ist am einfachsten in solchen Geweben zu erkennen, die nur aus Zellen bestehen; hierhin gehört ein grosser Theil der centralen Osteosarcome, wie sie so häufig besonders im Unterkiefer bei Kindern vorkommen. Wir wollen die Knochenbildung in diesen Geschwülsten daher zunächst berücksichtigen: demnächst werden wir die Bildung der Osteophyten, des Knochencallus und die Knochenbildung im Bindegewebe und endlich die Bildung von Knochen im Knorpel (Exostosen mit knorpligem Ueberzug, Enchondrom) zu besprechen haben. Die Knochenentwicklung im Bindegewebe ist früher bereits so ausführlich und erschöpfend von Virchow abgehandelt, dass wir sie nur flüchtig berühren werden, während wir dem Uebrigen eine ausführlichere Exposition widmen. Die entzündlichen Processe im Knochen, zu denen ausser der Knochenverletzung, Eiterung, Caries, Nekrose, im weiteren Sinne auch die Osteosclerose und Osteoporose eingerechnet werden können, haben wir bereits (p. 51.) in ihren allgemeineren Umrissen besprochen.

Entwicklung des Knochengewebes im Osteosarcom.

Das centrale Osteosarcom, von Paget und Gray als Myeloid Tumour bezeichnet, habe ich im Ganzen 8 Mal beobachtet: 5 Fälle davon kommen auf jugendliche Individuen, wo sich die Geschwulst im Unterkiefer entwickelte. Von den drei übrigen Fällen, die ältere Leute betrafen, kam einer im oberen Ende der Tibia, einer im unteren Ende der Ulna, einer im Radius vor. Es reihen sich daran noch zwei Fälle von Cysten im Unterkiefer und Oberkiefer, beide bei Kindern, wo an der Cystenwand eine grössere oder geringere Menge von Sarcommasse anhaftete, so dass hier die letztere im Verhältniss zu der Cyste in den Hintergrund getreten war. — Kleinere Schleimcysten fanden sich in einigen der vorerwähnten Unterkiefergeschwülste vor; gewiss stehen die zusammengesetzten Cystoide wie sie sowohl im Unterkiefer als Oberkiefer beobachtet sind, meist in Zusammenhang mit Sarcombildung nur selten mit Enchondromen, was wieder in andern Knochen (Scapula, Femur) häufiger zu cystoiden Formen führt. Es ist überhaupt die Frage, ob die verhältnissmässig häufigen Sarcome und Fibroide im Ober- und Unterkiefer nicht gewissermaassen als Aequivalente der Enchondrome an anderen Knochen anzusehen sind. H. v. Meckel rechnet die Myeloid tumours direct zu den Enchondromen; dies wäre jedoch meiner Ansicht nach nur dann zu rechtfertigen, wenn man die vom Periost aus entstehenden Zellenmassen, die den Knochen mit bilden helfen, ebenfalls Knorpel nennen wollte; durch solche Verallgemeinerungen ist jedoch nicht viel gewonnen, und wenn dergleichen auch histologisch gerechtfertigt werden könnte, so dürfen wir doch mit der Erkenntniss der mannichfachsten Uebergangsformen der Gewebe nicht alle Sonderung und Eintheilung der Geschwülste fahren lassen. Knorpel- und Sarcomgewebe können sich in ihren Entwicklungsformen sehr nahe treten, ebenso wie Sarcomgewebe und Bindegewebe, doch ist deshalb der Begriff von Enchondrom, Fibroid und Sarcom nicht aufzugeben; in ihrer ausgebildeten Form unterscheiden sich diese Geschwülste immer genügend von einander, um als besondere Arten zu gelten.

Es scheint mir daher die Bezeichnung centrales Osteosarcom die passendste zum Unterschiede von anderen allerdings selten vorkommenden Osteosarcomen, die sich auch von anderen Parthien als von der Markhöhle aus entwickeln und wovon ich ein Beispiel später anführen werde. Die Bezeichnung dieser Geschwülste als „Markhypertrophie" oder „Markgeschwulst" (Myeloid tumour) passt eben nur für den Knochen; doch kommen ganz dieselben Geschwülste mit den völlig analogen mikroskopischen Bestandtheilen auch in Weichtheilen vor, wo sie den einfachen Namen von Sarcomen tragen, doch hier meist von etwas schlimmerer prognostischen Bedeutung sind, während die centralen Osteosarcome eine fast absolut gute Prognose geben.

Die Entwicklung von Knochengewebe in diesen Geschwülsten gehört nicht zur Regel; ich sah sie bis jetzt nur in drei Unterkiefergeschwülsten der Art, und habe dies auch erst in neuerer Zeit erkannt, nachdem ich neue Ansichten über Knochenbildung gewonnen hatte, indem ich früher die betreffenden Knochenelemente ebenso wie Meckel und Andere für theilweis resorbirte Knochensubstanz hielt; denn da hier weder Bindegewebe noch Knorpel vorlag, so konnte man kaum auf den Gedanken kommen, dass trotzdem wirklicher Knochen neu gebildet würde. Die Knochenbildung erfolgt hier meist in kleinen zum grossen Theil mikroskopischen Körnchen und unregelmässigen Haufen; es wird eben nur Knochengewebe gebildet, ohne dass es zur Bildung von Mark und Gefässen käme und hierin liegt gerade das Eigenthümliche dieses Processes an dieser Stelle.

Ehe wir auf diese Knochenbildung weiter eingehen, wollen wir kurz die Struktur dieser Geschwülste berücksichtigen.

Allgemeines über die Struktur der Osteosarcome.

Der Knochen ist an einer circumscripten Stelle blasig und meist gleichmässig nach allen Seiten hin aufgetrieben, die stark verdünnte bei sehr grossen Geschwülsten theilweis oder ganz fehlende Corticalschicht bildet eine meist geschlossene Kapsel um die Geschwulstmasse: diese Kapsel kann durchbrochen werden und dann die Geschwulstmasse zu Tage liegen, wie dies bei den Unterkiefergeschwülsten besonders nach zu voreiliger Entfernung der Zähne vorkommt. — Die Geschwulstmasse selbst ist in ihrer ursprünglichen Form von derber Consistenz, hellgelbröthlicher Färbung, die an der Luft dunkler wird, wie die Farbe der Lymphdrüsen; bei vorhandener Knochenneubildung fühlt sich die Schnittfläche sandig an oder es sind bereits Knochenleisten und Balken gebildet, die man ohne Weiteres als solche erkennt. Diese Eigenschaften der Consistenz werden modificirt und oft völlig verändert durch Folgendes: 1) es entwickeln sich in der Sarcommasse kleinere und grössere Cysten mit schleimigem, gelbröthlichem Inhalt; 2) es findet theilweis fettige und tuberkulisirende Metamorphose statt; dann wird das Gefüge weicher, körnig, weisslich gelb, auch von speckigem Aussehen; 3) es treten mehr oder weniger Blutextravasate auf; dies in Verbindung mit den vorigen Veränderungen kann sehr weiche Consistenz, gelb- oder braunrothe Färbung bedingen; auch können die Extravasate Cysten bilden, geben zur Bildung von Pigment Veranlassung und dadurch zu verschiedenen Farbennuancen. — Die scharfe Abgrenzung gegen den gesunden Knochen ist ebenfalls für das Aussehen characteristisch. Es sind überhaupt diese Geschwülste, die in der Regel langsam und schmerzlos wachsen, leicht zu diagnosticiren und hier im Knochen durch ihr ganzes Verhalten strenger als in den Weichtheilen von Carcinom unterschieden; sie sind ohne mikroskopische Untersuchung, freilich nicht immer sofort am Kranken selbst zu diagnosticiren. Doch bietet auch die feinere Struktur, die eine ausserordentlich constante, wenngleich je nach den oben erwähnten Metamorphosen nicht immer eine in allen Theilen homomorphe ist, auch noch Anhaltspunkte, so dass diese Geschwülste im Knochen wenigstens gar nicht mit anderen verwechselt werden können

Die mikroskopische Struktur kann als Prototyp einer gewissen Form des Sarcomgewebes dienen. Die Hauptmasse der Geschwulst wird von dicht gedrängt liegenden Spindelzellen gebildet, die durch ihre Anordnung kleiner erscheinen als sie sind; sie weichen in ihren Zügen grossen unregelmässigen, zellartigen Körpern mit vielen Kernen aus; es entsteht auf diese Weise ein aus Spindelzellen gewebtes enges Maschenwerk, in dessen Räumen die genannten Körper gelegen sind (Taf. III. Fig. 1.). Die enorme Grössenverschiedenheit der vielkernigen Körper, die offenbar aus Zellen hervorgehen, deren Kerne sich getheilt haben, ohne dass die Zellmasse selbst daran Theil nahm, bedingt natürlich eine grosse Verschiedenheit in Form und Grösse der Maschen, ja an manchen Theilen fehlen die genannten Körper ganz und das ganze Gewebe besteht nur aus unregelmässigen Zügen dicht gelagerter, länglicher und kleiner rundlicher Zellen; so variirt das Bild dieser Sarcome so wie das der Sarcome überhaupt. Eins der wesentlichsten Momente ist dabei, dass es in seiner ursprünglichsten Form immer nur ein aus Zellen bestehendes Gewebe ist, ohne Produktion einer nachweisbaren Menge von Interzellularsubstanz.

Hierin liegt auch die Verwandtschaft derartiger Geschwülste mit dem Carcinom. Zugleich mit dem Mangel der Interzellularsubstanz ist die unvollkommene Trennung zu differencirten Zellen verbunden. Alle isolirten Zellen aus diesen Geschwülsten haben unbestimmte Contouren und zeigen selten eine deutliche Zellmembran; meist sieht man nur freie Kerne mit mehr oder weniger körniger Zellatmosphäre, ja an vielen Stellen tritt die Zellbildung der Kerntheilung gegenüber so in den Hintergrund, dass eben jene eigenthümlichen vielkernigen Plaques entstehen und dadurch eine Art von areolärer Struktur in der ganzen Geschwulst zu Stande kommt, wenngleich diese durchaus nicht zum Bild des Sarcoms gehört, und beim Mangel jener Plaques zu fehlen pflegt oder sehr undeutlich zu erkennen ist. Die Form und Beschaffenheit dieses Gewebes wird nun leicht modificirt, oft völlig verändert, so wie an einzelnen Stellen die Zellen Interzellularsubstanzen produciren, nach deren verschiedener Beschaffenheit verschiedene Mischformen von Geweben entstehen.

Die Produktion wahren Knorpels in diesen Geschwülsten ist selten, doch kommt wahres Knorpelgewebe nach Meckel's Beobachtungen wirklich in diesen Sarcomen vor, häufiger allerdings in denen, welche von Weichtheilen ausgehen, z. B. von den Speicheldrüsen, so dass dann eine Mischlingsform von Sarcom und Enchondrom entsteht. In keinem der von mir beobachteten Osteosarcome fand sich Knorpelsubstanz; die vielkernigen Körper als jüngste Knorpelelemente aufzufassen, scheint mir durchaus nicht gerechtfertigt, sie tendiren ausserordentlich mehr dazu, Bindegewebe und Knochensubstanz bilden zu helfen als Knorpel. Auch an den Orten, wo sie normaler Weise vorkommen, wie besonders im Knochenmark, dienen sie nur dazu Bindegewebe, Gefässe, Fett, Knochen, zu bilden, niemals tragen sie etwas zur Knorpelbildung bei; sie können zwar aus den Knorpelzellen hervorgehen, doch besitzen sie nicht mehr die Kraft, Knorpelsubstanz zu produciren.

Das Auftreten von Bindegewebe in diesen Osteosarcomen ist etwas recht häufiges und scheint der Form der Zellen nach das natürlichste. Aus den Zügen spindelförmiger Zellen bildet sich ein derbes festes Bindegewebe hervor, und hierdurch können einzelne Theile der Geschwulst völlig fibroid werden; geht dies durch die ganze Geschwulst, so entsteht eine Mischlingsform, die man als Fibrosarcom bezeichnen könnte; gleichzeitig mit dieser fibrösen Entartung des Grundgewebes gehen dann auch gewöhnlich die eingeschlossenen vielkernigen Körper Metamorphosen ein, die wir gleich weiter berücksichtigen werden. — Zunächst ist jedoch noch zu erwähnen, dass es in den Sarcomen, welche in Weichtheilen ihren Sitz haben, nicht immer zur Bildung des festen Bindegewebes kommt, sondern dass hier durch eigenthümliche Deviationen des Bildungsprocesses verschiedene Interzellularsubstanzen zu Stande kommen können, die das Bild der ganzen Geschwulst verändern. Es kommt z. B. zur Bildung einer völlig homogenen, fast knorplig consistenten, doch sehr brüchigen, oft sehr massenhaften Interzellularsubstanz bei erheblicher Rückbildung der Zellen fast bis zum isolirten Kern; durch letzteres ist gleich mikroskopisch der Unterschied vom Knorpel gegeben. Solche Geschwülste haben eine derbe Consistenz, kommen fast nur bei erwachsenen Personen vor, wachsen langsam und schmerzlos, excoriiren nicht selten und geben zu enormen Blutungen Anlass (weil wie in den Fibroiden die dünnen mit dem Geschwulstgewebe enorm fest verwachsenen Gefässwände sich nicht zurückziehen können). Sie haben auf dem Durchschnitt ein völlig homogenes hellröthliches Ansehen, wie Wachs, oder wie Speck. Sie werden von manchen Forschern zu den Fibroiden, von anderen zu den Sarcomen gerechnet, auch gehört das sog.

Alibert'sche Keloid zum Theil dahin, auch vielleicht manche der sogen. Faser-Kern-Geschwülste. Ich bezeichne sie als wachsglänzend speckige Sarcome. Sie sind in ihrer reinsten Form nicht häufig; ihr Lieblingssitz ist in den Bauchdecken meist vom Zellgewebe unter der Haut ausgehend; häufiger sind die Mischlingsformen mit gewöhnlichem Sarcom und Fibroid; im Allgemeinen von der günstigsten Prognose, sehr selten local recidivirend. Am Schenkel sah ich mehrere derartige Sarcome vorwiegend bei Frauen; auch am Rücken und auf der Schulter mit viel fibroider Masse combinirt; als seltene Fälle nenne ich einen in der Harnblase beim Weibe von der Muscularis, einen andern an der Portio vaginalis uteri ausgehend.

In noch anderen Fällen kommt es zur Bildung einer schleimigen Interzellularsubstanz; betrifft es die ganze Geschwulstmasse, so ist es als Collomena oder Myxoma zu bezeichnen; auch dies in reinster Form selten; häufiger in Verbindung mit fibröser Masse, besonders im Oberkiefer und hier von grosser localer Recidivfähigkeit, auch in der Mamma unter der Firma Hypertrophie gehend; zuweilen Mischlingsformen von reinem Sarcom und Schleimgewebe, besonders häufig im Muskel (eine colossale Geschwulst der Art sah ich im M. pectoralis, eine andere im M. biceps, eine dritte in den Rückenmuskeln), doch auch in Drüsen, häufig in der Parotis hier die complicirtesten Formen: reines Sarcomgewebe, Schleimgewebe, Knorpel, Knochen, nicht selten mit Cystenbildungen; auch diese Geschwülste kehren zuweilen wieder nach Exstirpation; bei alten Leuten ist hier selten die Grenze zwischen chronischer Entzündung und Geschwulstbildung zu ziehen, da theilweis atrophirende in fibröser oder tuberkulisirenden Rückbildung gelegentlich mit Bildung von Concrementen vergesellschaftete Processe das Bild noch compliciren. Die Bezeichnung „begrenzte Hypertrophie" muss hier in manchen Fällen den Kliniker über die verwickelten und in den meisten Fällen ätiologisch nicht weiter zu erklärenden Complicationen der Gewebsbildung hinweg helfen.

Es scheint hier bei Gelegenheit der Interzellularsubstanzen der geeignetste Ort über die Cystenbildung in diesen Geschwülsten einige Bemerkungen einzuschalten. Die in den Osteosarcomen vorkommenden und im Gewebe durch Umbildung des letzteren entstehenden Cysten enthalten in den meisten Fällen eine hellweingelbliche oder blutrothe mehr weniger zähe Flüssigkeit; die Wandungen sind derb fibrös; einen epithelialen Zellenbelag an der Innenfläche habe ich an den grösseren Cysten nicht nachweisen können. In den Geschwülsten, welche derartige makroskopische Cysten, die für gewöhnlich keinen grossen Umfang erreichen, enthalten, finden sich gewöhnlich auch im Gewebe kleinste rundliche kaum wahrnehmbare Cysten, die bei der mikroskopischen Untersuchung einigen Aufschluss über die Entstehung dieser Hohlräume geben. Die vielkernigen Körper in den Alveolen sind die Ausgangspunkte dieser Cystenbildung; in ihrer Substanz treten entweder in der Peripherie oder auch mehr dem Centrum zu blasse, mattglänzende Kugeln einer zähen Substanz auf, in welche die körnige Zellenmasse sich umzusetzen scheint (Taf. III. Fig. 1. a. a.); diese Kugeln gleichen den sog. Eiweisskugeln vollständig; die Umbildung der körnigen Zellsubstanz nimmt immer mehr zu unter gleichzeitiger Vergrösserung des Cystenraums und Zerfall der Kerne; die hier auftretenden Eiweisskugeln scheinen durchaus analog den sogen. sterilen Blasen in manchen Krebszellen, vielleicht auch den von Virchow so genannten Physaliden in den Zellen der Gallertgeschwülste am Clivus. Sie gehen auch hier nicht aus den Kernen hervor, sondern scheinen mir eben nur einem chemischen, von Zellthätigkeit vielleicht unabhängigem Zersetzungsprocess der Zellsubstanz ihre Entstehung zu verdanken, ganz analog wie diese Eiweisskugeln ausserhalb durch Zersetzung bei beginnender Fäulniss vorkommen; es ist eben wahrscheinlich eine Eiweisssubstanz doch von der Consistenz eines ölflüssigen Fettes, und nicht mit der körnigen Substanz der Zelle mischbar, daher in Form von Tropfen auftretend. Jedenfalls steht durch diese

Beobachtung fest, dass Cysten im Sarcomgewebe und so auch ohne Zweifel im Bindegewebe durch Zellenwucherung hervorgehen können, indem die körnige Substanz agglomerirter Zellen eine flüssige oder schleimige Consistenz annimmt. Ich hebe dies hier besonders hervor, weil man in neuerer Zeit diese Art von Cystenbildung im Bindegewebe fast völlig geleugnet hat und zu sehr dahin bestrebt war, alle Cystenbildungen auf Erweiterung präexistirender Räume zurückzuführen.

Wodurch bei dieser Cystenbildung im Sarcom die Umsetzung angeregt wird, ist vielleicht in folgender Weise zu verstehen. Alle nur aus Zellen bestehenden Gewebe können sich in ihrer unversehrten Beschaffenheit nur in einer gewissen Distanz von den Gefässen erhalten. Die vorwiegend aus Zellen bestehenden Gewebe wie die Epithelialhäute und Knorpel haben nirgends im ausgebildeten Organismus eine erhebliche Dicke; die Beförderung der Säfte durch die Zellenkräfte hat ihre Grenzen; in gewissen Distanzen müssen immer wieder Capillaren auftreten, ebenso wie bei einem gewissen Umfang des Embryo die Leitungsröhren für die Ernährungsflüssigkeiten sich entwickeln und zum ferneren Wachsthum nothwendig erscheinen. In den Geschwülsten geht die Zellbildung zuweilen so rapid vorwärts, dass endlich die Zellmassen nicht mehr bestehen können, wenn nicht die Bildung von Blutgefässen nachfolgte; dass dies nicht immer der Fall ist, mag bei den Carcinomen oft die Veranlassung fettiger Degeneration und moleculären Zerfalls sein.

Aehnlich sind auch hier vielleicht die Verhältnisse aufzufassen. Bei einer gewissen Grösse der vielkernigen Zellen in den Alveolen genügt das nur von den Zellen herbeigeschaffte Ernährungsmaterial nicht, das Wachsthum ferner zu unterhalten oder auch nur die integre Existenz zu wahren, und nun treten Rückbildungen, Zersetzungen ein, in diesem Fall zu schleimiger, homogener Flüssigkeit. Die Interzellularsubstanzen, wie Bindegewebe oder Knorpel sind viel weniger empfindlich gegen geringe Fluktuationen der Säftebewegung, so wie sie auch viel resistenter gegen Fäulniss sind; das Sarcomgewebe selbst wird daher, wenn es bereits theilweis zu Bindegewebe umgewandelt ist, wenig verändert werden; ist aber die Zellenmasse überwiegend, so können dergleichen Umsetzungen, durch mangelhaften Stoffwechsel bedingt, auftreten. Selbst wenn diese hypothetischen Anschauungen richtig wären, so würde sich dadurch ein Wachsthum der Cysten, ein Sekretionsprocess in dieselben nicht erklären. Anfangs freilich könnten die Bindegewebszellen der Cystenwandung selbst als secernirende Zellen fungiren; doch schwinden diese später bei weiterer Consolidation der Cystenkapsel. Es liesse sich dagegen sagen, dass es durchaus nicht erwiesen sei, dass diese Cysten durch die Expansion der secernirten Flüssigkeit wachsen, sondern sie könnten eben sowohl durch Confluenz vieler kleiner Cysten entstehen und stabil bleiben, wofür die oft sehr ausgebuchtete Form dieser Cysten sprechen möchte; doch ist über die Möglichkeit einer Sekretion in Cysten ohne Epithelialbelag noch so wenig bekannt, dass wir das Gesagte eben nur zur weiteren Aufmerksamkeit auf derartige Untersuchungen in Rechnung bringen. In den Fällen, wo dergleichen im Bindegewebe entstehende Cysten deutliche Zellen an ihren Wandungen haben, ist diesen die Sekretion der Cystenwandung zuzusprechen, wobei wir wieder eine direkte Umbildung der Bindegewebszellen in secernirende Epithelialzellen haben. — Sind in dem schleimigen Cysteninhalt noch unversehrte Zellen vorhanden, so ist auch diesen eine sekretorische Thätigkeit nicht abzusprechen; sie verhalten sich dann völlig wie die Zellen des Schleimgewebes, nur dass ihre Form nicht sternförmig, sondern meist rund ist; Cystenflüssigkeit und Sarcomgewebe sind hier dem Eiter und Granulationsgewebe gleich zu setzen. In manchen Fällen bildeten sich durch peripherische Ausscheidung der Plaques in den Cysten auch strukturlose Membranen (Taf. III. Fig. 1. e.), doch ist dies durchaus nicht constant. — Tritt gleich bei der ersten Entwicklung dieser Geschwülste im Knochen die Cystenbildung durch Metamorphose der Sarcomelemente in den Vordergrund, und combinirt sich damit die Produktion neuen Knochengewebes im Stroma in Form von knöchernen Wänden und Leisten, so führt dies einerseits zu jener eigenthümlichen porös cystoiden Hypertrophie der Kiefer, wie ich sie einmal an beiden Oberkiefern und Unterkiefern eines 5jährigen Mädchens sah und wie dergleichen Fälle selten hie und da in der Literatur zu finden sind, oder zur Bildung einfacher oder complicirter Cystoide, wie sie im Ober- und Unterkiefer öfter beobachtet worden.

Fast fürchten wir, den Leser mit den obigen Abschweifungen ermüdet zu haben; doch wollten wir diese Gelegenheit nicht vorübergehen lassen, um den Begriff des Sarcoms wo möglich etwas zu fixiren, und zugleich die Unzulänglichkeit einer absoluten Abgrenzung durch die Uebergangsformen zu andern Geschwülsten zu motiviren.

Entwicklung des Knochengewebes.

Ausser Knorpel und Bindegewebe und den zwischen beiden liegenden mehr oder weniger heterologen Interzellularsubstanzen können die Zellen des Osteosarcom auch Knochengewebe produciren und dies ebenso unmittelbar als jene Gewebe.

Das Knochengewebe tritt hier selten in grosser Ausbreitung auf; es häuft sich nicht recht an einzelnen Stellen an, bildet nicht gleich von Anfang an Lamellen oder Spiculae wie im Osteophyt, sondern ganz zerstreut und isolirt tritt bald hier bald dort Knochensubstanz auf, in Form kugliger oder schollenartiger Körper, die man mit freiem Auge nicht erkennen kann, wenngleich man sie als feinen Sand zuweilen auf der Schnittfläche fühlt. Bei mikroskopischer Untersuchung zeigen sich diese kleinen Partikeln wie in Taf. III. Fig. 2. als vielgestaltige ziemlich feste das Licht wegen ihrer Dicke stark brechende Körper mit dunklen Contouren; man erkennt in ihnen dunkle unregelmässige Figuren, die Knochenkörperchen. Diese Knochenstückchen habe ich früher für die Reste des theilweis resorbirten Knochens gehalten, was aber schon deshalb nicht richtig sein kann, weil sie in solcher Masse durch die ganzen Geschwülste vorhanden sein können, dass sie ein grösseres Volumen als die ganze ursprünglich erkrankte Knochenpartie einnehmen, ferner weil sie constant in diesen Osteosarcomen sein müssten oder wenigstens in kleinen Geschwülsten häufiger als in grösseren, was beides nicht der Fall ist, endlich weil diese Sarcome ein so umschriebenes Wachsthum haben, dass eine so diffuse Verbreitung des Knochengewebes in der Geschwulst selbst höchst unwahrscheinlich ist; die Sarcommasse würde dann gewissermassen in den gesunden Knochen infiltrirt sein nach Art der Entwicklung diffuser Carcinome; dies widerspricht der Natur der Sarcome, da sie durchaus die dem Erkrankungsheerd nahegelegenen Theile nur vor sich herzuschieben, nicht in sich hineinzuziehen pflegen. Endlich sind auch diese Knochenstückchen selbst wesentlich verschieden von solchen die in Resorption begriffen sind, sowohl was ihre Form als Struktur anlangt; ich muss in Bezug auf diese Unterschiede auf das früher Gesagte (p. 53.) verweisen.

Das einzige was hier die Untersuchung erschwert, ist dass an den entkalkten Präparaten die Ausläufer der Knochenzellen so sehr undeutlich werden, so dass es erst nach einiger Uebung gelingt, sofort zu erkennen, dass man es mit entkalkten Knochen zu thun habe. Zur Entkalkung habe ich bei Osteosarcomen theils Chromsäure, theils gereinigten Holzessig gebraucht; im ersteren Falle gewinnen die Präparate erst nach Aufhellung durch Glycerin ihre völlige Klarheit (nach einem solchen Präparat ist Taf. III. Fig. 1. gezeichnet); durch den Holzessig stellen sich zwar die Knochensubstanzen in den Osteosarcomen besser heraus, doch werden die Zellen dadurch nicht so schön erhalten. Will man nur den Bau an feinen Schnitten deutlich übersehen, so genügt die gewöhnliche Erhärtung in Alkohol vollständig, so wie man die Schnitte unter Anwendung von Glycerin beobachtet.

An den entkalkten Präparaten erkennen wir die Knochensubstanz zunächst an ihrer eigenthümlichen Lichtbrechung und ihrer Homogenität gegenüber den andern fast ausschliesslich körnig zelligen Elementen, welche daneben liegen. In dem Centrum der kleinsten rundlichen Knochenstückchen sieht man die Knochenzelle, an der wir die Ausläufer theils undeutlich theils gar nicht erkennen; letzteres erklärt sich wohl dadurch, dass nach Entfernung der Kalksalze die Knochensubstanz etwas aufquillt und auf diese Weise die Canäle schliesst; die Zellausläufer selbst sind zu fein und in ihrer Lichtbrechung nicht verschieden genug von der Knochensubstanz, als dass sie deutlich hervortreten könnten; ebenso ist es übrigens auch mit ganz frischen dünnen Knochenschnittchen, auch hier sieht man die Ausläufer nur höchst mangelhaft, ihre Menge wird erst deutlich, wenn ein solches Stückchen trocknet und die Canäle sich mit Luft füllen. Es ist mir weder durch Imbibition mit Jod, noch mit Karmin, noch mit Holzessig gelungen, an feuchten Präparaten die Canäle auch nur annähernd so schön zu sehen wie am trocknen Knochen; diese bekannten Thatsachen wiederhole ich hier deshalb, weil sie motiviren, weshalb es so schwer ist zu entscheiden ob die Ausläufer sich s e c u n d ä r oder p r i m ä r von der Knochenzelle aus bilden, nämlich so: es ergiebt sich hier ganz klar, dass einige der Zellen des Sarcoms sofort Knochensubstanz um sich abscheiden auf ihre ganze Oberfläche, so dass um die Zelle eine anfangs dünnere, später dickere Kapsel von Knochensubstanz entsteht, ohne dass diese Zelle vorher Knorpel- oder Bindegewebe producirt hätte; ein körniger Niederschlag von Kalksalzen existirt hier nicht, sondern die Zelle produzirt sofort echtes Knochengewebe, wenigstens echten Knochenknorpel. Die Zelle selbst ist dabei fast bis auf den Kern reducirt, um den jedenfalls nur sehr wenig eiweissartige Zellsubstanz liegt; sie erscheint dabei sehr häufig einfach rund, wenig kurzzackig ohne Spur von Ausläufern (Fig. 1. b. b*.); dies ist in der Regel auch so der Fall bei den aus Knorpel hervorgegangenen Knochenzellen; hienach hatte ich mir anfangs die Ansicht gebildet, dass die Strahlen erst später durch einen secundären Resorptionsprocess entständen; diesem widersprechen jedoch einerseits alle Analogien aus der Pflanzenanatomie, andererseits auch andere Formen der jungen Knochenzellen, an denen man die Ausläufer wenigstens zum Theil deutlich erkennt (Fig. 1. c.); es scheint mir daher zweifellos, dass während der Ablagerung von Knochensubstanz auf die Zelle, letztere zugleich ihre spezifische Form erhält, ganz wie es von Kölliker abgebildet und geschildert ist.

Durch den Zusammenstoss dieser mit Knochensubstanz umgebenen Zellen kommt die eigentliche Interzellularsubstanz des Knochens zu Stande, die sich unter Umständen, wie Fürstenberg gezeigt hat, wieder in solche Zellen zerlegen lässt; es ist dabei weder die Interzellularsubstanz des Knorpels noch des Bindegewebes nothwendig, ebenso wenig wie ein provisorischer Niederschlag von Kalksalzen.

Bei der Festigkeit des Knochengewebes ist es klar, dass der Knochen immer nur durch Apposition neuer Knochenzellen wachsen kann, da in den Zellen selbst weder Raum für Kerntheilung ist noch für zwei aus einer Knochenzelle entstandene Zellen die Möglichkeit gegeben ist, sich durch Produktion neuer Interzellularsubstanz auseinander zu schieben, wie dies in weichen dehnbaren Geweben der Fall ist. So unzweifelhaft dies für die fertige Knochensubstanz ist, so müssen wir doch für die noch in Bildung begriffene Substanz eine gewisse Nachgiebigkeit in Anspruch nehmen; die ersten Ablagerungen um die Zellen sind nicht gleich absolut fest, sondern ungefähr von der Consistenz des Knorpels; wir würden dies an dem vorliegenden Object schwer beweisen können, wohl aber ist es unzweifelhaft an den ersten Ausscheidungen der Knochenzellen wie wir sie in Osteophyten vorfinden, wo dieselben als netzförmiges Gewebe (Virchow's osteoide Substanz) auftreten; es ist Knochenknorpel mit noch sehr geringem Gehalt an Kalksalzen; es quillt durch Säuren in geringem Grade auf, was der entkalkte Knochen nicht thut. Die letzte Eigenschaft dieser osteoiden Substanz betrachte ich auch als die Ursache, weshalb die Zellkörper in den ganz jungen Knochenkugeln kleiner erscheinen als in den älteren; erstere werden eben durch die quellende Knochensubstanz zuammengedrückt.

Liegen mehre solcher in Bildung begriffener Knochenzellen zusammen, so fällt es auf, dass die Knochensubstanz zuweilen zu kleineren kugligen Abtheilungen zerklüftet ist (Taf. III. Fig. 1. c. Fig. 6. a.), als setzten diese kleineren Kugeln die Knochensubstanz um die Zellen herum mosaikartig zusammen. Diese Erscheinung kann ich mir nur dadurch erklären, dass hier die Ausläufer der Knochenkörperchen diese scheinbare Zerklüftung, die bald hier bald dort mehr oder weniger deutlich zu sehen ist, bedingen; man könnte möglicher Weise diese kleinsten kugligen Elemente für kleinste Zellen mit Knochenumlagerung halten, doch ist dies deshalb nicht richtig, weil sie niemals Kerne oder Zellen in sich, sondern nur zwischen sich enthalten.

Als etwas Eigenthümliches erscheint es in diesen Osteosarcomen, dass die Knochenbildung nicht nur von isolirten Zellen ausgeht, wie bisher geschildert, sondern dass ganze Zellencomplexe hierbei mit ins Spiel kommen, denn als solche müssen wir doch die vielkernigen Plaques ansehen: als ungetrennte Zellen. Sie bilden an vielen Stellen den Hauptausgangspunkt der Verknöcherung; hierauf deuten zunächst die Formen der kleinsten Knochenpartikelchen hin, welche denen der genannten Gebilde völlig analog sind. Es verknöchern dieselben in der Art, dass von jedem Kern aus sich eine Knochenzelle bildet; mit diesem Moment der Bildung einer Interzellularsubstanz werden aus den vielkernigen Plaques Zellencomplexe, letztere, wenn man so will durch knöcherne oder osteoide Membranen von einander getrennt. Hierbei betheiligen sich entweder alle Kerne in gleicher Weise und es entstehen compacte Knochenstückchen (Taf. III. Fig. 1. c. d.) oder nur die peripherischen, und es entstehen Knochenringe oder Knochenkapseln, vielkernige Plaques einschliessend; welche Metamorphosen die letzteren in der Folge einschlagen ist nicht zu bestimmen; sie entsprechen jetzt völlig den fötalen Markzellen und würden unter normalen physiologischen Verhältnissen zur Bildung der Gefässe und der Fettzellen im Mark beitragen; hier bilden sie sich wahrscheinlich grösstentheils zu Knochenzellen um; Fettzellen wie im normalen Knochenmark kommen in diesen Osteosarcomen nie vor, und das Gefässsystem war in den Geschwülsten, wo reichliche Knochenbildung Statt fand, auch nicht besonders ausgebildet.

Allgemeines über die Art der Entwicklung der centralen Osteosarcome.

Welche Bedingungen in diesen Geschwülsten das verschiedene Geschick der ursprünglich scheinbar wenigstens gleichwerthigen Zellen entscheiden, ist völlig räthselhaft. Eher lassen sich über die Entwicklung dieser Geschwülste namentlich der Osteosarcome im Unterkiefer bei jugendlichen Individuen einige allgemeine mit der Entwicklung der Knochen zusammenhängende Gesichtspunkte gewinnen, die ich bei früheren Gelegenheiten zum Theil schon berührt habe, und auf die ich hier nur kurz aufmerksam machen will.

Die Oberkiefer und der Unterkiefer entwickeln sich nicht aus präformirtem Knorpel, sondern vom Periost aus; die Knochensubstanz geht hier aus Zellen hervor, die ihrer ersten Genesis nach als Bindegewebszellen zu betrachten sind; durch secundäre Resorption der ursprünglich compakteren oder wenigstens nur durch die Gefässe in regelmässigen Distanzen unterbrochenen Knochenlagen geht hier wie überall die Bildung der Markhöhle (im Unterkiefer) vor sich, deren Inhalt eben nur durch regelmässige Umbildung der aus Bindegewebszellen hervorgegangenen Markzellen zu Stande kommt. Hört diese letztere Metamorphose bei gleichzeitiger normaler centraler Resorption des Knochens, an einer Stelle auf, so tritt an die Stelle des Marks ein aus fötalen Markzellen (vielkernigen Plaques) und Bindegewebszellen zusammengesetztes Gewebe (Gewebe des centralen Osteosarcoms). Hierbei producirt das Periost mit erhöhter Thätigkeit und sich nahezu gleich bleibender peripherischer Knochenbildung immer weiter, wird jedoch durch die angehäuften Zellenmassen ausgedehnt und giebt dadurch auch seinen nächsten Knochenlagen eine ausgebuchtete Form; diese bleiben jedoch mit der angrenzenden normalen Corticalschicht des Knochens in continuirlichem Zusammenhang und so entsteht der Anschein einer Knochenauftreibung, eine Knochenkapsel, die jedoch immer appositionell neu gebildet, nach dem Centrum zu wieder theilweis resorbirt wird. Nur in diesem Sinne kann man von einer Aufblähung der Corticalschicht des Knochens sprechen, die sonst bei der Festigkeit des Knochens nicht denkbar ist. Hierbei findet jedoch auch eine centrale Zellenvermehrung, Neubildung von Knochen, Cystenbildung, Entwicklung von Bindegewebe etc. Statt und damit tritt dieser Prozess aus den einfachen Ernährungsstörungen heraus und manifestirt sich als Geschwulstbildung. Die Störung in der normalen Entwicklung würde sich allenfalls aus der erhöhten Produktivität in den Kieferknochen während der Dentitionsperiode plausibel denken lassen, ebenso wie sich Osteoporose, Rhachitis in der Weise als einfache Störung des Entwicklungsprocesses ergeben, doch giebt das noch keinen Grund ab, warum es nun ferner zu einer abnormen W u c h e r u n g des in seiner Entwicklung gehemmten Gewebes kommt. Wir können diesen Erklärungen daher keinen sehr grossen Werth beilegen; es sind zu allgemein ätiologische Momente, die unter andern Verhältnissen auch ganz andere Krankheiten z. B. centrale Caries, Enchondrom etc. hervorrufen könnten. Ausserdem richten wir mit diesen Erklärungen nichts aus in denjenigen Fällen, wo diese Myeloid tumours bei älteren Leuten in langen Röhrenknochen auftreten. Erwähnenswerth bleibt es jedoch immer, dass in dem durch Periostverknöcherung entstehenden Ober- und Unterkiefer Fibroide und sarcomatöse Geschwülste, so wie Elfenbeinexostosen, die auch aus Bindegewebsverknöcherung hervorgehen, so unendlich viel häufiger sind als Enchondrome, die wieder in Röhrenknochen (Phalangen, Oberschenkel) vorwiegend häufig sind. Dennoch kommen ja auch Enchondrome im Ober- und Unterkiefer ebenso gut vor wie in weichen Theilen (Hoden, Mamma, Parotis, Lymphdrüsen, Lungen etc.) und auch in allen diesen, wie ich aus eigenen Beobachtungen weiss, mit Verknöcherung.

Ueber ein Osteosarcom mit eigenthümlich gitterförmiger fester Interzellularsubstanz, nebst Bemerkungen über die Entwicklung der bindegewebsartigen Maschengewebe in verschiedenen Tumoren.

Als eine eigenthümliche Abart der Osteosarcome führe ich hier einen Fall an, der durch die seltene mikroskopische Struktur interessant ist, die auch für die Entwicklung mancher anderer Tumoren Anhaltspunkte bietet. Der Krankheitsfall ist folgender:

Pat., 31 Jahr alt, theilt mit, dass seit seiner Geburt eine erbsengrosse, nicht verschiebbare Geschwulst auf der Mitte der Tibia bestanden habe, und mit dem Wachsthum des Körpers immer grösser geworden sei, so dass sie in seinem 8. Lebensjahre die Grösse eines Hühnereies erreicht habe; sie schmerzte spontan nicht, war aber bei Druck und Stoss sehr empfindlich; im 15. Jahre bildeten sich bläuliche Stellen auf der Geschwulst, welche unter Anwendung von Cataplasmen aufbrachen und anfangs Eiter, später knorpelharte Stücke von Bohnengrösse entleerten. Dieser Aufbruch erfolgte unter lebhaften Schmerzen und Fieber, und Pat. war gezwungen ein Jahr lang das Bett zu hüten. Nach Ablauf von 4 Jahren heilten die Geschwürsöffnungen von selbst zu, die Geschwulst schien ganz verschwunden, doch blieb der ganze Unterschenkel an der früher leidenden Stelle umfangreicher. Uebrigens kehrte die Brauchbarkeit der Extremität vollständig zurück. Vor einem Jahre traten wiederum ähnliche entzündliche Erscheinungen auf wie im 15. Lebensjahre, die Geschwulst öffnete sich wieder unter Frostanfällen und sehr lebhaften Schmerzen und erreichte so den folgenden Zustand, in welchem Pat. in das Spital zuging: In der Mitte des rechten Unterschenkels nach innen von der Crista tibiae eine Ulceration von der Grösse eines Handtellers. Die callösen Gränulationsmassen erheben sich um einen guten Querfinger breit über das Niveau der Haut, und die livid gefärbte Umgebung derselben lässt eine bedeutende Infiltration des Unterhautzellgewebes und der Muskel durchfühlen, wodurch die Tibia in der Tiefe völlig maskirt ist. Von der Geschwürsfläche aus gelangt die Sonde durch einige in verschiedenen Richtungen undeutlich begrenzte Canäle in der Tiefe auf rauhen festen Knochen. Die nirgends scharf abgegrenzte feste, fast unbewegliche Geschwulstmasse nimmt das ganze mittlere Drittheil des Unterschenkels ein und reicht ziemlich durch die ganze Dicke der Wade. Beim Ansetzen des Fusses schmerzt derselbe jetzt so, dass Pat. nicht mehr gehen kann.

Ohne die höchst eigenthümliche Anamnese würde man die fragliche Anschwellung ebensogut für eine Caries der Tibia mit abnorm weit ausgebreiteter Infiltration in den Weichtheilen gehalten haben, als für einen ulcerirten und theils erweichten Tumor. Da die Geschwulst jedoch seit frühester Kindheit an bestanden hatte, und eine so excessive Induration der Weichtheile wohl bei Gelenkleiden vorkommt, doch bei Caries an der Diaphyse der Röhrenknochen kaum beobachtet sein möchte, so war die Wahrscheinlichkeit eher für einen Tumor; vielleicht war es ein Mittelding zwischen Tumor und entzündlicher Infiltration oder Calluswucherung; dies wurde auch später das Wahrscheinlichere. Zufällig kam mir in derselben Zeit ein Fall in der Poliklinik vor, der diesem in manchen Punkten ähnlich ist. Bei einem jungen Mann, der mehrere Jahre hindurch ein Geschwür auf der Crista tibiae hatte, entwickelte sich eine solche Gewebswucherung von dem Periost der Tibia her, dass das 6 Zoll lange und 1½ Zoll breite Geschwür fast zwei Finger breit erhaben auf der Tibia war; die Geschwulstmasse war derb und sehr fest mit der Tibia verwachsen; da Patient jeden operativen Eingriff der in Abtragung der Geschwulstmassen hätte bestehen müssen, verweigerte, so habe ich leider keine weitere Untersuchung anstellen können. Auf das selbständige Wachsthum ursprünglich durch Entzündung neugebildeter Gewebe habe ich schon früher aufmerksam gemacht, es sind mir auch in neuerer Zeit wiederholt Fälle vorgekommen, wo kleine bereits benarbte Granulationsknoten ein selbständiges Wachsthum fortführten und zu kleinen Fibroiden heranwuchsen, die dann von Neuem exstirpirt werden mussten.

Um wieder auf unseren ersten Fall zurückzukommen, so wurde zunächst ein Versuch der Exstirpation der Geschwulst gemacht, doch zeigte sich dies bald als unausführbar, da die Geschwulst im Knochen selbst ihren Ursprung hatte und hier weder eine Caries noch Nekrose, sondern ein grösserer Defekt im Knochen vorlag; es wurde also die Amputation des Unterschenkels dicht unter dem Kniegelenk gemacht, und Pat. ist in der Folge geheilt entlassen.

Nachdem die Weichtheile, die in der Nähe der Geschwulst speckig wie bei Tumor albus degenerirt waren und mit ersterer sehr innig zusammenhingen, abpräparirt waren, zeigte sich die ganze Geschwulstmasse von Kindskopfgrösse. Die Tibia war an zwei Stellen in ihrer Corticalschicht sehr defect und hier drang die Geschwulstmasse in den Knochen; letzterer der Länge nach aufgesägt zeigte die Fortsetzung der Geschwulst in der Markhöhle und hier nach oben und unten scharf abgegrenzt; die Corticalsubstanz der Tibia an den nicht perforirten Stellen völlig normal, fest und nicht aufgebläht.

Auch nach diesem Befund lässt sich eine absolut sichere Anschauung über den örtlichen Entwicklungsgang der Krankheit nicht gewinnen; ich muss auch hier zwei Möglichkeiten aufstellen: entweder hat ursprünglich eine Caries vorgelegen, die nicht durch regelmässiges ossificirendes Granulationsgewebe ausgeheilt ist, sondern der durch die Ulceration im Knochen bedingte Defekt ist durch sarcomatöses wucherndes Gewebe ausgefüllt, und dies nach aussen hervorgewachsen; — oder es hat sich in der Markhöhle selbständig ein Sarcom gebildet, das den Knochen sehr rasch perforirte. Gegen die erstere Annahme spricht der Mangel von

Osteophyten in der Nähe der erkrankten Stelle, die sich bei so lang bestehendem Process doch gewiss gebildet hätten, — gegen letztere Annahme spricht, dass Osteosarcome sich in der Regel in den Epiphysen der Röhrenknochen zu bilden, und den Knochen in oben angegebener Weise aufzublähen pflegen.

Die Geschwulst zeigte sich bei dem Durchschnitt von gelblich röthlicher Farbe, festem Gefüge, ein weisslicher Brei liess sich ausdrücken. — An einigen wenigen Stellen kleine Eiterheerde; in der Geschwulst nirgends Knochenpartikel; das Gewebe in allen Theilen ziemlich homomorph mit geringem Unterschiede der Consistenz.

Der abstreichbare Brei bestand mikroskopisch ausschliesslich aus kleinen Zellen mit einem und mehreren Kernen, unbestimmten Contouren ohne nachweisbare Membran. Die Kerne hie und da Theilungsformen darbietend, wobei es auch nicht selten zur Bildung vielkerniger Zellen kam (Taf. III. Fig. 3.). Zellentheilungen fanden sich wegen der sehr lockeren körnigen Zellsubstanz und mangelnder Membran selten vor; nur eine höchst geringe Menge flüssiger Interzellularsubstanz war vorhanden.

Feine Schnitte von verschiedenen Stellen der Geschwulst entnommen und leicht ausgepinselt, zeigten, dass diese zelligen Elemente in ein gitterförmiges, strukturloses, fast knorpelfestes Balkenwerk eingelagert waren (Taf. III. Fig. 3. 4.), welches überaus an Knorpel erinnerte; in den dickeren Balken war es zu einer leichten Zerfaserung dieser Substanz gekommen, die jedoch nirgends völlig die Form von Bindegewebsbündeln erreichte. Die Form dieses Gitterwerkes war im Allgemeinen von dem Charakter wie in Fig. 3., an einigen Stellen bis zu feinsten Balken reducirt, an anderen wieder das Ansehen durchbrochener Membranen darbietend (Fig. 4.), endlich hie und da auch grössere Alveolen und membranöse Kapseln bildend (Fig. 5.). Die schon an sich sehr blasse Substanz wurde durch Essigsäure noch durchscheinender, durch Alkalien allmälig aufgelöst sammt Zellen. Gefässe waren sehr sparsam in den breiteren streifigen

Balken zu sehen. An manchen Stellen erinnerte das Netz sehr lebhaft an gewisse pflanzliche Gewebe. Da dies Gitterwerk durchaus nicht in grösseren Partien von den massenhaften Zellen zu befreien und zu isoliren war, so konnte eine chemische Untersuchung kein Resultat über die Eigenschaften dieser Substanz geben; es wäre interessant gewesen zu eruiren ob das Gewebe sich als Colla oder Chondrin gebendes herausgestellt hätte, und demgemäss mehr Bindegewebe oder Knorpel zu heissen wäre.

Das Morphologische ist hier von dem grössten Interesse. Es ist wohl keinem Zweifel unterlegen, dass das gitterförmige homogene Gewebe als Interzellularsubstanz, als Produkt der eingelagerten Zellen aufzufassen ist, wie der wahre Knorpel und das Bindegewebe. Es kommt nicht viel darauf an, ob wir es direct als hyalinen und fasrigen Knorpel oder als homogenes und fasriges Bindegewebe benennen. Für den Modus der Ausscheidung ergiebt sich aus diesem sonderbaren Gewebe Folgendes: in der mit ausscheidender Kraft versehenen Zelle erlischt diese Thätigkeit nicht, wenn die Zelle selbst durch Theilung sich vermehrt, oder die Kerne in ihr vermehrt werden, denn wir sehen hier meist mehrere Zellen in den Lücken liegen; Zellenagglomerate können also ebenso gut Interzellularsubstanz produciren als einzelne Zellen. Dies ist im Allgemeinen bekanntlich nicht die Regel, sondern gewöhnlich produciren je zwei neue Zellen sofort wieder Interzellularsubstanz und rücken dadurch auseinander, wie es bei dem Wachsthum des Knorpels so schön zu übersehen ist. Hierzu scheint jedoch ein gewisses Maass der Entwicklung zu gehören, da wir am Knorpel an der Verknöcherungsgrenze, wo die Zelltheilung lebhafter vor sich geht, die Interzellularsubstanzen ebenfalls immer geringer werden und schliesslich ebenfalls auf ein gitterartiges Maschenwerk reducirt sehen. Dennoch hören zwei Knorpelzellen, die aus einer entstanden sind und bereits je ihren speciellen Hof von Interzellularsubstanz um sich haben, nicht auf, noch fernerhin als ein gemeinsames Centrum für die Abscheidung zu dienen, sondern in dem Maasse wie die Kreise der Interzellularsubstanz um die Zellen zweiter und dritter Generation zunehmen, erweitern und verdicken sich auch die Kreise, welche von der ursprünglichen Mutterzelle herrühren und jetzt einen Complex von Zellen einschliessen. So ist es wenigstens an pathologisch neugebildetem Knorpel leicht zu sehen; ob es im normalen ebenso vor sich geht, vermag ich nicht zu entscheiden. Wir hoffen mit Hülfe der Taf. III. Fig. 8. (aus der Knorpellage auf einer Exostose) verständlicher zu werden: die Zellen bei a. sind entschieden aus einer Zelle hervorgegangen und obgleich jede ihre concentrischen Schichten von Knorpelsubstanz erhält, befindet sich nicht minder eine concentrische Lage, fast schon fasrige Kapsel um die ganze Gruppe, die sich in der Folge immer weiter verdichten und verdicken würden. Der ganze Zellencomplex scheidet hier also als gemeinsames Centrum aus, die Kapsel dieses Zellenhaufens ist gewissermaassen die enorm verdickte Membran der Mutterzelle, wie man es früher darzustellen pflegte. Wenngleich es an dem Object, von welchem die Zeichnung entnommen ist, niemals weiter als auf das gezeichnete Stadium einer leicht angedeuteten Faserung hinauskam, so hat dieser Bildungsprocess doch für die Struktur des Enchondroms eine viel wichtigere Bedeutung; hier erreichen diese Kapseln der Zellencomplexe endlich eine völlig fasrige Struktur und werden so gross, dass sie als das bekannte weisse fasrige Balkenwerk oder areoläre Maschenwerk zur makroskopischen Anschauung kommen. Sie sind fast immer geschlossene Kapseln; durch centrale Erweichung ihres Inhalts kann es zu einer secundären Erweichung kommen, wie dies Virchow beschrieben hat, obgleich dieser Vorgang durchaus nicht nothwendig als ein secundärer aufgefasst werden muss; es liesse sich ebenso gut denken, dass hier die Interzellularsubstanz von Anfang an geringere Consistenz gehabt habe; dasselbe gilt für die colloiden Bindegewebsgeschwülste, weder sie noch alle gallertigen Enchondrome sind immer durch secundäre Erweichung entstanden, sondern können eben so gut als mit primär weichschleimiger Interzellularsubstanz gebildet gedacht werden.

Kehren wir wieder zu dem Sarcom der Tibia zurück, so fanden wir auch darin einzelne Stellen, wo das Zwischengewebe mehr und mehr die Formen eines areolären Maschenwerks angenommen hatte, ganz wie es sich in Carcinomen vorfindet (Taf. III. Fig. 5.); es hatte jedoch nirgends das Ansehen gewöhnlichen fasrigen Bindegewebes, sondern zeigte sich überall als vorwiegend strukturlos, wenig streifig oder faltig. — Gehen wir von diesen Beobachtungen auf die Betrachtung der Balkengewebe in weichen Carcinomen über, so müssen wir der Analogie der Form nach zugestehen, dass auch diese zum grossen Theil das Ausscheidungsprodukt der Zellen selbst sein könnten, und zu letzteren also in einem gewissen Abhängigkeitsverhältniss stehen würden. Diese Bildungsweise tritt jedoch bei den Carcinomen wahrscheinlich nur als ein secundäres Moment hinzu und steht mit der sonst sehr spärlichen Bildung von Interzellularsubstanz in gewissem Widerspruch. Wir werden bei Besprechung der Lymphdrüsencarcinome noch wieder darauf zurückkommen.

Ueber die Entwicklung der Osteophyten.

Die Osteophyten sowie der sog. Callus bei Frakturen entstehen aus Zellen, welche sich zwischen Periost und Knochen bilden oder aus dem Bindegewebe im Knochen ihren Ursprung nehmen; sie erscheinen demnach als gleich von Anfang an mit mit dem Knochen in innigem Zusammenhange stehende Auflagerung oder in der Markhöhle sich bildende Knochensubstanz wie bei Frakturen und an Amputationsstümpfen. (An letzteren bilden sich, wenn lange Eiterung besteht, auch Knochenstückchen isolirt in der Umgebung des Knochenstumpfs im Muskel, wie ich dies einige Male beobachtet habe.) Die Knochensubstanz die unter dem Periost entsteht, verbindet sich sofort mit dem gleichzeitig aus dem Knochen hervorkommenden und zwischen den Knochenfasern auftretenden neugebildeten Zellen, falls nicht peripherische oder totale Nekrose eintritt. Die Knochenfasern weichen nämlich scheinbar auseinander (oder werden vielmehr partiell resorbirt) und zwischen ihnen treten röthliche Streifen hervor, die aus jungen neugebildeten Zellen und Gefässen bestehen und sich mit den an der unteren Fläche des succulenten Periosts gebildeten Zellen in Verbindung setzen. Man kann diese ersten Vorgänge, die innerhalb 3 bis 4 Tage nach einer Verletzung des Knochens vorgehen, am deutlichsten sehen, wenn man nach der angegebenen Zeit frische Frakturen untersucht, und in der Nähe des Bruches das Periost vorsichtig abzieht. Es geht hieraus hervor, dass die Osteophyten und die Callusmassen meist vom Periost bedeckt sind, und dass dieselben sofort bei ihrer Entstehung mit dem Knochen in innigem Zusammenhang sind, wenngleich dieser kein so fester ist, dass man diese jüngsten Knochenanlagen nicht mit dem Scalpell noch vom Knochen abschaben könnte. Wenn von der Markhöhle aus Neubildung von Knochensubstanz ausgeht, so tritt anfangs eine Menge von kleinen Zellen auf, während das Markfett schwindet. Die Gefässe wuchern stark und es bildet sich ein Granulationsartiges Gewebe, in welchem die Verknöcherung Statt findet. — Besser als bei diesen ersten Vorgängen lässt sich der Modus der Verknöcherung bei dem weiteren peripherischen Wachsthum der Osteophyten studiren, wozu an resecirten cariösen Gelenken reichlich Gelegenheit geboten ist. Auch zu diesen Untersuchungen ist die langsame Extraktion der Knochenstücke mit Holzessig oder Chromsäure am meisten zu empfehlen.

Die der neugebildeten aufgelagerten Knochensubstanz unmittelbar aufliegende Schicht besteht aus kurzfasrigem feinem Bindegewebe, in welchem zahllose kleine Zellen eingelagert sind, die meist einen grossen Kern enthalten und von einem oft kaum darstellbaren Zellenhalo umgeben sind; ihre Form ist vorwiegend rundlich. Bei frisch untersuchten Präparaten findet man zuweilen das Bindegewebe mit Kalkkrümel durchsetzt, doch ist dies durchaus nicht constant; in vielen Fällen fehlt diese provisorische Kalkablagerung. Es folgt hierauf eine Schicht osteoiden Gewebes (Taf. III. Fig. 6.), welches unmerklich in die ausgebildete Knochensubstanz übergeht. Die Zellen, welche in den Lücken des aus wahrem Knochenknorpel oder bereits aus wahrer Knochensubstanz bestehenden Netz- oder Balkenwerks liegen, haben durchaus noch den Charakter der Bindegewebszellen, zeigen zuweilen keine strahligen Ausläufer, während solche an anderen Stellen deutlicher hervortreten (Fig. 6. a.). Die Lücken in dem genannten Netzwerk sind sehr verschieden gross; sie enthalten zuweilen mehrere Zellen oder wenigstens mehrere Kerne, entsprechen demnach noch nicht völlig den Knochenzellen, die immer isolirt liegen, sondern deuten darauf hin, dass das Gewebe noch im Wachsthum begriffen ist. Das osteoide Gewebe, der eigentliche Knochenknorpel muss also noch dehnbar sein, wie wir es auch früher schon angenommen haben Jedenfalls ist es jedoch hier klar, dass die Knochensubstanz als solche von den aus den Bindegewebskörperchen hervorgegangenen Zellen ausgeschieden wird und dass die Bindegewebsinterzellularsubstanz auch hier verschwindet wo Knochen auftritt, und nicht etwa direkt in Knochensubstanz umgebildet wird, wie man nach der Bezeichnung „Verknöcherung des Bindegewebes" glauben sollte. Es besteht nun aber dem Vorgange im Osteosarcom gegenüber die Verschiedenheit, dass sich die einzelnen Zellen mit ihrer Umlagerungsmasse nicht von einander streng scheiden, sondern dass letztere sofort als homogene zusammenhängende Substanz auftritt, indem die Produkte der einzelnen Zellen sofort confluiren und das geschilderte Netzwerk bilden; woher diese Verschiedenheit rührt, weiss ich nicht anzugeben. — Nicht immer sind die Verknöcherungszellen klein und rund; zuweilen erreichen sie eine erhebliche Grösse und die Interstitien des osteoiden Gewebes werden demnach auch grösser, so dass dadurch annähernd das Ansehen wahren Knorpels entstehen kann (Fig. 6. b.). Dies ist beim Menschen selten der Fall, doch kommt bei Thieren nach Knochenbrüchen wahre Knorpelbildung nicht selten vor. Manchmal haben die Zellen die längliche Spindelform und liegen in geschlossenen Reihen aneinander (Fig. 6. c.), wie dies auch namentlich bei der Verknöcherung der Osteome vorkommt, wo dann diese Zellen den Knochenspiculis fest anhaften. Für den weiteren Knochenbildungsprocess bringen diese Formverschiedenheiten keine wesentlichen Veränderungen mit sich. Das osteoide Gewebe gewinnt allmälig durch Aufnahme von Kalksalzen eine festere Consistenz, die Zellen nehmen in bekannter Weise die Formen der Knochenkörperchen an und es tritt dann das normale Knochengewebe immer mehr und mehr hervor.

Mit dem geschilderten Vorgang in Widerspruch sind einige Formen, die sich an Verknöcherungsrändern in seltneren Fällen zeigen wonach es scheint, als wenn doch wirklich zuweilen eine direkte Verknöcherung der Bindegewebsbündel Statt haben könnte. Man findet an nicht entkalkten Präparaten bei sehr feiner Zerfaserung zuweilen Partien wie in Taf. III. Fig. 7, wo einzelne Bindegewebsbündel sich als theils fasrig theils knöchern herausstellen, ohne dass man dazwischen Zellen wahrnimmt, denen dieser verknöcherte Theil angehören könnte. — Dann kommen auch in Osteophyten einzelne lanzenförmige starke Knochenstrahlen vor, die scheinbar ohne Zellen entstanden sind und ohne solche fortexistiren (Taf. III. Fig. 6. d.). Endlich habe ich solche mikroskopische Knochenspicula oft an der Verknöcherungsgrenze der Schädelknochen von Hühnerembryonen gefunden, wo sie (man könnte fast sagen als Anlage zu den Knochennähten) regelmässig aneinander gelagert wie Spiesse von der ausgebildeten Knochentafel in die Zwischenknochenmasse ausstrahlen. Ich weiss diesen Formen vorläufig keine specielle Deutung zu geben.

Was die weitere Anordnung der Knochensubstanz in den Osteophyten anlangt, so ist diese den spongiösen Knochen annähernd analog, nur dass in den Osteophyten selten Markfett gebildet wird, sondern dass die Zwischenräume nur Gefässe und Bindegewebe enthalten. Um die Gefässe aber besteht fast immer eine regelmässig concentrische Schichtung von Lamellen, die schon gleich anfangs sich darin kundgiebt, dass die primitiv als Capillaren gebildeten Gefässe von der Knochenmasse umlagert werden und diese ursprünglichen Verhältnisse weit weniger als beim normalen Knochenwachsthum durch secundäre Resorptionsprocesse gestört werden. Unterschiede in den Osteophyten finden sich, abgesehen von ihrer äusseren Form, vielfach in ihrer Consistenz, indem sie bald mehr porös, bald mehr fest sind. In den bei totaler Nekrose vom Periost aus völlig regenerirten Knochen bildet sich wahrscheinlich nach Extraktion des Sequesters, aus der zurückbleibenden Höhle eine Art von Markhöhle, wenn nicht zur Extraktion des Sequesters zu viel Substanz von der Knochenlade entfernt werden musste.

Ganz ebenso wie die Bildung der Osteophyten geht die Entwicklung derjenigen Exostosen vor sich, die nicht von Knorpelschicht bedeckt sind, und meist zu den sog. Elfenbeinexostosen gehören. Ich habe nur einen Fall der Art gesehen, wo sich eine Apfel-grosse Elfenbeinexostose um den Unterkiefer bei einem jungen Menschen gebildet hatte und zur partiellen Resection Veranlassung gab.

Die Verknöcherung der Carcinomgerüste folgt demselben Entwicklungsgang, indem die in dem Bindegewebs-Stroma liegenden Zellen Knochen produciren und so zur Bildung der eigenthümlichen Knochengerüste Veranlassung werden, wie wir sie in anatomischen Sammlungen oft genug vorfinden. Am interessantesten sind die Formen, wobei das ganze Gerüst wie ein Polypenstock aus knöchernen Röhren zusammengesetzt ist, was wahrscheinlich durch eigenthümlich graden Verlauf der Gefässe bedingt ist, die sich in diesen Osteoiden zuweilen wie im Zottenkrebs verhalten, wie in einem Fall am Unterkiefer, den ich frisch untersuchte. — In anderen Knochenkrebsen kommt es mehr zur Bildung einzelner compacterer Knochenschalen oder äusserst fein zertheilter, zerstreuter, weicher Knochennetze, wie in einem Fall, den ich an der Tibia beobachtete.

Auch die Knochenbildungen, welche ich in Sehnen und Muskeln fand, gehen nicht aus präformirtem Knorpel, sondern direkt aus Zellen analog der Periostverknöcherung hervor. Ein 2½ Zoll langes Knochenstück aus der Sehne des Adductor magnus, was ich schon früher einmal beschrieben habe, hatte eine vollständige centrale Markhöhle die mit Markfett gefüllt war.

In den Fibroiden endlich kommt viel häufiger wahre Knochenbildung vor als man glaubte; ich habe dieselbe in Fibroiden des Oberkiefers oft beobachtet, einmal in einem Fibroid des Periost der Clavicula, ein anderes Mal in einer gleichen Geschwulst am Periost der Tibia. Es fanden sich in allen diesen Tumoren ganz isolirte Verknöcherungsheerde und unförmliche Knochenstücke. Die sonst sehr spärlichen Zellen in den Fibroiden waren in der unmittelbaren Nähe dieser Verknöcherungsheerde massenhaft durch Theilung vermehrt und bildeten wie in den Osteophyten schöne Netze von osteoider Substanz. — In einem Cystosarcom der weiblichen Brust fand ich einmal (wie erwähnt p. 76.) kleine Knochenschüppchen mitten in dem Collonemagewebe; hier war ebenfalls keine Spur von präformirtem Knorpel aufzufinden, sondern die Verknöcherung ging von Zellen aus, die von denjenigen des Schleimgewebes ihren Ursprung hatten. —

In dem Stroma eines sehr grossen Lipoms habe ich ebenfalls einmal wahre Knochensubstanz gebildet gefunden, wie in Fibroiden; es gehört dies wohl zu den allergrössten Seltenheiten wenigstens beim Menschen, während bei Thieren die Verknöcherung der Lipome häufiger sein soll.

Ueber Knochenentwicklung im Knorpel.

Die Verknöcherung präformirten Knorpels kommt unter pathologischen Verhältnissen, so weit mir bekannt ist, nur in folgenden Fällen vor, nämlich 1) bei Verknöcherung der Rippen- und Kehlkopfsknorpel, sei es im hohen Alter oder in Folge von Fraktur, bei Verknöcherung des Gelenkknorpels im Verlauf des Malum senile der Gelenke; 2) bei Verknöcherung von Knorpelgeschwülsten, und 3) bei Bildung der sog. Ecchondrosis ossificans (Virchow), oder Exostosis cartilaginea (Cooper, Syme), der Exostose mit knorpligem Ueberzug. Ueber die erste Reihe habe ich wenig eigene Untersuchungen; die Verknöcherung von Enchondromen ist bei weitem nicht so häufig als man denken sollte und unterscheidet sich durchaus nicht von dem Verknöcherungsprocess des Exostosis cartilaginea, der sich unmittelbar an die Verknöcherung der Epiphysen anschliesst und die Hauptgrundlage der folgenden Untersuchungen bildet.

Die Exostosen mit knorpligem Ueberzug kommen vorwiegend, vielleicht ausschliesslich bei jugendlichen Individuen und zwar immer an der Verbindung der Diaphysen und Epiphysen vor. Von einer grösseren Anzahl, die ich im Laufe von 4 Jahren beobachtete, habe ich 9 Fälle notirt, davon 3 am oberen Ende des Humerus bei Knaben von 11 und 12 Jahren, 1 am Os metacarpi tertium bei einem 16jährigen Jungen, 3 an den Phalangen bei männlichen Individuen von 6, 8 und 18 Jahren, 1 am oberen Ende der Tibia bei einem Knaben von 10 Jahren, 1 an dem oberen Ende der Fibula bei einem 21jährigen Menschen. Alle diese männlichen Individuen waren übrigens vollkommen gesund und zeigten namentlich keine Spur einer rhachitischen Anlage. — Sämmtliche Exostosen dieser Art gehörten zu den spongiösen. Sie bestanden alle aus spongiöser Knochensubstanz, deren Lücken mit normalem Knochenmark gefüllt waren; die Substanz der Exostosen hing stets continuirlich mit der Substanz der Epiphysen zusammen, so dass alle diese Geschwülste mit der Säge entfernt werden mussten und stets eine längere Knocheneiterung folgte. Die Knorpellage auf den meist kuglig höckrigen Oberflächen hatte die Dicke von 1—2 Linien und der Knorpel zeigte sich meist als hyaliner, zuweilen leicht streifig, besonders in der obersten dicht unter dem gefässreichen Perichondrium befindlichen Lage. Letzteres liess sich in allen Fällen leicht abziehen und es haftete an seiner unteren Fläche eine kleinzellige Schicht, von der das Wachsthum des Knorpels durch Apposition unterhalten wurde. Aus dieser Knorpellage ging die Knochenbildung in weiter zu beschreibender Weise hervor, so dass das Herauswachsen von Knorpel demnach als das Primitive anzusehen ist, wie es auch Virchow auffasst und daher den Namen Ecchondrosis ossificans wählte. — Dies Herauswachsen geschieht wohl unzweifelhaft von der Knorpellage aus, welche zwischen Diaphyse und Epiphyse wachsender Knochen gelegen ist und durch welche beide Theile der Röhrenknochen vollständig von einander getrennt sind. An dieser Stelle verhält sich ein Theil des Periost's bis zur Vollendung des Knochens dauernd als Perichondrium, indem die Zwischenknorpellage hier unmittelbar unter dem Periost liegt. Da die Form der Knochen hauptsächlich durch die Richtung bestimmt wird, in welcher sich in dem Zwischenknorpelstück die Knorpelzellen auseinander schieben, so kann bei einer Veränderung dieser Richtung in der Peripherie, sei es dass dieselbe durch Contusion oder sonstige Störung hervorgerufen wird, auch die Knochenbildung leicht eine andere seitliche Richtung bekommen; ein Excediren in der Produktion kommt jedoch zu dieser einfachen Wachsthumsstörung hinzu, um die Produktion einer Geschwulst von erheblichem Umfange (die eine Geschwulst am Humerus war z. B. Faustgross) zu ermöglichen. Wir haben es hier also mit der Bildung von Knochen aus Knorpel zu thun, somit mit einer homologen Bildung nach Virchow, im Gegensatz zu der Entwicklung der Enchondrome die sich aus dem Bindegewebe des Knochens oder

der Weichtheile hervorbilden, und damit als heterologe Bildung zu betrachten sind.

Kommen wir jetzt auf die Beschreibung des Verknöcherungsprocesses selbst, so ist dieser wie schon bemerkt derjenigen der Epiphysenverknöcherung in seinem Ausgang zu spongiösen Knochen völlig analog, während die Verknöcherung der Diaphysen sich in Gemässheit der Längsrichtung der Knorpelzellen in äusserer Form etwas anders gestaltet, worauf wir jedoch nicht weiter eingehen wollen.

Was zunächst die Knorpellage betrifft, so findet man in derselben die Verdickungsschichten besonders an Präparaten die man mit Holzessig oder Chromsäure behandelt hat, vorzüglich deutlich; sowohl die einzeln liegenden Zellen als die Zellengruppen sind von concentrischen Kreisen umgeben. Die Form der Knorpelzellen ist unmittelbar unter dem Perichondrium vorwiegend länglich, nach der Mitte der Knorpellage zu mehr und mehr rundlich. Unmittelbar an der Knochengrenze treten eigenthümliche Formen strahliger Zellen auf, die an den frisch untersuchten Präparaten vollkommen durch die Kalksalze eingekapselt sind und in ihrer Form erst deutlich nach der Entkalkung hervortreten. In der Zeichnung (Taf. III. Fig. 8.) liegt eine grössere Anzahl dieser Zellen dicht an der Verknöcherungsgrenze, obgleich sie sonst nicht so unmittelbar daran zu liegen pflegen. Diese Zellen sind pathologischer Natur bei dem Verknöcherungsprocess und gehören durchaus nicht zu dem normalen Entwicklungsgange.

Durch Theilung geht von einzelnen Knorpelzellen aus eine sehr lebhafte Produktion von neuen Zellen vor sich, die sich dadurch von den echten Knorpelzellen unterscheiden, dass sie vorläufig gar keine Interzellularsubstanz produciren, sondern dicht gedrängt in rundlichen Haufen liegen bleiben (Taf. III. Fig. 8. b.); die Zellen werden dabei immer kleiner und kleiner (Fig. 8. c.) und nehmen zuletzt den Charakter derjenigen Zellen an, wie sie sich auch bei jeder pathologischen Produktion aus den Bindegewebskörperchen bilden. Bei der höchst mangelhaften Bildung von Interzellularsubstanz kommt es gelegentlich wieder zur Bildung vielkerniger Plaques, die also hier auch aus den Knorpelzellen hervorgehen können. — Diese Zellhaufen, vorläufig noch von Knorpelsubstanz umgeben, sind die Anlagen zu den Markräumen, und bei ihrer Vergrösserung treten sie endlich mit den bereits fertig gebildeten Markräumen zusammen. Es bildet sich aus diesen Zellenhaufen nun Knochen, Markfettzellen, Bindegewebe und Gefässe, letztere Theile aus dem centralen ersterer aus den peripherischen Zellen. Dass die Markfettzellen wie die embryonalen Fettzellen überhaupt durch allmälige Aufnahme von Fett in die jungen Zellen bei fast völligem Schwinden des Kerns entstehen, ist von Virchow bereits beobachtet. Wie ein anderer Theil der jungen Zellen bindegewebige Interzellularsubstanz producirt und die Gefässe verlängern hilft, ist ebenfalls ersichtlich, wenngleich die Art dieser Gefässbildung nicht deutlich zu erkennen und namentlich auch die Frage zu stellen ist, ob hierbei nicht etwa auch Blutkörperchen in den jungen Gefässen neu gebildet werden. Wir sind nicht im Stande darüber etwas Positives beizubringen, das Object ist für eine derartige Untersuchung zu complicirt. — Jedenfalls ist es wohl zweifellos, dass die bedeutende Gefässentwicklung, die hier Statt hat, wesentlich mit zur Ablagerung der Kalksalze beiträgt oder wenigstens in irgend einem Zusammenhange damit stehen muss, da wir fast immer, wenn im Knorpel Knochenbildung auftritt, zugleich Gefässbildung in geringerem oder höherem Grade (sehr gering oft bei Verknöcherung im Enchondrom) auftreten sehen.

Die peripherische Schicht dieser jungen Markraumzellen bildet nun die Knochensubstanz in der Weise, dass die einzelnen Zellen allmälig verkalkenden Knochenknorpel ausscheiden und so der ganze Markraum von einer aus Knochenzellen bestehenden Kapsel umgeben wird, die entweder geschlossen ist wenn der Process früh eintritt (Taf. III. Fig. 8. b., vergl. auch

Fig. 1. b.*), oder bereits mit den weiter ausgebildeten Markräumen in Communication steht (Fig. 8. d.). Dieser Ausscheidungsprocess und das Zustandekommen der Form des Knochenkörperchens ist hier wie unter den früher beschriebenen Verhältnissen. Durch die allmälige Confluenz dieser Knochenzellen und durch Resorption der zwischenliegenden Knorpelsubstanz entstehen einzelne Knochenbalken (in den Diaphysen knöcherne Röhren) die sich in der Folge noch durch Apposition von den Markräumen aus verdicken können, wonach die Knochenmasse mehr oder weniger dicht werden wird und wodurch die Sonderung in Lamellen entsteht, von denen jede einem Appositionslager entspricht. — Es wird aus der Zeichnung am besten zu ersehen sein, wie die Interzellularsubstanz des Knorpels völlig schwindet und nichts zur Bildung der Interzellularsubstanz des Knochens beiträgt, die auch hier eine selbstständige von den Knochenzellen ausgeschiedene Substanz für sich darstellt, den mit Kalksalzen imprägnirten leimgebenden Knochenknorpel.

In dem anatomischen Museum der Königlichen chirurgischen Universitäts-Klinik fand ich ein älteres Präparat von einer Exostosis cartilaginea vor, über welches keine weitere Notizen zu ermitteln waren. Sie zeigte interessante Abweichungen von der beschriebenen Form, indem sie nämlich nicht durchweg Markfett in den Zwischenräumen enthielt, sondern hie und da einzelne rein fibröse Stellen, andre Partien, wo die Knochensubstanz elfenbeinfest und hart war. Der Entwicklungstypus war hier in sofern ein abweichender, als nicht in allen Markräumen Markfett entstand, sondern die Zellen in derselben völlig zur Bindegewebs- oder völlig zu Knochenbildung führten. Auch wäre es denkbar, dass in solcher Exostose auch gelegentlich die Gefässe besonders ausgebildet würden, also eine „excedirende Markraumbildung mit Gefässektasie" (nach Virchow) sich hier entwickeln könnte.

In Bezug auf die Knochenbildung in Enchondromen ist nichts Neues hinzuzufügen; es kommt hier gewöhnlich zur Bildung kleiner compacter Knochenstückchen, und hat dieser Vorgang wenngleich in geringerem Maasse eben so häufig in Enchondromen der Weichtheile als in solchen des Knochens Statt; ich habe Knochenbildung aus Knorpel im Hoden, im Eierstock, in der Brustdrüse, in der Parotis und in der Glandula submaxillaris beobachtet. — Was die ersten Entwicklungsheerde der Enchondrome im Knochen betrifft, so habe ich bei vielen Untersuchungen niemals den Nachweis führen können, dass die Knochenkörperchen als die zuerst erkrankenden Zellen anzusehen seien (vergl. p. 51.), sondern glaube vielmehr, dass auch hier die Bindegewebszellen, welche Gefässe und Knochenmark begleiten, den Ausgangspunkt dieser wie aller übrigen Geschwülste im Knochen bilden.

III.

Beobachtungen über die feinere Struktur pathologisch veränderter Lymphdrüsen.

(Hierzu Taf. IV. V. VI.)

Bei einem bisher noch so wenig bearbeitetem Abschnitt der Histologie wie dem von den Veränderungen der feineren Struktur der Lymphdrüsen im Verlauf ihrer verschiedenen Erkrankungen glaube ich es wagen zu können, nachfolgende Bruchstücke einer für meine Kräfte zu gross angelegten Arbeit veröffentlichen zu können. Nachdem ich mich früher vielfach mit Gefäss- und Blutentwicklung und mit der feineren Anatomie der Milz beschäftigt hatte, wandte ich mich zur genaueren Untersuchung normaler und pathologischer Lymphdrüsen, und es gelang mir, theils mit neuen Hülfsmitteln das Bekannte leicht darzustellen, theils auch manches Neue aufzufinden; je mehr ich mich jedoch in den Gegenstand vertiefte, um so unüberwindlicher erschien er mir, zumal als ich versuchte, neben den normalen und pathologischen Verhältnissen beim Menschen auch die vergleichende Histologie mit in das Bereich meiner Untersuchungen zu ziehen. Ich hatte mir als ungefähres ideales Ziel vorgesetzt, die gesammten morphologischen Verhältnisse der Blut- und Lymphbildung und ihre Störungen in eine grosse Arbeit zusammenzufassen; dies zu erreichen hätte es für mich vieler Jahre ungestörten Studiums bedurft, da mir so manche Vorarbeiten nöthig gewesen wären; eine grosse Reihe von Experimenten war erforderlich, um den rein histologischen Thatsachen den nöthigen physiologischen Nachdruck zu geben; endlich gab ich es auf, in dieser Weise den Gegenstand weiter zu bearbeiten und that dies um so leichter, als einer meiner Freunde, ein durch seine früheren Arbeiten bereits wohlbekannter Anatom von Fach die normale Histologie der Lymphdrüsen und aller dahin gehörigen Organe zum Gegenstand seiner speciellen Forschungen gemacht hat. — Durch eine grosse Menge von Material und durch Uebung in den Untersuchungsmethoden in den Stand gesetzt, die pathologische Histologie der Lymphdrüsen zu studiren, stelle ich in Folgendem den grösseren Theil meiner Untersuchungen über diesen Gegenstand zusammen, die im Manuscript seit längerer Zeit fertig liegen; ich hoffe dass dieselben durch einige neue Beobachtungen sowohl fördernd als anregend wirken mögen.

Die normale Histologie der Lymphdrüsen ist durch die Untersuchungen von Ludwig und Noll, Kölliker, Brücke, Donders etc. vollkommen festgestellt; es handelt sich nur um den Weg, welchen Chylus und Lymphe durch die Drüsen nehmen. Ich schliesse, meinen Untersuchungen zufolge, mich am meisten der Ansicht von Donders an. Die Lymph- oder Chylusgefässe treten zwischen den Alveolen oder Drüsenfollikeln ein, gehen um dieselben herum in die sog. Marksubstanz. Diese besteht aus einer Menge von Blutgefässen, deren Adventien alle aus so lockerem Bindegewebe zusammengesetzt sind, dass letzteres je nach Bedarf in seine Interstitien den Chylus oder die Lymphe leicht aufnehmen kann; durch die aus der Marksubstanz in die übrigens durch eine Kapsel geschlossenen Alveolen der Rindensubstanz eintretenden und sich hier in eigenthümlich angeordneten Capillarnetzen auflösenden Blutgefässe und ihre Scheiden, stehen die Interstitien der Marksubstanz in offenem Zusammenhang mit dem Netzwerk der Alveolen und ich glaube dass nur durch Rückwärtsstauung Chylus in letztere eindringen kann. Gewöhnlich geht der Chylus direkt zwischen die Interstitien der Marksubstanz und von hier in die ausführenden Chylusgefässe. Einen Plexus von Lymphgefässen in der Marksubstanz habe ich niemals auffinden können; alle Gefässlumina die man hier findet gehören den Venen oder Arterien an; letztere sind wegen ihrer Struktur nicht mit Lymphgefässen zu verwechseln, erstere bei den unten weiter anzugebenden Untersuchungsmethoden durch einen mehr oder weniger deutlichen Gehalt an Blut zu kennen. Wie die austretenden Lymphgefässe sich aus der Marksubstanz hervorbilden, ist am schwierigsten zu eruiren; ich bin über diese Frage nicht zum Abschluss gekommen. Am wahrscheinlichsten ist mir Folgendes geworden: die lockeren Adventien der Blutgefässe sind in der Marksubstanz nicht streng je von einander getrennt, sondern hängen alle unter einander mehr oder weniger zusammen und so entsteht in der Marksubstanz wie bereits angedeutet, ebenfalls ein Bindegewebsbalkennetz, welches sich von demjenigen in den Alveolen nur durch grössere Enge der Interstitien und Derbheit der Fasern unterscheidet. In den Interstitien dieses Balkennetzes liegt nun Chylus und Lymphe, und aus denselben müssen sich die austretenden Lymphgefässe hervorbilden. Dies geschieht einerseits direkt ebenso wie bei den eintretenden Gefässen (und dies ist hauptsächlich bei den Mesenterialdrüsen der Fall) oder es geschieht so, dass die im Hilus eintretenden Blutgefässe (besonders die Arterien) die Lymphe zunächst in ihren Adventien infiltrirt enthalten, von denen dann erst weiterhin sich die Lymphcanäle als solche abzweigen. Es ist dies theils daraus ersichtlich, dass man in kleineren Lymphdrüsen die Adventitien der eintretenden Gefässe strotzend voll Lymphkörperchen findet, theils daraus, dass es oft unmöglich ist, an Lymphdrüsen kleiner Thiere, die man ganz mit dem Mikroskop bei schwacher Vergrösserung übersehen kann, eine Spur von abführenden Lymphgefässen zu entdecken; auch mit den zuführenden Lymphgefässen mag es sich zuweilen ähnlich verhalten. So fremdartig diese Darstellung auf den ersten Blick sein mag, so hat sie doch eine grosse Stütze in den Beobachtungen die über analoge Verhältnisse bei vielen Thieren vorliegen. In Brücke's Arbeiten finden wir bereits ähnliche Anschauungen, wenngleich dieser Forscher mit grosser Vorsicht die Verhältnisse für verschiedene Thiere auseinanderhält, die wir hier als durchgreifend vorwiegende ansehen zu müssen glauben. — Dass die Lymphe und der Chylus mit ihren körperlichen Elementen sich in den Interstitien von Bindegewebssträngen ohne bestimmte canalartige Wandungen dennoch nach bestimmten Richtungen bewegen kann, ist mir ausserordentlich wahrscheinlich geworden, namentlich für die feineren Lymphstränge (wie wir diese Bahnen nennen wollen) in der Submucosa des Darms; wer diesen Begriff von Lymphsträngen nicht zugeben will, wird jedenfalls zugestehen müssen, dass die feinsten Lymphgefässe von Bindegewebssträngen sehr schwer, ja meist unmöglich zu unterscheiden sind; man kann sich hiervon am leichtesten überzeugen, wenn man ein recht strotzend gefülltes feines Chylusgefäss unter dem Mikroskop entleert und nun unbefangen betrachtet; wird man nicht etwa durch die quere Stellung der Kerne in den Klappen auf etwas Ungewöhnliches aufmerksam, so hat man in der That keinen Grund in dem kernhaltigen Bindegewebsstrang ein Lymphgefäss zu vermuthen. — Es ergiebt sich hieraus wohl von selbst, dass ich der Ansicht bin, dass die Interstitien des Bindegewebes die Anfänge und Enden der Lymphgefässe sind; solche Interstitien existiren natürlich nur da wo die körperlichen Elemente der Lymphe entstehen und bewegt werden; fehlen diese so hat das Bindegewebe keine Interstitien als die, welche durch die Einlagerung der Bindegewebskörperchen bedingt sind. Das fasrige Bindegewebe kann daher durch Einlagerung junger Lymphkörperchen-ähnlicher Zellen überall annähernd die Struktur von Lymphdrüsen gewinnen, und umgekehrt können die Lymphdrüsen bei völliger Entleerung der interstitiellen Zellen ganz auf Bindegewebe reducirt werden; Beispiele von beiden Verhältnissen werden wir in den nachstehenden Beobachtungen mehrfach zu geben im Stande sein. — Die Frage nach dem Verlauf und Ursprung der Lymphgefässe in den Lymphdrüsen ist für die pathologischen Verhältnisse vor der Hand irrelevant; wir haben sie hier nur vorläufig besprechen wollen.

Von Bedeutung ist jedoch, welche Organe ausser den speciell so benannten Lymphdrüsen noch zu ihnen gehören; wenn wir die geschlossenen Alveolen mit dem feinen Maschenwerk und den darin enthaltenen Lymphkörperchen als das Wesentliche an den Lymphdrüsen anerkennen, so sind ihnen noch zuzurechnen: die Thymus, die Malpighischen Bläschen der Milz, die solitären und Peyerschen Drüsen des Darms und die Tonsillen. Alle diese Organe enthalten die genannten Follikel und so lange wir noch mit gleicher Struktur den Begriff gleicher Funktion verbinden, müssen wir alle diese Organe als zum Lymphgefässsystem gehörig betrachten, und von ihnen die Schilddrüse, Nebennieren und Hypophysis vollkommen trennen, denen wir ebenso wenig wie frühere Forscher eine näher zu definirende Leistung zuzusprechen im Stande sind.

Dass die Drüsenkörner der Thymus eine gewisse Analogie mit den Follikeln der Peyerschen Plaques bieten, indem sich innerhalb derselben in ähnlicher Weise wie in jenen ein feines Capillarnetz verzweigt mit einer geringen Menge fasriger bindegewebsartiger Substanz, wurde bereits von Kölliker nachgewiesen (Gewebelehre p. 496.); mit grösserer Bestimmtheit spricht sich jedoch erst Leydig (Histologie p. 408) über die Bedeutung der Thymus als Lymphdrüse aus, indem er zugleich darauf aufmerksam macht, dass die einzelnen Drüsenkörner in gleicher Weise von einem feinsten Bindegewebsnetz durchzogen seien, als die Follikel der Lymphdrüsen. In der neuesten Arbeit über die Thymus von Jendrassik (Berichte der Wiener Akademie. Bd. XXII. p. 75. 1856.) ist auf diese Verhältnisse nicht weiter Rücksicht genommen; die genaueren Angaben über die Gefässvertheilung werden durch die neuesten Entdeckungen von His, die hoffentlich recht bald veröffentlicht werden, erst eine Bedeutung gewinnen. — Die Existenz eines äusserst feinen Netzwerks in den Körnern der Thymus ist mir seit langer Zeit bekannt; es unterscheidet sich dasselbe von demjenigen der Lymphdrüsen nur durch seine Feinheit. Ab- und zuführende Lymphgefässe habe ich nicht entdecken können.

Ueber die Malpighischen Bläschen der Milz habe ich mich bereits früher (Müller's Arch. 1857.) dahin ausgesprochen, dass sie theils als geschlossene Follikel, theils als unbegrenzte weisse Milzpulpe in der Milz vertheilt sind; das in ihnen enthaltene Netzwerk ist dem in den Lymphdrüsen analog, in Form und Charakter jedoch sehr verschieden von demjenigen der rothen Milzpulpe, besonders bei den Säugethieren. Abführende Lymphgefässe fand ich auch hier nicht, neige mich jedoch jetzt der Ansicht hin, dass auch hier die Adventitien der Arterien als Wege für die Lymphkörperchen dienen.

Auch in den solitären Follikeln und Peyerschen Plaques besteht das feine cavernöse Maschenwerk. Als abführende Lymphgefässe erkenne ich ebenfalls wie Brücke die scheinbaren Bindegewebsstränge welche so oft mit dem untern Theil der Kapseln in inniger Verbindung sich erhalten, und die ich in vielen Fällen strotzend mit Lymphkörperchen infiltrirt sah. Ich bemerke noch, dass der Proc. vermiformis sowohl beim Menschen als besonders bei Katzen, Hunden etc. eine so colossale Menge von Follikeln enthält, dass man ihn direkt als Lymphdrüse ansprechen könnte.

Die Balgdrüsen der Zungenwurzel und die Tonsillen sind erst in neuerer Zeit einer genauen Untersuchung unterzogen; über die Gleichartigkeit beider Drüsenarten herrscht keine Meinungsverschiedenheit. Doch ist es merkwürdiger Weise darüber noch nicht zur Einheit gekommen, ob diese Drüsen zu den geschlossenen Follikeln oder zu den traubigen Schleimdrüsen zu rechnen sind, was um so auffallender erscheint, als die Tonsillen nicht schwieriger zu untersuchen sind als jede Lymphdrüse. In Rücksicht darauf, dass die pathologischen Veränderungen der Tonsillen bisher noch so wenig Berücksichtigung gefunden haben, namentlich die so häufig vorkommenden Hypertrophien, halten wir es für zweckmässig, hier zunächst unsere

Untersuchungen über die normale Struktur dieser Organe kurz mitzutheilen.

Zu den traubenförmigen Drüsen werden die Tonsillen gerechnet von Henle, Sappey (Gaz. des Hôp. p. 191. 1855.), Leydig (Histologie p. 285. besonders bei Vögeln sollen sie sich als echte Drüsen mit Ausführungsgang zeigen).

Als Balgdrüsen werden sie bezeichnet von Kölliker (Gewebelehre p. 384.), Gerlach (Gewebelehre p. 298.).

Die Beschreibungen der letztgenannten Anatomen stimmen ziemlich genau überein. Es sind Vertiefungen in der Schleimhaut, an denen diese mit ihren Papillen und zum Theil auch mit ihren traubigen Drüschen Theil nimmt, und um die Taschen und Falten herum unter ihr liegen dicht aneinander geschlossene Bälge mit fester Kapsel und Lymphkörpercheninhalt; die Kapseln sind umgeben von reichlichen Blutgefässen, auch solche vielleicht in ihnen (Kölliker). Dies wird im Allgemeinen bestätigt von Huxley, doch findet dieser die Follikel nicht streng gesondert. — Brücke hat schon früher die Tonsillen direkt für Lymphdrüsen erklärt. — Die Balgdrüsen der Zungenwurzel stehen mit Lymphgefässen in Communication, wie durch E. H. Weber bewiesen wurde, welcher von einer solchen Drüse aus die Lymphgefässe füllte.

Was zunächst die Stellung der Tonsillen unter den Drüsen betrifft, so ist es keinem Zweifel unterworfen, dass dieselben zu den zusammengesetzten Balgdrüsen zu rechnen sind. Sollte für einen Beobachter, welcher gegentheiliger Ansicht ist, die Untersuchung menschlicher Tonsillen noch nicht genügend sein, so ist die Untersuchung der Tonsillen vom Hund zu empfehlen, die sich fast ganz wie Lymphdrüsen verhalten. In Taf. V. Fig. 1. ist bei schwacher Vergrösserung der Querschnitt einer Tonsille vom Hund dargestellt, worauf die Anordnung der Drüsenelemente leicht zu übersehen. An die mit geschichtetem Plattenepithel überkleidete und nur mit seichten Einkerbungen versehene Oberfläche stösst unmittelbar eine Reihe geschlossener Bälge auf, in welcher reichliche Gefässverzweigung sofort in die Augen fällt (die durch natürliche Injection sichtbaren Venen sind in der Zeichnung angedeutet). Auf diese Follikel folgt eine Schicht Bindegewebe, in welchem die stärkeren Gefässe verlaufen (analog der Marksubstanz in den Lymphdrüsen). Im Centrum endlich sieht man eine oder mehrere traubenförmige Schleimdrüsen, deren ziemlich grosse Ausführungsgänge man selten zu Gesicht bekommt; ich habe dieselben immer nur direkt auf die Schleimhautoberfläche münden sehen, doch ist es möglich, dass sie auch zwischen die Follikel hindurch an die Oberfläche der Tonsille sich ergiessen.

Beim Menschen ist die Tonsille etwas complicirter zusammengesetzt. Hier liegen nämlich zwischen den Vertiefungen, die oft sehr weit hineingreifen, je zwei Reihen von Follikel neben einander, so dass jeder Abschnitt der Tonsille dem ganzen Organ beim Hunde entspricht. Der auf Taf. V. in Fig. 2. dargestellte Querschnitt ist von der gesunden Tonsille eines zweijährigen Kindes entnommen (Vergrösserung 80). Die einzelnen Follikel sind, wie es die Zeichnung ergiebt, nicht überall gleichmässig abgegrenzt, doch an einzelnen Stellen überaus deutlich. Mit Evidenz treten sie namentlich an hypertrophischen Tonsillen auf (vergleiche Taf. V. B.).

Die Einsenkungen der Oberfläche werden bei den Querschnitten selten alle vollständig getroffen; sie verlaufen auch nicht immer senkrecht auf den Boden der Tonsille, sondern oft schräg, auch wohl gewunden, so dass man sie auf den Durchschnitten als Spaltöffnungen wahrnimmt, wie auch in der Abbildung. Was nun das Verhältniss dieses Complexes von Follikeln mit den an- und unterliegenden Theilen betrifft, so folgt nach dem Boden der Drüse zu auf die Follikel zunächst eine Schicht von sehr gefässreichem Bindegewebe und auf dieses die Muskel der Gaumenbögen, deren Bündel man auf der Abbildung in Quer-, Schräg- und Längsschnitten sieht; oder es liegen unmittelbar unter der Tonsille Schleimdrüsen, die jedoch meist zur Seite der Follikel ausmünden. — Diese Schleimdrüsen haben sicherlich viele Anatomen zu der Ansicht geführt, dass die Tonsillen überhaupt zu den traubigen Drüsen gehörten. Ich habe grade um das Verhältniss dieser Drüsen und der Follikel zu einander anschaulich zu machen, die bezeichneten Abbildungen der normalen Verhältnisse mit abdrucken lassen.

Gehen wir jetzt auf die feineren Verhältnisse über, wobei wir zunächst nur normale menschliche Tonsillen berücksichtigen, so ist zu bemerken, dass nur an dem kleineren Theil der Oberfläche die Schleimhaut mit ihrer Papillarschicht die Tonsillen überkleidet und in die Vertiefungen mit eingeht, wie Kölliker dies anführt, dass dagegen der grösste Theil nur von dem geschichteten Plattenepithel belegt ist, welches unmittelbar auf der Wand der äusseren Follikel aufsitzt. Diese Follikel nun sind ebenso wie die Drüsenelemente der Lymphdrüsen von einem sehr feinen netzförmigen Gewebe ausgekleidet, welches die in den Follikeln sich ausbreitenden Capillaren trägt (Taf. V. Fig. 3). Die Lücken dieses Maschenwerks sind strotzend ausgefüllt mit den gewöhnlichen Elementen der Lymphe, die bisher als einziger Inhalt der Tonsillarfollikel bekannt sind. Die Begrenzung der letzteren wird allerdings durch eine festere Kapsel hergestellt, und zwischen diesen verlaufen die grösseren Gefässe, doch ist dies für die normalen Verhältnisse sehr wenig deutlich ausgeprägt und ebenso wenig wie sich bei Untersuchung mit schwacher Vergrösserung die Follikel überall prägnant herausstellen, ist mit starken Vergrösserungen die Kapsel der einzelnen Drüsenelemente mit Sicherheit darzustellen, hierin muss ich Huxley beistimmen.

Es wird dies variable Verhältniss, dem wir bei andern analogen Drüsenelementen wieder begegnen, verständlich, wenn wir das Verhältniss des intrafollikularen Netzwerks zur Kapsel ins Auge fassen. Die Maschenräume des Netzwerks werden nämlich nach der Peripherie der Drüsenbläschen zu immer enger, länglicher und spaltförmig bis sie in der Kapsel selbst dann für den normalen Zustand völlig verschwinden, so dass die Kapsel eben nur einem verdichteten Zustand des feinen Netzwerks entspricht; dies Verhältniss, wenngleich an normalen Tonsillen ziemlich deutlich (Taf. V. Fig. 3.) tritt noch viel evidenter an den hypertrophischen Tonsillen und bei verschiedenen krankhaften Zuständen der Lymphdrüsen hervor, ist auch namentlich für die Art und Weise des Eintritts der Lymphgefässe von Wichtigkeit, und erklärt dort Manches in Bezug auf das Eindringen des Chylus in die Follikel.

Was das Verhältniss der Lymphgefässe zu den Drüsenbläschen betrifft, so giebt die Untersuchung normaler menschlicher Tonsillen darüber wenig Aufschluss; wir kommen bei der Beschreibung der hypertrophischen Tonsillen darauf zurück.

In den Follikeln der Lymphdrüsen (und wahrscheinlich auch aller zu ihnen gehöriger Organe) findet eine Neubildung der Lymphzellen Statt. Dies dürfen wir wohl als eine jetzt unbestrittene Thatsache annehmen; ob diese Neubildung nur hier oder auch an den peripherischen Anfängen von den Bindegewebszellen aus erfolgt, lassen wir dahingestellt; es ist möglich, doch unter normalen Verhältnissen nicht sehr wahrscheinlich. Wie sich die Lymphkörperchen in den Lymphdrüsen vermehren, ob durch Theilung der freien Zellen oder von den Elementen des feinen Netzwerks aus wollen wir bei der Beschreibung der entzündlich geschwellten Lymphdrüsen näher erörtern.

Wir lassen nun die Resultate unserer Untersuchungen folgen, die, wenn auch nicht ganz vollständig, doch den grössten Theil der krankhaften Affektionen der Lymphdrüsen umfassen.

Von den verschiedenen Untersuchungsmethoden, mit Hülfe deren man die Lymphdrüsen, Milz und alle dahin gehörigen Organe am besten anzugreifen hat, sind mir die Erhärtung in Chromsäurelösung und in Alkohol am zweckdienlichsten erschienen. Man legt die frischen Lymphdrüsen zuerst in ganz dünne Chromsäurelösung, nach 24 Stunden in eine etwas concentrirtere und wechselt dies so lange, bis man den zu verschiedenen Zwecken verschieden gewünschten Grad der Erhärtung erreicht hat; ebenso verfährt man mit dem Alkohol. Nun macht man feine Abschnitte, legt diese auf den Objectträger, thut 1—2 Tropfen zur Hälfte mit Wasser verdünnten Glycerins auf das Object, und tupft mit einem stumpf abgeschnittenen Tuschpinsel auf das Object, lässt nach einiger Zeit die Flüssigkeit abfliessen, indem man das Object mit der Nadel fixirt, erneuert die Flüssigkeit und wiederholt die Manipulationen mit dem Pinsel bis das Object möglichst frei von Lymphkörperchen ist; man übersieht nun mit Leichtigkeit die Maschennetze, die sonst so schwierig darzustellen sind. Auch selbst an älteren Spirituspräparaten kann man diese Methode, die ich von His gelernt habe, mit brillantem Erfolg anwenden. Die Chromsäurepräparate conservirt man später besser in dünnem Alkohol, da sie sonst zu fest und brüchig werden. Die mit Glycerin auf diese Weise behandelten Chromsäurepräparate halten sich, wenn sie eingekittet werden, wenigstens zwei Jahre lang, wie ich aus eigener Erfahrung weiss.

Pigmentirte Lymphdrüsen.

Ausser der später zu erwähnenden bösartigen Melanose der Lymphdrüsen kommt eine Pigmentirung vorwiegend in den Bronchialdrüsen fast als normaler Zustand vor. Das meistentheils schwarze Pigment ist entweder in der ganzen Drüse verbreitet oder es findet sich in Form verästelter schwarzer Figuren in den verschiedensten Graden der Ausbreitung auf der Schnittfläche, so dass die Drüse eine schiefergraue Allgemeinfarbe bekommt. Es sind diese Zustände genau und vollkommen richtig in der vortrefflichen Dissertation von Loeper (Beiträge zur pathol. Anatomie der Lymphdrüsen. p. 8. Würzburg 1856.) beschrieben und ist dort auch das Nöthige über die alte Kohlenpulver-Inhalationstheorie angegeben. Dass diese Pigmentirung durch Umbildung extravasirten Blutes vor sich geht ist zweifellos. Ueber die Art und Weise wie dies grade hier vor sich geht, besitze ich keine ausreichenden Untersuchungen, da mir keine frischere Extravasate in den Lymphdrüsen zur Beobachtung kamen. Ueber den Sitz des in Form von schwarzen oder braunen Körnchen und Klümpchen (Loeper sah auch Haematoidin und Melaninkrystalle) vorkommenden Pigments führe ich Folgendes an: dieselben liegen vorwiegend in dem Bindegewebe fest infiltrirt, sowohl in demjenigen, was in Folge der auf das Gewebe als fremder Körper wirkenden Blutergüsse durch traumatische Entzündung neugebildet ist, als in den gröberen Sepimenten, welche die einzelnen Alveolen bilden. Ausserdem findet man häufig schollenartige Körper von der Form der Amyloide, welche kleine schwarze Pünktchen in sich schliessen in grösserer oder geringerer Menge (Taf. IV. Fig. 1.); dies sind keine Zellen, sie haben weder Membran noch Kern und liegen gleich den Amyloidkörpern zwischen dem feinen Maschenwerk; woraus diese Schollen bestehen weiss ich nicht anzugeben; sie zeigen keine Amyloidreaction, obgleich derartige Körper gewiss als Ausgangspunkte für concentrische Ablagerungen dienen, und so zu geschichteten mikroskopischen Concrementen Anlass geben, wie sie Friedreich als Amyloide aus der Lunge beschrieben hat (Virchow's Archiv. Bd. IX.). Es ist nicht unwahrscheinlich, dass diese Bildungen auch in den Bronchialdrüsen vorkommen können, wenn nicht vielleicht ein genauerer Contact mit dem Sauerstoff der Luft nothwendig ist, wie in der Lunge. — Endlich findet sich das Pigment auch deutlich innerhalb von Zellen.

Es kommen ausser den Lymphkörperchen in den pigmentirten Bronchialdrüsen gar nicht selten auch jene grossen platten Zellen mit vielfachen Kernen vor, wie in den hypertrophischen und tuberculösen Drüsen; in diesen Zellen findet man (Taf. IV. Fig. 1. a.) ebenfalls die schwarzen Pigmentkörnchen eingelagert. Dies Pigment wird hier wie anderswo wahrscheinlich durch Zellenthätigkeit selbst gebildet; die Zelle nimmt den Blutfarbstoff diffus in sich auf und verarbeitet ihn zu einzelnen Pigmentkörnchen. Es scheint dieser Vorgang nicht wunderbar, wenn man bedenkt, dass durch die Zellenthätigkeit auch viele andere Stoffe als Flüssigkeit eindringen, und wie daraus dann z. B. Proteinmolecüle, Fett, Talg, Harnsäurekrystalle etc. in den verschiedenen Sekretionszellen bei Thieren und Menschen gebildet werden. Man sieht derartigen Pigmentgehalt nicht allein in den Epithelialzellen der Lunge fast bei jeder Pneumonie, sondern auch besonders schön in zellenreichen Osteosarcomen, die oft unzählige Extravasate enthalten, so dass man sie als Fungus haemotodes zu bezeichnen beliebt, wo die grossen plaques à noyaux multiples oft viele verschiedenartig nüancirte Pigmentkörnchen enthalten. Es scheint durch diesen Pigmentgehalt die Möglichkeit eines Eindringens von Blutkörperchen in die Zelle durchaus nicht gestützt, noch weniger als einziger Erklärungsgrund nothwendig zu werden. Auch die physiologisch normalen Pigmentzellen müssen die Stoffe, woraus sie Pigment bilden, doch wohl aus ihrer Umgebung hernehmen; ob diese Stoffe selbst schon unendlich diffundirte Farbstoffe, ob Fett oder etwas anderes sind, ist freilich bis jetzt nicht zu eruiren. Für die Zellen in der nächsten Umgebung von Blutextravasaten liegt es wohl am nächsten, dass sie das Material zu dem Pigment, das sie in sich in der Folge produciren, aus dem diffundirten Hämatin entnehmen; vielleicht kommt ihnen dabei die fettige Metamorphose der Blutkörperchen zu Hülfe.

Auch in der menschlichen Thymus sind Blutextravasate und Pigment häufig; bei Thymusdrüsen an 9 – 10jährigen

Individuen fand ich fast constant schwarzes Pigment, und zwar ganz in derselben Weise vertheilt und geformt wie in den Lymphdrüsen.

Pigmentbildung in der Darmschleimhaut nach chronischen Entzündungen, so auch in den Peyer'schen Drüsen ist etwas Gewöhnliches und lang Bekanntes.

Die schwarze Pigmentirung der Milz nach langdauernder Intermittens ist durch die Untersuchungen von H. v. Meckel und Heschl erwiesen, wie sie dort entsteht ist noch nicht genügend festgestellt. Es scheint hier ein Rückbildungsprocess ganz unabhängig von Blutextravasaten zu sein, analog der fettigen und amyloiden Entartung, als Pigmentmetamorphose. In einem Falle fand ich bei einem Individuum in mittleren Lebensjahren, das vor vielen Jahren an Intermittens gelitten hatte, in letzter Zeit jedoch völlig frei davon war, die normal grosse, mässig weiche, schlaffe Milz durchsetzt mit einer Menge von Stecknadelkopf grossen schwarzen Pünktchen. In der Leber war bei mikroskopischer Untersuchung nur eine Spur schwarzer Körnchen in dem Bindegewebe hie und da nachweisbar; weder in dem Milzvenenblut noch in dem des Herzens war Pigment zu finden. Die genauere Untersuchung der Milz ergab, dass das Pigment in Form von schwarzen Körnchen und Klümpchen überall in den Malpighischen Bläschen gelegen war. Eine so regelmässig vertheilte Menge von Blutextravasaten in den Milzbläschen hier anzunehmen, hat etwas Befremdendes; es dürfte wahrscheinlicher sein, dass hier eine von Extravasaten unabhängige Pigmentbildung vorlag; zur Annahme einer krebsigen Melanose berechtigte durchaus Nichts, da keine Spur von andern schwarzen Geschwülsten der Art vorhanden war.

In den Tonsillen ist bisher niemals Pigment beobachtet.

Die durch acute und subacute Entzündung bedingte Infiltration der Lymphdrüsen und die capilläre Lymphangitis.

Das einfache Oedem der Lymphdrüsen, wie man es bei wässriger Ausschwitzung an den untern Extremitäten zuweilen findet, bietet nichts für die feineren Strukturverhältnisse Besonderes, so dass wir dasselbe hier nicht weiter berücksichtigen.

Die jauchige Infiltration, die sich bei rasch fortschreitenden Verjauchungen an den Extremitäten vorfindet, lässt ebenso wenig Veränderungen der feineren Struktur nachweisen, ausser etwa dass sich in der Lymphe solcher Drüsen eine grosse Menge von kleinen Fetttröpfchen vorfindet, die vielleicht von den Brandheerden aus in die Drüsen aufgenommen, vielleicht auch in den Drüsen selbst durch Zerfall der Gewebe entstanden sind. — Solche Drüsen erscheinen, wenn der ganze Krankheitsverlauf (wie z. B. bei dem acut-purulenten Oedem [Pyrogoff], der eigentlichen Verjauchung des Zellgewebes) nur 48 Stunden bis drei Tage gedauert hat, kaum erheblich vergrössert. In den von mir beobachteten Fällen hatte stets die Rindensubstanz eine schmutzig grauliche Farbe, ohne dass es möglich gewesen wäre, irgend ein Pigment als Ursache dieser Verfärbung aufzufinden.

Diejenige Infiltration, welche secundär bei peripherischen Leiden an den Extremitäten vorkommt, ist wesentlich als eine parenchymatöse Entzündung mit lebhafter Zellenbildung aufzufassen. Ob es in den Lymphdrüsen eine eigentlich croupöse Entzündung giebt, muss ich dahingestellt sein lassen. Man würde darunter eine solche verstehen, wobei die Maschenräume der Rinden- und Marksubstanz mit Faserstoff ausgefüllt sind, und wobei wahrscheinlich zu gleicher Zeit eine Thrombose der zu- und abführenden Lymphgefässe hinzukommen würde. Es ist wohl nicht zu bezweifeln, dass ein solcher Zustand vorkommen kann, doch würde die Lymphdrüse wahrscheinlich noch eher als andere Organe durch eine derartige faserstoffige Infiltration zu Grunde gehen, wobei Exsudat mit Lymphdrüsensubstanz entweder durch raschen Zerfall oder durch langsam vorschreitenden Rückbildungsprocess zerstört werden müsste.

Die secundäre, acute und subacute Entzündung der Lymphdrüsen habe ich durch glücklichen Zufall an mehreren Inguinaldrüsen zu studiren Gelegenheit gehabt; das primäre Leiden bestand meistentheils dabei in syphilitischen Ulcerationen an den Genitalien. Wenn die Bubonen sehr rasch wachsen und zugleich theilweise abscediren, wobei bekanntlich die Haut über den Drüsen sehr verdünnt wird und wenig geeignet ist sich wieder anzulegen, kann es in manchen Fällen von Nutzen sein und die Heilung wesentlich befördern, wenn man die am stärksten geschwollenen Drüsen herausnimmt, wozu man kaum eines andern Instruments als des Fingers bedarf, da diese Drüsen durch die Entzündung des Zellgewebes in der Umgebung so freigelegt sind, dass sie nur an wenigen Stellen anhaften. Ist die Ausdehnung der Erkrankung von Anfang an bedeutend, so schliessen sich die kleinen Drüsenabscesse sehr schwer und nehmen in der Regel die Beschaffenheit atonischer Geschwüre an, zumal bei Individuen mit scrophulös-tuberculösem Habitus. Bei diesen Ulcerationen pflegen diejenigen Drüsen, in denen sich mehrere Abscessheerde gebildet haben, mit der Zeit vollständig nekrotisch zu werden, so dass sie sich entweder selbst herausstossen oder später entfernt werden müssen. — Ein anderes ebenfalls sehr günstiges Object für die acute Infiltration der Lymphdrüsen sind diejenigen Drüsen, welche bei rasch wachsenden Krebsgeschwülsten entstehen, die sogenannten sympathisch geschwellten Drüsen, in denen noch keine ausgebildet carcinomatöse Degeneration Platz gegriffen hat. Auch die ersten Anfänge der tuberculösen Infiltration der Lymphdrüsen, so wie die Infiltration der Mesenterialdrüsen bei Typhus (sogenannte markige Infiltration) soll nach Virchow und Loeper in Bezug auf die feineren Strukturverhältnisse mit der einfach entzündlichen Infiltration fast identisch sein. Leider habe ich nur wenig Gelegenheit gehabt, die letztgenannten Objecte zu untersuchen.

Was zunächst die für das freie Auge und die Lupe sichtbaren Veränderungen betrifft, so sind die Drüsen in ihrem Umfange erheblich vergrössert und kann diese Vergrösserung bei Entwickelung von Abscessen innerhalb des Drüsenparenchyms eine sehr bedeutende, bis zur Wallnuss- und Hühnereigrösse werden. Die Kapsel ist stark gespannt, leicht verdickt und bei dem Durchschnitt der Drüsen fliesst eine reichliche Menge einer blutig serösen oder eitrigen Flüssigkeit ab. Die Vergrösserung trifft zwar beide Substanzen der Drüse in gleicher Weise, doch ist dieselbe an der Rindensubstanz in die Augen springender und die Vergrösserung der Marksubstanz scheint ausserdem etwas später einzutreten. Die Durchschnittsfläche zeigt das ganze Gewebe stark hyperämisch von einer bräunlichrothen Färbung; erst bei stärkerer Vergrösserung der Drüse und durch weiter vorgeschrittenen Prozess nimmt die Färbung allmälig mehr einen Stich ins hellröthliche an und die Unterschiede der beiden Substanzen schwinden dann immer mehr und mehr. Zuweilen erkennt man in der Rindensubstanz mit der Lupe die einzelnen vergrösserten Alveolen als kleine graue Knötchen; in anderen Fällen jedoch ist auch nicht eine Andeutung davon zu finden.

In der von der Durchschnittsfläche abfliessenden Flüssigkeit findet man (wenn wir vorläufig von den Fällen abstrahiren, wo Abscessbildung eingetreten war) ausser vielen Blutkörperchen die Elemente der Lymphe, an denen man keine weitere Veränderungen wahrnehmen kann, als dass die verschiedenen Entwicklungsformen von Zellen und Kernen in reichlicherer Menge vorhanden sind. Das Gewebe ist sehr succulent und leicht zerreisslich, was besonders dadurch auffällt, dass man beim Ueberstreichen der Schnittfläche mit dem Scalpell fast immer eine wenn auch geringe Menge des Gewebes mit fortreisst, was bei normalen Drüsen nicht der Fall ist.

Untersucht man jetzt die verschiedenen Drüsensubstanzen

genauer, so findet man dieselben kaum von der Norm abweichend. Man sollte erwarten, dass bei der erheblichen Vergrösserung der Drüsen auch die Maschen des feinen Bindegewebsgerüstes ausgedehnt sein müssten, da die Vergrösserung zu bedeutend ist, als dass sie allein auf die starke Ueberfüllung der Blutgefässe in Rechnung gebracht werden könnte. Man wird auf diese Anschauung von einer Erweiterung des Maschennetzes auch noch durch die Bezeichnung „acute Schwellung" hingeleitet. Bei der Untersuchung findet man jedoch, dass die Interstitien des Netzwerkes eher kleiner als grösser sind und wird schon hierdurch von vornherein zu der Ueberzeugung geführt, dass dieser Erkrankung wesentlich eine Neubildung von Drüsenparenchym zu Grunde liegen und dass diese Neubildung zu gleicher Zeit mit einer fortschreitenden Entwicklung neuer Lymphkörperchen einhergehen muss. Eine einfache Vermehrung der Lymphkörperchen durch freie Theilung kann die zunehmende Ausbildung des Bindegewebsnetzwerks nicht erklären, es müssten dann einige der neugebildeten Zellen sich sehr rasch zu Bindegewebszellen umwandeln und auf diese Weise zur weiteren Ausbildung des Netzwerkes beitragen. Solche Entwicklungsstufen von Lymphkörperchen zu Bindegewebszellen finden sich aber nicht in diesen Lymphdrüsen, die Sache musste sich also anders verhalten. Es wird nun aus dem Angeführten schon ersichtlich, dass das Parenchym der Drüse selbst und namentlich das feine Netzwerk der Alveolen die Quelle der Zellen- und Gewebsneubildung sein muss. Der Modus dieser Entwicklung ist ganz ausserordentlich schwer festzustellen, und ich gebe in Folgendem daher nur das, was mir am Wahrscheinlichsten erschienen ist.

Bei genauer Untersuchung des netzförmigen Gewebes selbst findet man Folgendes: so wie die Lymphkörperchen aus den Maschen entfernt sind, sieht man in den feinen Fasern einzelne verdickte und knotig angeschwollene Stellen, besonders in den Knotenpunkten selbst und in ihrer unmittelbaren Nähe (Taf. IV. Fig. 2.). Diese anfangs leichten Anschwellungen werden immer stärker und bald unterscheidet man einen mehr oder weniger deutlich abgegrenzten runden Körper, der ausser hellem fein granulärem Inhalt einige dunkle Körnchen enthält; diese rundlichen Körper sind sehr leicht, nicht allein durch den genannten Inhalt, sondern auch durch die Verschiedenheiten ihrer Grösse von den deutlich als solchen ausgesprochenen Kernen mit hellem klarem Inhalt und einem scharf contourirten Kernkörperchen zu unterscheiden, wie sie normaler Weise in den Knotenpunkten des Netzwerks liegen. Ausser diesen central in den feinen Fasern anscheinend sich entwickelnden Körperchen sieht man andere, die sich etwas mehr seitlich hervorbilden, und so mehr den spindelförmigen Zellen in der Milz entsprechen. Die genannten Verhältnisse habe ich allerdings zuerst an den erhärteten Präparaten wahrgenommen, aber auch an frischen nur mit Blutserum behandelten Objecten gesehen, wenngleich hier diese Entwicklungsweise wegen der enormen Helligkeit des Gewebes ausserordentlich viel schwieriger zu erkennen ist. Dass wir es hier mit der Entwicklung kernartiger Körper innerhalb der Bindegewebsfäden, die eben hier noch ihre embryonale Bedeutung als Zellenausläufer (Cytoblastemfasern) an sich tragen, zu thun haben, ist wahrscheinlich; es ist eben eine Zellenbildung durch Sprossung, ganz analog wie es in der Milz bei der Entwicklung der Blutkörperchen von Führer und mir beschrieben ist, jedoch mit dem Unterschiede, dass in der Milz die neu entstandenen Zellen mehr seitlich anhängen und ohne Weiteres durch Abschnürung in den Kreislauf gelangen, während sich hier die Verhältnisse noch etwas complicirter gestalten. Der in dem verdickten Zellenausläufer entstandene Körper wird aus seinem Lager entfernt mit Zurücklassung des letzteren als einer Masche, mit deren weiterer Vergrösserung sofort das Lymphdrüsengewebe vermehrt wird. Ist der Kern frei geworden, so bildet er um sich eine geringe Menge von Zellsubstanz, und es ist damit die Form des Lymphkörperchens gegeben.

Nicht alle durch Sprossung in den Lymphdrüsen entstandenen Körper werden entleert, sondern es bleiben einige als persistirende Kerne in den Knotenpunkten liegen und scheinen hier eine weitere Rolle für die Ernährung und den Stoffwechsel in der Drüse selbst zu spielen.

Eine Neubildung von Blutcapillaren kommt bei dieser acuten entzündlichen Infiltration wahrscheinlich auch vor, doch bin ich nicht im Stande, den Modus dieser Blutgefässbildung näher anzugeben, da zu derlei Untersuchungen das Object zu complicirt ist; erhebliche Ausdehnung der Capillaren habe ich hier niemals wahrgenommen.

Vielleicht ist die beschriebene Zellenentwicklung auch für die normale Entstehungsweise von Lymphkörperchen in allen zum Lymphgefässsystem gehörigen Drüsen in Anspruch zu nehmen, und diese sogenannte entzündliche Schwellung als eine abnorm erhöhte Thätigkeit der Drüse anzusehen.

Fragen wir nach der nächsten Ursache dieser Erkrankung, so glaube ich, dass die Hyperämie und Stase mit vermehrter und veränderter Transsudation das anregende Moment für die vermehrte Zellenbildung ist, auf jeden Fall wohl das Material dazu hergiebt, wenn man die Vermehrung der Zellen als das Primäre annehmen wollte. Leider habe ich keine Gelegenheit gehabt, die acute Entzündung grösserer Lymphgefässe an der Leiche zu untersuchen, wobei es namentlich darauf ankäme, festzustellen, wie sich bei der fortschreitenden Entzündung die Lymphgefässe bis in die Drüse hinein verhalten. Ich setzte anfangs einige Hoffnung darauf, diese Frage durch das Experiment zu fördern und habe Experimente an Kaninchen in der Weise angestellt, dass ich faulige Substanzen unter die Halshaut dieser Thiere einnähete, in der Hoffnung, auf diese Weise eine künstliche Lymphangitis hervorzurufen. Dies ist mir in keinem Falle gelungen, sondern es trat eine Verjauchung der Gewebe ein und die Thierchen starben in der Regel nach zwei Tagen. Ich fand die Lymphdrüsen etwas vergrössert und stark hyperämisch, wie bei dem Beginn der acut entzündlichen Infiltration; nach verdickten Lymphgefässsträngen suchte ich vergeblich. Es sind diese Experimente jedoch weiterhin zu verfolgen und namentlich an grösseren Thieren zu wiederholen, die mir nicht zu Gebote standen.

Es ist a priori wahrscheinlich, dass die Entzündung der grösseren Lymphgefässstämme in gleicher Weise wie die der Venen verläuft, mit Gerinnung der Lymphe in den Gefässen, Hyperämie der Vasa vasorum und Zellenbildung innerhalb der Gefässhäute, zumal der Tunica adventitia.

Einen höchst interessanten Befund bot mir die Untersuchung eines bei der Operation der Fimosis durch Circumcision entfernten Präputiums dar, in welchem eine capilläre Lymphangitis im floriden Bestehen vorhanden war. Es kam dieselbe in der Weise zur Entwicklung, dass zur Beseitigung einer sehr hochgradigen Fimosis nur eine kleine Incision in das Präputium gemacht wurde, mit welcher Wunde Patient umherging, und sich einer starken Erkältung aussetzte; so hatte sich vier Tage nach der Operation eine starke Infiltration des Präputiums und Anschwellung der Leistendrüsen ausgebildet; hierdurch war von Neuem eine sehr starke Verengerung eingetreten, so dass nun eine gründliche Beseitigung der Fimose um so mehr indicirt schien, als die Schnittflächen den Charakter eines Geschwürs angenommen hatten und der Verdacht einer syphilitischen Infection vorlag. Bei der Untersuchung konnte man wegen der starken ödematösen Anschwellung der ganzen Vorhaut und der Haut des Penis keine harten Stränge durchfühlen, wie man dies sonst bei syphilitischen Ulcerationen mit gleichzeitiger Lymphdrüsenanschwellung zuweilen wahrnimmt.

Die Untersuchung des lockeren ödematösen und deshalb zur Beobachtung ohne Flüssigkeitszusatz besonders geeigneten Zellgewebes zeigte zwischen den Bindegewebsfäden eine geringere

Menge von Lymphkörperchen und eine auffallende Menge von strotzend mit Lymphkörperchen gefüllten Lymphgefässen. Diese trugen theils den Charakter deutlich ausgeprägter zum Theil mit Klappen versehener Gefässkanäle, theils waren es Bindegewebsstränge, die sehr dicht mit Lymphkörperchen infiltrirt waren und was mich damals am meisten überraschte: die stark aufgeblähten Adventitien der Blutgefässe sowohl kleinerer Arterien und Venenstämme auch das Gewebe um die kleineren Nervenstämmchen und die Uebergangsgefässe war in solchem Maasse mit Lymphkörperchen gefüllt, dass die Blutgefässe, in denen noch zum Theil die rothen Blutkörperchen enthalten waren, gewissermaassen innerhalb der Lymphgefässe lagen oder anders ausgedrückt, dass die Adventitien selbst Lymphgefässe darstellten, wenigstens für die Elemente der Lymphe passirbar erschienen. Man hätte nun diese Anfüllung der Gefässscheiden mit jungen Zellen als eine parenchymatöse Entzündung der ersteren ansehen können, wenn nicht von diesen Gefässscheiden ab sich wirkliche Lymphgefässe entwickelt hätten, wie dies leicht zu beobachten war, und auf Taf. IV. Fig. 3. a. dargestellt ist.

Etwas Aehnliches hat bereits Virchow früher gesehen, wie mir theils aus mündlicher Mittheilung bekannt, theils aus seinen gesammelten Abhandlungen zur wissenschaftlichen Medicin p. 216. hervorgeht, wo es heisst: „Schon bei der Schilderung der markigen Infiltration bei Typhus habe ich angeführt, dass die drüsigen Elemente, welche diese Infiltration bilden, sich auch zwischen den Muskelbündeln und im subserösen Gewebe finden, und ich habe mich deutlich überzeugt, dass sie hier grosse, dichtgedrängte, strangförmige Züge von Zellen darstellen, welche ganz den in den benachbarten Lymphdrüsen selbst vorkommenden gleichen. Bei der Leukämie habe ich in der Leber und den Nieren grosse lymphatische Bildungen getroffen (Archiv Bd. I. p. 569.) und schon früher habe ich darauf hingewiesen, dass bei der Scrophulose und der Tuberculose, welche schon die Alten auf eine lymphatische Diathese bezogen, ganz ähnliche Verhältnisse stattfinden (Archiv Bd. V. p. 126.). Insbesondere die jungen grauen Tuberkeln sehen der Masse, welche die Follikel der Rindenschicht von Lymphdrüsen bildet zum verwechseln ähnlich, und man kann gewiss keine grösseren Uebereinstimmungen finden wie die, welche zwischen den Milzfollikeln und den kleinen interparietalen Tuberkeln der Hirnblutgefässe bei der Arachnitis tuberculosa seu granulosa besteht. Diese pathologischen lymphoiden Gebilde entstehen an manchen Orten ganz bestimmt aus einer heerdweisen Wucherung von Bindegewebskörperchen und es wird dadurch ein neues Motiv für die Beziehung der letzteren zu den Lymphgefässen gewonnen, das wohl noch einer weiteren Entwickelung fähig sein dürfte. Jedenfalls scheint es mir durchaus nicht unwahrscheinlich, dass wenigstens pathologisch auch von solchen neugebildeten Lymphheerden aus eine Einfuhr farbloser Zellen in das Blut stattfinden kann".

Ich glaube, dass sich bereits jetzt aus meiner letzterwähnten und anderen noch weiterhin auszuführenden Beobachtungen die geistreichen Hypothesen Virchow's zu Thatsachen erheben lassen. Es wäre allerdings möglich, dass die hier in so enormer Masse vorhandenen Lymphkörperchen in den Canälen und den Bindegewebssträngen sich in sich selbst noch während der Bewegung theilen; doch ist dies nicht ganz von der Hand zu weisen, da Theilungsformen der fertigen Lymphzellen weder hier noch sonst mit Bestimmtheit nachzuweisen sind. Wenn wir auf das obige Object zurückkommen, so finden sich in den sehr entwickelten vorwiegend runden Bindegewebszellen eine solche Menge von Theilungsformen vor (Taf. IV. Fig. 3. b.), dass man über den Ursprung der Lymphzellen hier kaum mehr zweifelhaft sein kann. Die durch die Entwicklung dieser Zellen gebildeten Interstitien in dem sehr lockeren Bindegewebe werden hier wahrscheinlich zu den Bahnen des lymphatischen Stroms. Aus den Bindegewebszellen gehen hier die Lymphkörperchen hervor; man kann die Bindegewebskörperchen gewissermassen als die Epithelien der Lymphcapillaren ansehen, als welche man die je nach Umständen entstehenden Dehiscenzen der Bindegewebsbündel und Fibrillen unserer Anschauung zufolge bezeichnen dürfte. — Trotzdem fällt der Begriff einer capillären Lymphangitis nicht vollständig mit demjenigen einer productiven parenchymatösen Entzündung des Bindegewebes zusammen, da wir bereits früher gesehen haben (p. 14.), dass die Bindegewebszellen an demselben Orte productive Processe eingehen können, namentlich auf subacutem und chronischem Wege, ohne dass es zur Bildung von Lymphcapillaren dabei kommt. Hiezu scheint noch ein besonderer Anstoss oder besondere Verhältnisse nöthig zu sein, die wir freilich nicht näher zu bestimmen vermögen, da die Aetiologie und namentlich die Prädisposition zu einer Lymphangitis ausser von epidemischen auch so sehr von individuellen Verhältnissen abhängig ist.

Abscesse, Ulceration und Nekrose der Lymphdrüsen.

Wenn es bei einer acuten oder chronischen Entzündung zur Eiterbildung in den Lymphdrüsen kommt, so pflegt diese in einzelnen kleinen Heerden der Rindensubstanz aufzutreten, wobei je nach der Schnelligkeit des Verlaufs entweder alle diese kleinen Heerde zusammenfliessen, dann die Kapsel und endlich die Haut durchbrechen, oder gesondert ausmünden, wodurch dann in der Folge die eigenthümlich sinuöse Beschaffenheit dieser Abscesshöhlen bedingt wird; diese schliessen sich selten rasch nach Entleerung ihres Inhalts, wie es bei den meisten Zellgewebsabscessen der Fall ist durch Aneinanderlegen ihrer Wandung, sondern es bildet sich in den fistulösen Gängen und Taschen eine Art schlaffer Granulationen mit dünner seröser Secretion; die Hautränder legen sich nicht an, sondern sind oft in grosser Ausdehnung unterminirt, kurz es entsteht bei einem chronischen Verlauf dieser Drüseneiterung das sogenannte scrophulöse oder tuberculöse Geschwür. Da von den kleinen Abscessen in der Drüsenhöhle die Kapsel der Drüse oft schon ziemlich früh durchbrochen wird, so ergiesst sich dann der Eiter in die nächste Umgebung in das lockere Zellgewebe, welches die einzelnen in der Nähe liegenden, gewöhnlich auch etwas geschwollenen Lymphdrüsen umgiebt, und diese werden unter der Haut durch den vordringenden Eiter vollständig frei präparirt. Wenn sich solche Abscesse nun nach aussen geöffnet haben, oder die Eröffnung vom Arzt gemacht ist, so kommen dabei zuweilen schon eine Menge Fetzen von Drüsensubstanz mit aus dem Abscess und man sieht bei etwas grösserer Oeffnung, dass die übriggebliebenen Kapseln der Lymphdrüsen vollständig frei gelegt sind. So erfolgt dann allmälig eine Ausstossung der ganzen Drüse, ja es ist das Herauskratzen solcher nekrotischer Drüsenstücke mit dem Finger zu empfehlen, nachdem zuvor die verdünnten, hohlaufliegenden Hautränder resecirt sind, indem dies nicht allein die ganze Heilung ausserordentlich abkürzt, sondern auch viel weniger hässliche Narben dadurch entstehen. Diese Nekrose des Drüsenparenchyms und der Drüsenkapsel ist ein Vorgang, der vorwiegend häufig bei subacuter oder chronischer Eiterung der Lymphdrüsen, zumal der Hals- und Inguinaldrüsen vorkommt, wobei dann der flüssige Eiter weniger direct als Entzündungsproduct hervorgeht, sondern meistentheils durch Erweichung eines bereits zu käsig-tuberculöser oder scrophulöser Masse metamorphosirten Products einer nicht gerade specifisch eigenthümlichen Art von Entzündung, doch bei Menschen, die eben überhaupt den sogenannten lymphatischen Habitus an sich tragen, vorkommt.

Durch glücklichen Zufall gelangte ich zu einigen Inguinaldrüsen, in denen sich bei bedeutender Schwellung ihrer ganzen Drüsenmasse auch kleine Abscessheerde, jedoch ohne eine Spur von tuberculöser Infiltration vorfanden. Die Drüsenanschwellung hatte ungefähr vierzehn Tage lang bestanden. Bei der mikroskopischen Untersuchung der gelben Flüssigkeit, die sich in den kleinsten, kaum erbsengrossen Heerden vorfand, enthielt diese eine Menge von feinen Fettmolecülen und Körnchenzellen, jedoch fast gar keine ausgebildeten Eiterkörperchen. In den etwas grösseren Heerden fanden sich auch nur sehr spärlich ausgebildete Formen von Eiterkörperchen, indem die Zellen durchaus sich als mehr oder weniger in Zerfall oder fettiger Degeneration begriffene Lymphkörperchen erwiesen. Die Unterschiede zwischen den Lymphkörperchen und Eiterkörperchen sind bei schöner Ausbildung beider Zellformen so gross, dass man sie unmöglich für gleichartig halten kann. Ohne Zusatz von Reagentien oder irgend welcher Verdünnungsflüssigkeit zeigen sich freilich die beiden Zellformen nur ihrer Grösse nach verschieden, indem in gutem gelbem Eiter alle Zellen ziemlich gleichmässig gross und immer grösser sind, als die Körperchen der normalen Lymphe, die ausserdem unter sich selbst die erheblichsten Grössenverschiedenheiten darbieten. Die vorwiegendste Form der Lymphkörperchen bei Zusatz von Wasser oder sehr verdünnter Essigsäure ist eben die von runden, scharfcontourirten Kernen mit einem ebenfalls dunklem grobkörnigem Inhalt und einer in ihrer Grösse sehr verschiedenen Zellatmosphäre. Von diesen Formen kommen dann auch deutlicher ausgeprägte Zellen vor, die sich einfach so herausbilden, dass anstatt des genannten Kerninhalts eine mehr homogene Substanz auftritt, in der sich ein oder zwei runde glänzende Kernkörperchen sehen lassen. Endlich begegnet man auch Zellen, die sogar eine deutliche Membran um sich haben. — Die Eiterkörperchen dagegen zeigen eine viel constantere Form und Grösse; man sieht nach Zusatz von Wasser und verdünnter Essigsäure, dass die körnige Substanz sich aufklärt und dass drei bis vier dunkel contourirte dicht zusammenliegende Kerne vorhanden sind, in denen man oft bei starker Vergrösserung mit guten Instrumenten noch ein deutliches Kernkörperchen zu unterscheiden im Stande ist; diese Kernhaufen sind dann umgeben von einer homogenen, helldurchsichtigen Substanz, die keine weitere Membran um sich hat.

Aus der Vergleichung beider Formen der Lymphkörperchen und Eiterkörperchen ergiebt sich, dass aus einem Lymphkörperchen wohl ein Eiterkörperchen hervorgehen kann durch mehrfache Theilung des Kerns, dass aber aus einem ausgebildeten Eiterkörperchen, wie wir es oben beschrieben, wohl niemals ein Lymphkörperchen entstehen wird. Wir bemerken hier noch, dass wir ausgebildete Eiterkörperchen vorwiegend nur in acut entstandenen Drüsenabscessen gefunden haben, während der dünne, seröse Eiter bei subacuter und chronischer Abscessbildung fast nur zerfallene oder fettig degenerirte Lymphkörperchen enthält, so dass letztere Abscesse mit Recht als wahre Lymphabscesse zu bezeichnen sind.

Wenn die kleinen ursprünglichen Abscessheerde, die nach unseren Untersuchungen mit einem partiellen Zerfall des feinen Netzgewebes und fettiger Degeneration der Lymphkörper beginnen, mit einander verschmelzen, so kommt es dabei wohl vor, dass einzelne Partien der Drüse vollständig von den Abscessen umgeben werden und ihnen die Blutzufuhr abgeschnitten wird, so dass sie dann bei Eröffnung des Abscesses mit dem serösen lymphatischen Eiter als sequestrirte Stücke entfernt werden. Ich habe die Bildung solcher kleiner Abscessheerde, wie schon bemerkt, vorwiegend in der Rindensubstanz gesehen, wenngleich nicht zu leugnen ist, dass dieselben auch in der Marksubstanz wohl zur Ausbildung kommen können. Die Ursache des Zustandekommens solcher Abscesse ist nicht genügend aufzuklären; es ist nicht die Grösse der Drüsenanschwellung, die hierbei eine Rolle spielt, indem auch in ganz kleinen, sehr wenig geschwollenen Lymphdrüsen solche Abscesse vorkommen, die eben in diesem Fall als ein necrobiotischer Process des Zerfallens zu betrachten sind und wahrscheinlich auf einer allzu geringen Ernährung einzelner Partien z. B. Verschluss des Capillarsystems eines Follikels beruhen. Es fällt dies zusammen mit der Frage, weshalb bei Zellenneubildung in diesem Fall Eiter, in jenem Hypertrophie, in einem dritten Carcinom u. s. w. entsteht, und damit zum Theil mit der Lehre von den Constitutionen, Dyskrasien etc., worauf wir hier nicht weiter eingehen können.

Hat sich der Eiter entleert, so bildet sich nun, wenn die zurückgebliebene Kapsel der Drüse noch Lebensfähigkeit genug besitzt, eine zuweilen deutlich körnige Granulationsfläche aus, indem von den Gefässen der Kapsel aus Gefässschlingen entstehen, wie sonst bei der Bildung von Granulationen nach dem Losstossen gangränöser Theile. Diese Granulationsflächen haben durchaus keine Neigung mit einander zu verwachsen, secerniren eine dünnseröse Flüssigkeit mit sehr geringem Gehalt an körperlichen Elementen, und so entstehen dann die bekannten scrophulösen Drüsengeschwüre, die sehr häufig gar nicht anders zu beseitigen sind, als durch eingreifende Aetzungen, Spaltungen, Abtragung der Ränder, kurz, durch Entfernung der von Anfang an gebildeten Geschwürsfläche und Erzielung einer vollständig neuen Granulation.

Von den anderen Theilen des Lymphdrüsensystems kommt Abscessbildung in den T o n s i l l e n wohl am häufigsten vor, ebenso wie auch hier Ulceration mit Hypertrophie combinirt gar häufig ist. Auch von Abscessen und Eiterungen in der T h y m u s - d r ü s e sind mehrere Fälle bekannt geworden und noch in neuerer Zeit ist ein solcher von W i t t i c h (V i r c h o w's Arch. Bd. VIII. p. 447.) beschrieben.

Ulcerationen der P e y e r'schen D a r m d r ü s e n sind unter dem Namen von typhösen und tuberculösen Geschwüren in der pathologischen Anatomie seit langer Zeit bekannt. Da mir derartige Objecte in der chirurgischen Klinik ausserordentlich selten zu Gebote stehen, und ich in der letzten Zeit gar keine Gelegenheit hatte, mit neuen Methoden eine Reihe von Untersuchungen über das Zustandekommen dieser Ulcerationen zu machen, so muss ich diesen Gegenstand Anderen empfehlen, denen mehr derartiges Material vorliegt. Aus den letzten indirecten

Mittheilungen von Virchow (vide med. Wochenschrift 1856, No. 1 und 2 über die Beziehungen des Typhus zur Tuberculose) ist zu entnehmen, dass die ersten Anfänge dieser Ulcerationen, so wie die weitere Verbreitung nach der Tiefe und nach der Fläche zu wesentlich auf einer Neubildung lymphatischer Elemente nicht allein in den Peyer'schen Drüsen, sondern auch in dem submucösen Gewebe und sogar in der Muscularis beruht, wobei dann die Oberfläche dieser infiltrirten Partien sich nekrotisch abstösst und der Process sich dann in rascherer oder kürzerer Zeit begrenzt oder bei seinem Weiterschreiten zur Perforation des Darms führen muss.

Ueber eine acute Entzündung mit oder ohne Abscessbildung in den Malpighi'schen Milzbläschen ist bisher weniger bekannt. Es scheint überhaupt, dass bei verschiedenen Krankheitsprocessen, die sich im Allgemeinen in Bezug auf eine Localisirung in dem lymphatischen System einander gleichen, gerade die Verschiedenheit dieser Processe durch die Localisation in diesen oder jenen Abtheilungen dieses Systems sich wiederum unterscheiden. In Bezug auf die Milz scheint es, dass sich hier Störungen in der fortschreitenden normalen Bildung der Blutelemente viel häufiger in einer für unsere mikroskopische Beobachtung zugänglichen Weise geltend machen, als bei Erkrankungen aller übrigen Theile des vorwiegend Lymphe bereitenden Drüsensystems. Es ist mir wahrscheinlich, dass in der Milz die Erkrankung selten auf die Malpighi'schen Bläschen allein beschränkt ist, sondern dass bei etwaigen Störungen auch die übrige Milzsubstanz davon afficirt wird. Wenngleich unsere Untersuchungen über Leukamie in Bezug auf die geringsten Grade dieser Krankheit noch sehr unvollständig sind, so scheint es doch unzweifelhaft, dass gerade Störungen der Milzfunction rascher und ausgiebiger auf die Zusammensetzung des Blutes wirken. Es ist gewiss hierbei in Anschlag zu bringen, dass die Ausfuhr des Blutes aus der Milz durch die grossen Venen sehr viel leichter sein muss, als die Ausfuhr lymphatischer Elemente aus hypertrophischen Lymphdrüsen, um so mehr, wenn letztere mit einander verwachsen, so dass dann vielleicht nichts von ihnen ausgeführt wird (siehe über Lymphdrüsenhypertrophie).

Die bei chronischer Entzündung secundär angeschwollenen Lymphdrüsen.

Man findet bei Krankheiten der Knochen und chronischen Gelenkleiden fast constant die in der Nähe gelegenen Lymphdrüsen angeschwollen, hart, schmerzlos. Die Anschwellung erreicht selten einen hohen Grad, nimmt bei Exacerbationen des primären Leidens etwas zu, bildet sich zum Theil wieder zurück und es kommt mit wohl einziger Ausnahme der syphilitischen Bubonen selten zur Eiterung und Verschwärung. Es unterscheidet sich diese Drüsenanschwellung wesentlich von der sogenannten Drüsenhypertrophie, einer weiterhin zu erwähnenden Geschwulstform. Ich habe zu diesen Untersuchungen fast ausschliesslich Inguinaldrüsen gehabt, die bei gleichzeitigem Leiden des Knie- oder Hüftgelenks geschwollen waren. Es sind diese Drüsen bis zur Bohnengrösse selten etwas mehr intumescirt; sie sind sehr blass, fest, und nicht mit einander verwachsen. Die Nierenform und der Hilus der Drüse ist gewöhnlich in exquisiter Weise ausgeprägt. Auf dem Durchschnitt zeigt sich in der Regel eine ziemlich scharfe Abgrenzung der beiden Substanzen: während die Rindenschicht eine hellgrauliche Färbung hat, ist die Marksubstanz fast ganz weiss, trocken und verhältnissmässig stark entwickelt. Es lässt sich nur sehr wenig Flüssigkeit von der Schnittfläche abstreichen und das Gewebe ist mehr zähe und trocken.

Bei der mikroskopischen Untersuchung findet man in der Rindensubstanz eine Menge von kleinen schwarzen Pigmentkörnchen, so wie auch eine grosse Anzahl kleiner Fettmolecüle und feinkörniger Substanz; die Alveolen sind selten recht scharf abgegrenzt und das netsförmige Gewebe ist verdickt, die einzelnen Balken mehr membranartig mit vielen in den Knotenpunkten liegenden Kernen. Es erstreckt sich diese Verdickung und grössere Derbheit auch auf die Blutcapillaren, die ausserdem meist blutleer und oft als weite collabirte Schläuche gefunden werden.

In der Marksubstanz ist das Bindegewebe sehr stark entwickelt und die Lymphstränge fast leer von Lymphkörperchen.

Das Pigment rührt wahrscheinlich von kleinen, während der acuteren Anschwellung entstandenen capillären Apoplexien her und das ganze Gewebe macht überhaupt den Eindruck eines Rückbildungsstadiums, wobei ein Theil der Zellenelemente zu Bindegewebe metamorphosirt ist, wie dies ja bei chronisch entzündlichen Processen Regel zu sein pflegt.

Ich habe in solchen Drüsen, selbst bei Kindern, wo das primäre Knochen- und Gelenkleiden unzweifelhaft der Ausdruck einer allgemein scrophulös-tuberculösen Diathese war, niemals käsige Tuberkelmassen gefunden und glaube überhaupt, dass die eben beschriebene Form der Drüsendegeneration als einfach chronisch entzündlicher Process oder als chronische parenchymatösen Entzündung, wie von der Hypertrophie, so auch von der tuberculösen Degeneration zu trennen ist.

Die mit käsiger Scrophel- und Tuberkelmasse infiltrirten Lymphdrüsen.

Diese Krankheit kann bei allen entzündlichen Affectionen, so wie auch bei Hypertrophie und Carcinom auftreten. Es ist eine Metamorphose, die fast alle Gewebe eingehen können und die man in neuerer Zeit als käsig-tuberculöse bezeichnet hat, ohne damit den Begriff einer tuberculösen Allgemeinkrankheit zu verbinden. Man spricht demnächst von einer Tuberculisirung einzelner Theile von Carcinom, Sarcom etc. und indem man zugleich doch noch den Begriff der Tuberculose als Dyscrasie festhält, kommt gar leicht eine Verwirrung über dasjenige zu Stande, was man heutzutage noch alles Tuberkel und Tuberkelmasse nennt. Ich glaube, dass man im Ganzen besser thut, den Begriff der Tuberculose an die Eigenthümlichkeit zu knüpfen, dass bei gewissen Individuen die auf acutem oder chronischem Wege entstandenen Zellenneubildungen in circumscripten Heerden aufzutreten pflegen. Es hat dies allerdings die unangenehme Consequenz, dass man dann mit demselben Recht auch von sarcomatösen, carcinomatösen, chondroiden etc. Tuberkeln sprechen könnte; doch werden sich bei einiger Aufmerksamkeit diese Bezeichnungen für die Praxis vermeiden und durch andre umgehen lassen, wenn man die weiteren Umbildungen dieser neugebildeten Zellenmassen richtig würdigt.

Die käsige Metamorphose kleiner circumscripter Zellen-Neubildungen ist aber entschieden dem scrophulösen Krankheitsprocess besonders zugehörig und wir finden daher, dass bei scrophulösen Individuen, namentlich Kindern, nicht allein die Produkte einer acuten, subacuten und chronischen Entzündung käsig metamorphosirt werden, sondern dass auch in hypertrophischen Drüsen bei solchen Individuen die käsige Metamorphose etwas Gewöhnliches ist. Für das Studium der Entwickelung und Rückbildung sind weniger infiltrirte Lymphdrüsen mit einzelnen käsig metamorphosirten Heerden geeigneter als völlig dadurch destruirte Drüsen.

Ob der sogenannte acute graue Tuberkel in den Lymphdrüsen vorkommt, dürfte ziemlich schwierig zu entscheiden sein, indem die in den grauen Tuberkeln neugebildeten Zellenelemente eine solche Aehnlichkeit mit Lymphkörperchen haben, dass es wohl unmöglich sein dürfte, solche kleinen grauen Tuberkelheerde innerhalb der Lymphdrüsensubstanz zu unterscheiden, indem dieselben mit den in acut geschwollenen Lymphdrüsen hie und da vorkommenden stark gefüllten Alveolen die täuschendste Aehnlichkeit besitzen. Nachdem durch Virchow die

Entwicklung dieser kleinen Tuberkelheerde aus den Elementen des Bindegewebs nachgewiesen ist, kommt die mit der Tuberculose früher in Zusammenhang gebrachte Anfüllung der Lungenbläschen nicht in Betracht, da die grauen Tuberkeln auch in den Lungen zunächst im Bindegewebe entstehen und die Functionen derselben erst secundär durch capillare Kreislaufstörungen, Compression oder Zerfall beeinträchtigen. Etwas anderes ist es bei der croupösen Entzündung der Lunge, wo allerdings die körnige Schnittfläche bei der rothen und grauen Hepatisation der Ausdruck der mit Faserstoff erfüllten Lungenbläschen ist.

Die Ergebnisse der mikroskopischen Untersuchung käsig metamorphosirter Gewebe ist zu bekannt, als dass darüber viele Worte zu verlieren wären. Für die Lymphdrüsen bemerke ich, dass bei dieser Metamorphose das ganze Fasergerüst vollständig zerfällt und die Substanz selbst eben nur aus feinkörnigen Molecülen, kleinsten Fettkörnchen und verschrumpften Zellen besteht.

In Bezug auf die Geschwindigkeit, mit welcher diese käsige Metamorphose eintritt, bin ich durch das Experiment zu der Ueberzeugung gekommen, dass dieselbe viel rascher eintreten kann, als dies gewöhnlich angenommen wird und nach der Bezeichnung dieses Processes als retrograde Metamorphose zu erwarten stand (vergl. p. 33.). Es geht daraus hervor, dass die sogenannte käsige Metamorphose das unmittelbare Product einer acuten parenchymatösen Entzündung sein kann und dass somit diese käsige Metamorphose nicht in demselben Maasse überall als ein chronischer Rückbildungsprocess aufgefasst werden darf, wie dies zu geschehen pflegt.

Freilich ist ein Unterschied gerade in Bezug auf diese sog. Exsudate zwischen Thieren und Menschen. Es kommen bei Kaninchen in ähnlicher Weise wie bei ganz jungen Kindern keine rein faserstoffige Ergüsse vor. Interessant für die allgemeinste Pathologie ist der Umstand, dass bei Pflanzenfressern die käsige Metamorphose von Entzündungsproducten viel häufiger zu sein scheint als bei fleischfressenden Thieren, bei welchen die zellenreiche Vegetation und somit die Entwickelung von Sarcomen, Enchondromen, Carcinomen etc. häufiger gefunden werden soll, so dass im Ganzen das kindliche Alter mehr mit den Herbivoren, das höhere Alter mehr mit den Carnivoren zu parallelisiren wäre.

Die mit käsiger Substanz infiltrirten Theile erleiden verschiedene Veränderungen; sie können durch Resorption vollständig eliminirt werden mit Hinterlassung einer Narbenbildung, wie wir es bei der Verheilung kleinerer Cavernen in den Lungenspitzen beobachten.

Eine andere mit dieser Resorption verbundene retrograde Metamorphose ist die Verkreidung. Es wird hierbei immer ein Theil der käsigen Substanz resorbirt, während der übrige sich mit Kalksalzen inprägnirt und dann weiterhin eingekapselt wird. Es ist diese Kalksubstanz immer mit einer gewissen Quantität von organischen Substanzen verbunden, indem nach Entziehung der Kalksalze durch concentrirte Säure eine feinkörnige Substanz zurückbleibt, an der jedoch keine Schichtenbildung wahrzunehmen ist, so wie auch eine Crystallisation dieser Kalksalze zu den allergrössten Seltenheiten gehören dürfte.

Hat die käsige Metamorphose ihre Endschaft erreicht, so verhält sich diese Ablagerung in der Lymphdrüse wie ein fremder Körper; die in seiner nächsten Umgebung neugebildeten Zellen entwickeln sich zu Bindegewebe und es kann demnächst die Kalkconcretion vollständig eingekapselt werden. Man findet in diesem die nächste Umgebung der käsigen Substanz bildenden Theile zuweilen jene vielkernigen grossen platten Zellformen (plaques à noyeaux multiples), die immer der Ausdruck eines langsam verlaufenden und unregelmässigen Bildungsprocesses sind. Betrifft die Erkrankung nur einen kleinen Theil der Lymphdrüsen, so kann der andere noch als functionsfähig gedacht werden. In den meisten Fällen jedoch erreichen diese käsigen Heerde mindestens die Grösse einer Erbse oder Bohne, werden meist viel grösser, so dass dann die ganze Drüse davon eingenommen wird und vollständig atrophirt.

Der dritte Process, welcher in diesen käsigen Massen auftreten kann, ist die Erweichung, wobei sich im Centrum der käsigen Infiltration ein Flüssigkeitsheerd bildet und dies einerseits zur Resorption führen kann oder bei Durchbruch dieser Flüssigkeit nach Aussen, zu Drüsenfisteln, wie sie besonders am Halse so häufig vorkommen. In den Halsdrüsen tritt die käsige Metamorphose mit centraler Erweichung in späteren Jahren nicht selten in solchen Drüsen auf, die sich bis dahin als rein hypertrophische verhalten haben; in diesen Fällen steht dann die Hypertrophie still. Es stellt diese Rückbildung hier eine Art von Naturheilung dar, und steht durchaus in keinem Zusammenhange mit einer scrophulösen Diathese. Die Exstirpation solcher Drüsen giebt daher die besten Resultate in Bezug auf den dauernden Erfolg und lässt keine Recidive fürchten.

Die atrophischen Lymphdrüsen.

Von den Organen, die wir zu dem Lymphdrüsensystem rechnen, ist die Atrophie der Thymusdrüse ein normaler physiologischer Process. Die zelligen Elemente verschwinden und das Bindegewebe bleibt zurück, während zu gleicher Zeit an Stelle der zelligen Elemente zuweilen die bekannten concentrischen Concretionen und Pigment treten.

In ähnlicher Weise kommt die Atrophie aller übrigen zum Lymphdrüsensystem gehörigen Organe vor, als eine mit dem höchsten Alter eintretende Rückbildung. So ist es bekannt, dass die Milz ausserordentlich klein, schlaff und verschrumpft werden kann, wie z. B. in dem Fall von Lobstein, wo dieselbe nur 20 Linien lang, 1 Zoll breit und 9 Linien dick war. An den Tonsillen habe ich leider versäumt, die senile Atrophie zu untersuchen, doch ist es wohl zweifellos, dass sie auch dort vorkommt.

Exquisit atrophisch werden im höheren Alter die Peyer'schen Drüsen des Darms. So fand ich dieselben bei einem 74jährigen zugleich sehr decrepidem Individuum fast vollständig verschwunden, die Darmschleimhaut war an jenen den Peyer'schen Drüsen entsprechenden Stellen so verdünnt, dass es schien als wenn dieselbe hier vollständig defect sei. Man sah mit dem freien Auge eigenthümlich pinselförmig ausgebreitete Blutgefässe, die ausserordentlich an die gleiche Vertheilungsweise der Gefässe in der Milz erinnerten. Bei der mikroskopischen Untersuchung fand sich nur eine enorm dünne Schicht von kernreichem Bindegewebe vor, in welchem keine Spur von Kapseln oder Drüsenelementen mehr zu sehen war.

Die analoge Atrophie findet sich auch in den Mesenterialdrüsen; jedoch combinirt sich dieselbe dort mit einem anderen Process, indem sich die Lymphdrüsen selbst nicht allein zu Bindegewebe, sondern zu Fettgewebe umbilden, eine Eigenthümlichkeit, die für das Mesenterium charakteristisch ist, indem auch hier im höchsten Alter nicht selten an Stelle des Bindegewebes ein derbes festes Fettgewebe tritt. Diese Umwandlung von Mesenterialdrüsen in Fettgewebe liess sich an dem oben erwähnten 74jährigen Individuum an verschiedenen Drüsen schrittweise verfolgen. Einen Durchschnitt einer solchen noch in der Atrophie begriffenen Drüse habe ich Taf. IV. Fig. 4. bei schwacher Vergrösserung dargestellt. Nur an zwei Stellen sieht man noch eine Andeutung der Rindenschicht, während die ganze übrige Substanz der Drüse zu einem groben Bindegewebsbalkenwerk mit darin verlaufenden Blutgefässen verändert und alles Uebrige durch Fettzellen ersetzt ist. Bei genauerer mikroskopischer Untersuchung lässt sich verfolgen, wie nach Verschwinden der Lymphkörperchen die zurückbleibenden Bindegewebskörperchen durch Aufnahme von Fett allmälig zu Fettzellen werden, indem anfangs nur einige Tropfen auftreten, später die ganze Zelle mit Fett angefüllt wird.

Die hypertrophischen Lymphdrüsen (Sarcom der Lymphdrüsen).

Wenngleich die Grenzen der chronischen Entzündung und der Hypertrophie der Lymphdrüsen nicht sehr scharf zu bestimmen sind, wenn man das anatomische Object und den histologischen Entwicklungsprocess allein in Betracht zieht, so ist doch in sofern ein wesentlicher Unterschied vorhanden, als man unter der chronischen Entzündung, wie bemerkt, ein secundäres Leiden der Lymphdrüsen versteht, hergeleitet von anderen ebenfalls chronischen oft zu Tage liegenden Processen (besonders chronischen Haut- und Knochenkrankheiten), während mit der Bezeichnung „Hypertrophie der Lymphdrüsen" in der Regel ein primäres Leiden dieser Organe bezeichnet zu werden pflegt.

Da es a priori wahrscheinlich ist, dass alle von uns zum Lymphgefässsystem gerechneten Organe gleichen Krankheiten unterliegen, so wäre auch die Hypertrophie in ihnen allen denkbar; doch wie auch von den übrigen Processen einige diese, andere jene Theile des Lymphdrüsensystems vorwiegend befallen, so hier ebenfalls.

Eine Hypertrophie der Thymus kennt man schon lange, doch scheint dieselbe wenig Aehnlichkeit mit den Lymphdrüsenhypertrophien darzubieten; feinste histologische Details fehlen auch in dem neuerlichst von v. Wittich beschriebenen Fall (Virchow's Archiv. VIII. p. 447.). Ob eine Hypertrophie der Peyer'schen Drüsen vorkommt ist unbekannt. Langenbeck theilte mir mit, dass er einen Fall von „scrophulösem Sarcom" in der Darmwand bei einem jugendlichen Individuum beobachtet habe; letztere war stellenweise bis zwei Querfinger-breit und darüber verdickt und bestand die Masse ausschliesslich aus Lymphkörperchen in ein feinfasriges Bindegewebsstroma eingebettet. Vielleicht war dies ursprünglich von den Peyer'schen Drüsen ausgegangen und dann nach Analogie der markigen

Infiltration bei Typhus fortgeschritten, — Eine Hypertrophie der Milzbläschen ist wahrscheinlich häufig mit chronischen Milztumoren überhaupt verbunden, doch wohl nicht isolirt beobachtet. Ueber alle diese Organe besitze ich leider keine eigenen hieher gehörigen pathologisch-histologischen Beobachtungen.

Hypertrophie der Tonsillen.

Genauer in ihren äusseren Verhältnissen ist die Hypertrophie der Tonsillen bekannt. Da aber die feinere Anatomie der Tonsillen bisher so unsicher war, so liegt es auf der Hand, dass auch die pathologische Histologie dieser Organe keine rechten Angriffspunkte gefunden hat. — Ich habe ausserordentlich viel Gelegenheit gehabt, hypertrophische Tonsillen zu untersuchen, bin aber erst mit Hülfe der neuen Untersuchungsmethoden zu einer einigermaassen befriedigenden Anschauung gekommen. Was zunächst die äusseren Verhältnisse betrifft, so ist zu bemerken, dass in der Form der hypertrophischen Drüsen und in der Art dieser Erkrankung keine erheblichen Unterschiede vorkommen, sondern dass alle diese hypertrophischen Tonsillen (die meisten gehörten Kindern an) einander völlig gleich waren. In Taf. V. Fig. 4. ist bei mässiger Lupenvergrösserung eine solche exstirpirte Tonsille dargestellt. Die Grössenzunahme kann eine sehr bedeutende sein, bis zum Umfang einer Kastanie, so dass die beiden Tonsillen in der Mitte des Pharynx zusammenstossen; ist die Volumenzunahme besonders nach unten sehr bedeutend, so entsteht dadurch vornämlich im Schlaf erhebliche Respirationsbeschwerde, zuweilen dringende Indication zur Operation. — Die Consistenz ist ziemlich derb, doch nicht selten dabei brüchig, spröde, so dass die Haken bei der Exstirpation durchreissen.

Auf der in allen von mir beobachteten Fällen glatten Schleimhaut-ähnlichen Oberfläche die übrigens auch oberflächlich ulcerirt sein kann, sieht man eine Menge von spaltförmigen Oeffnungen, welche bei der Untersuchung mit der Sonde Blindsäcke vorstellen, und den vergrösserten Faltungen und Vertiefungen der normalen Oberfläche entsprechen (Taf. V. Fig. 4. A.). Diese Taschen sind nicht selten angefüllt mit einem gelblich käsigem Brei, angeblich zurückgehaltenem Sekret der Tonsillen. Dieser Brei besteht aus feinen Fettmolecülen, Fadenpilzen, abgestossene Epithelien, Cholesterinkrystallen und ist abgesehen von den Pilzen dem Atherombrei analog; es sind zurückgehaltene und zersetzte Bestandtheile der die Vertiefungen auskleidenden Epithelialschicht; ich glaube nicht, dass dies mit dem Platzen von Follikeln in Zusammenhang zu bringen ist, ebenso wenig wie mit tuberkulisirten Bestandtheilen. Es ist ein Platzen der Follikel, wie sich in der Folge ergeben wird, kaum hier anzunehmen; ausserdem würde damit wahrscheinlich ein Verschwärungsprocess verbunden sein, der oft genug wohl bei chronisch entzündlicher Anschwellung dieser Organe, besonders bei Syphilis vorkommt, bei der vorliegenden Form von Hypertrophie aber selten beobachtet wird. Die Durchschnittsfläche der hypertrophischen Tonsillen zeigt sich von hellröthlicher Farbe; ein schleimiger Saft lässt sich ausdrücken und abstreichen; dieser enthält die gewöhnlichen Elemente der Lymphe. Viel mehr ist ohne weitere Behandlung in der Regel nicht wahrzunehmen. — In Chromsäure erhärtete Präparate zeigen nun auf der Schnittfläche mit Evidenz die besonders bei geringem Trockenwerden der Oberfläche scharf hervortretenden Follikel, die überall den spaltförmigen Oeffnungen anliegen (Taf. V. Fig. 4. B.); letztere, den schräg und gewunden verlaufenden Einsenkungen der Oberfläche entsprechend zeigen sich eben ihres Verlaufs wegen als Spaltöffnungen, da sie immer nur theilweise durch Quer- oder Längsschnitte getroffen werden. Einzelne stärkere Bindegewebsstränge treten hie und da hervor, und gruppiren sich dadurch einzelne Follikel zu grösseren Abtheilungen; die stärksten dieser Bindegewebszüge liegen zwischen den einzelnen Follikelreihen, und sind Verdickungen der normalen Scheiden zwischen je zwei Reihen von Follikeln. Dass bei dieser Hypertrophie gleichzeitig also die Elemente der Follikel und das

Bindegewebe zunehmen, ergiebt sich schon aus der makroskopischen Beschaffenheit; auch die Epithelialschicht auf der Oberfläche und die von den oberflächlichen Follikeln jetzt mehr gesonderte Schleimhautschicht ist verdickt, die Papillen an einigen Stellen oft sehr bedeutend entwickelt. Das Gewebe ist im Allgemeinen als gefässarm zu bezeichnen, selten sind die in die hypertrophischen Tonsillen eintretenden Gefässe bedeutend, in Folge dessen die bei der Operation eintretende Blutung mit seltenen Ausnahmen kaum erwähnenswerth.

Untersucht man nun mikroskopisch feine mit Glycerin gehörig ausgeschwemmte Abschnitte aus der Substanz der Follikel, so findet man das sehr scharf hervortretende netzförmige Gerüst zwischen dem immer noch eine grosse Quantität von zelligen Elementen enthalten ist; das Balkenwerk ist stärker und weiter als unter normalen Verhältnissen (Taf. V. Fig. 5.), ausserdem die feinen Balken an vielen Stellen membranartig breit, nicht so feinfadig wie in der normalen Tonsille (Taf. V. Fig. 3.). Deutliche Blutcapillaren treten hervor durch ihre meist scharfen doppelten Contouren und ihre kernreichen Wandungen mit denen übrigens die feinen Bindegewebsbalken unmittelbar zusammenhängen. Das Netzwerk ist sehr reich an Kernen von ovaler Gestalt mit deutlich einfachen Kernkörperchen; diese Kerne zeigen hie und da nicht selten Theilungsformen. — Deutliche Lymphgefässe strotzend gefüllt kommen zum Vorschein, hier eine kurze Strecke zu verfolgen, dort im Querschnitt; sie haben meist einfach strukturlose Wandung mit länglichen Kernen; oft adhärirt ihrer Innenfläche eine Zellschicht sehr fest, einem Epithelium entsprechend. Das ganze Bild giebt überhaupt weit mehr als die normalen Follikel das Ansehen eines cavernösen Gefässnetzes, da die sonst so feinen Balken hier mehr membranartiger sind (Fig. 5. a.). — Nimmt man einen feinen Abschnitt in der Nähe der Follikelkapsel, wie solcher in Taf. V. Fig. 5. dargestellt ist, so sieht man wie sich nach der Kapsel hin (Fig. 5. b.) das Gewebe immer mehr und mehr verdichtet, wie die Maschen immer länglicher, die Balken immer stärker werden und den Charakter von dünnen Bindegewebsbündeln annehmen bis in dem festen Theil der Kapsel dann die stärksten Bindegewebsfasern auftreten; in dieser Kapsel erkennt man nun ausser stärkeren Arterien und Venen auch sehr deutliche Lymphgefässe, deren Wandungen freilich nicht streng isolirt, die aber durch ihren schwer zu entleerenden geronnenen Inhalt deutlich genug charakterisirt sind. Dass diese Lymphgefässe aus dem cavernösen Gewebe hervorgehen, ist wohl nicht zu bezweifeln. Um sich eine Vorstellung zu machen wie dies geschieht, dazu muss ich auf die Abbildung verweisen. Es entsteht zunächst eine Art von unvollkommenen durchlöcherten Lymphgefässen durch mehr und mehr parallele Richtung der Netzbalken nach der Peripherie des Follikels hin, aus denen dann endlich durch immer schärfere und engere Umgrenzung geschlossene Gefässcanäle zu Stande kommen. Die hieraus sich entwickelnden Lymphgefässe verlaufen dann zunächst zwischen den Follikeln mit den Blutgefässstämmen von hier in die Scheidewand je zweier Reihen von Follikeln, die daher am meisten der Marksubstanz der Lymphdrüsen an die Seite zu stellen ist.

In Bezug auf die Entwicklung dieser Struktur und die Umbildung des normalen Gewebes in das Beschriebene, so wie die zelligen Bestandtheile bieten die Tonsillen nichts besonderes dar, so dass wir dies weiter unten bei den Lymphdrüsen besprechen wollen, um nicht unnütze Wiederholungen zu machen.

Hypertrophie der Lymphdrüsen.

Die als primäre Krankheit der Lymphdrüsen auftretende Hypertrophie ist anatomisch schwieriger von andern Lymphdrüsentumoren zu scheiden als diagnostisch-chirurgisch, insofern es sich durch die anatomische Untersuchung ergiebt, dass die meisten Entartungen der Lymphdrüsen, so heterogen sie sich in ihrem weiteren Verlauf gestalten, mit einer Zunahme und Vergrösserung der normalen Elemente beginnen. Ausserdem steht das cavernöse Netzwerk der Lymphdrüsen dem sog. Stroma der meisten zellenreichen Geschwülste so nahe, dass zuweilen kaum ein Unterschied der Gewebsformen nachweisbar ist. Wenn wir von der Hypertrophie der Lymphdrüsen die sarcomatöse Degeneration dieser Organe trennen, was aus theoretisch-systematischen Gründen wünschenswerth sein mag, so wollen wir unter Sarcom für diesen Fall solche Geschwülste verstehen, die vorwiegend aus spindelförmigen Zellen bestehen, das sogen. Tissu fibroplastique bilden, eine Form wie sie von Förster an den Axillardrüsen beobachtet ist (Pathol. Atlas. Taf. X. Fig. 4.) und wie ich eine Geschwulst der Tonsillen sah. Von den verschiedenen carcinomatösen Degenerationen hat eine etwas festere Form des Markschwamms am meisten Aehnlichkeit mit der Hypertrophie und ist meiner Ansicht nach anatomisch gar nicht, chirurgisch unsicher zu diagnosticiren. Die übrigen meist secundären Krebsgeschwülste der Lymphdrüsen bieten in ihrem Aussehen der Durchschnittsfläche meist eigenthümliche Kennzeichen dar, auch ist die Diagnose durch das primäre Leiden gegeben.

Bemerkungen über Leukämie.

Es kommt bei Lymphdrüsenkrankheiten für den Gesammtorganismus wesentlich auf die Ausdehnung der Erkrankung an. Sowohl eine völlige Insufficienz aller Lymphdrüsen, als eine Hypertrophie mit gesteigerter Funktion muss den Ruin des Organismus herbeiführen, da das Gleichgewicht in der Blutmischung und der ganzen Ernährung völlig aufgehoben wird. Eine Krankheit der Lymphdrüsen ist daher immer zugleich eine Blutkrankheit, ebenso wie Leistungsunfähigkeit oder übermässige Thätigkeit der Milz; die Leukämie ist eine von diesen handgreiflichen Dyskrasien des Blutes. In ähnlicher Weise gilt dasselbe auch für die Krankheit der excretorischen Drüsen, besonders Leber, Niere; Cholämie und Urämie sind allerdings auch handgreiflich genug. So wie das Minimum der letzteren Blutdyskrasien sich allmälig bis ins Normale verlieren kann, so sind auch die Schwankungen, welche in der Blutmischung durch grössere oder geringere Energie der Lymphdrüsenthätigkeit Statt haben können ohne ein Krankheitsbild zu geben, für jetzt incommensurabel. Es ist z. B. nicht unwahrscheinlich, dass eine Zunahme von weissen Blutkörperchen nach jeder Verdauung Statt findet etc., ein geringer Grad von Leukämie ist wahrscheinlich bei scrophulösen Individuen immer vorhanden, vielleicht für die jetzigen Zählungsmethoden unzugänglich, jedenfalls wohl in vielen Fällen nur vorübergehend. Angenommen es behielten die entzündlich secundär angeschwollenen und die hypertrophischen Lymphdrüsen ihre vollkommene Funktion, besonders die Gangbarkeit der abführenden Gefässe, so müsste bei allen diesen Zuständen ein geringer Grad von Leukämie eintreten. Hierüber sind bisher wenig Untersuchungen angestellt; nur von sehr weit ausgedehnten Anschwellungen der Lymphdrüsen besitzen wir einige klassische Beschreibungen, besonders von Virchow. Ob man diese Fälle, besonders diejenigen wo Virchow Lymphdrüsen-artige Bildungen in Leber und Nieren fand, histologisch als Carcinom oder graue Tuberkel bezeichnen will, wäre ein unfruchtbarer Wortstreit. — Es ist bei dem jetzigen Stand der Dinge die Frage über die Ursache der Leukämie immer noch nicht zu entscheiden. Sollte es sich bestätigen, dass die neugebildeten rothen Blutkörperchen bereits als solche aus der Milz hervorgehen, so wäre die mit Milzkrankheit verbundene Leukämie darauf zurückzuführen, dass der grösste Theil der rothen Blutkörperchen abortiv, d. h. ohne Farbstoff und ohne vollendete formelle Ausbildung aus der Milz hervorgehen, — oder dass die Milz überhaupt nichts producirt und nur die Lymphdrüsen funktioniren; letztere Annahme wohl kaum zu vertreten, höchstens bei Obliteration der Milzvene. — Auch bei vollkommen normaler Blutplastik ist Leukämie denkbar, nämlich wenn nur die rothen Blutkörperchen zu Grunde gehen, die weissen aber persistiren; bisher nur theoretisch, auch wohl bis dahin unmöglich nachzuweisen. — Bei Vertretung der Ansicht, dass Lymphdrüsenhypertrophie Leukämie bedingen kann, liegt die Auffassung zu Grunde, dass aus diesen Drüsen die neugebildeten Elemente in regelmässiger Weise entleert werden. Dies ist nicht so ohne Weiteres zuzugeben. Abgesehen davon, dass es mir nie gelungen ist, die abführenden Gefässe verhältnissmässig erweitert mit Sicherheit nachzuweisen, sind doch auch die Veränderungen der Drüse im weiteren Verlauf des Processes so erheblich, dass eine normale Circulation und Excretion zweifelhaft werden kann. Es ist wegen der in der Umgebung der Geschwülste sich bildenden Verdichtung des Zellgewebes sogar nicht so unwahrscheinlich, dass die Lymphgefässe hier völlig obliteriren können. In wie weit nun Lymphdrüsengeschwülste einzelner Gruppen, wie sie fast nur in der chirurgischen Praxis vorkommen, einen leukämischen Einfluss ausüben, darüber fehlt es mir an Beobachtungen, da keiner von den betreffenden Fällen zur Section kam. — Ebenso wenig bin ich im Stande, besondere Ursachen der Lymphdrüsenhypertrophie anzugeben; dass dieselbe mit scrophulöser Constitution meist zusammenfällt, ist lange bekannt; Langenbeck bezeichnet daher diese Geschwülste zum Unterschiede von anderen gutartigen Lymphdrüsentumoren als „scrophulöses Sarcom". Ob rein locale Ursachen, etwa Thrombose oder Obliteration der Vasa efferentia Veranlassung geben können, vermag ich nicht durch Beobachtungen zu stützen.

Klinisches über die Hypertrophie der Lymphdrüsen.

Die Hypertrophie der Lymphdrüsen ist bei Weitem am häufigsten am Halse, und kommt vorwiegend bei jugendlichen Individuen vor. Ganz kleine Kinder und ältere Leute leiden selten daran; die Jahre, in denen sich diese Tumoren zu entwickeln pflegen, sind vom dritten bis zwanzigsten; ich habe mehr Fälle bei Mädchen als bei Knaben gesehen. Bei ganz jungen Kindern bilden sich derartige Geschwülste zu enormen Massen unter colossal raschem Wachsthum heran und verhalten sich dann in der Regel als Markschwamm. Bei Leuten zwischen zwanzig und vierzig kommen sie selten zur Entwickelung; doch findet man bei solchen Individuen dergleichen Geschwülste die lange stationär geblieben sind, vielleicht sich verkleinert haben; es treten dann verschiedene regressive Metamorphosen in dem Gewebe der Geschwulst auf, wovon später.

Es bilden diese hypertrophischen Lymphdrüsen anfangs runde Knollen, die schmerzlos sind, in der Folge nicht abcediren (ausgenommen, wenn käsig tuberculose Metamorphose in ihnen auftritt), sondern unaufhaltsam oft sehr rasch im Wachsthum fortschreiten. Sie verhalten sich zur chronisch-suppurativen Entzündung etwa wie das Enchondrom der Phalangen zur Pädarthrocace. Bei innerer und äusserer Behandlung mit Jodmitteln, Druckverband, Leberthran u. s. w. verkleinern sich diese Tumoren oft sehr erheblich, besonders auch beim Gebrauch jodhaltiger Wasser, namentlich Kreuznach, Adelheidsquelle, Tölzer Wasser; sehr selten verschwinden sie danach ganz, in der Regel beginnt das Wachsthum rasch wieder nach dem Auslass obiger Mittel. In andern Fällen, namentlich bei sehr energischem Jodgebrauch, tritt eine acute Erweichung ein, zuweilen sogar Verjauchung mit bedenklichen allgemeinen septischen Intoxicationserscheinungen. Bei weiterem Wachsthum kann man die einzelnen geschwollenen Drüsen nicht mehr isolirt fühlen, sondern diese verschmelzen mit einander, und es entsteht eine feste, oft unbewegliche, in die Tiefe zwischen die Gefässe dringende Geschwulst mit knolliger oder gleichmässig runder Oberfläche; in den ungünstigsten Fällen sind beide Seiten des Halses betheiligt, so dass dieser fast unbeweglich wird; hiedurch kann dann Compression der Trachea oder Larynx auch der Nn. vagi und Vv. jugular. int. bedingt werden und Indicatio vitalis für die Operation eintreten. Bei so bedeutendem Wachsthum werden die Geschwülste meist weicher, wenn sie auch anfangs sehr derb und fest sich anfühlen liessen. In nicht sehr rapid verlaufenden Fällen hört das Wachsthum nach einigen Jahren ganz auf, und auch der Allgemeinzustand, der in der Regel leidet, bessert sich wieder. Zuweilen, namentlich beim Auftreten dieser Krankheit in späteren Jahren, ist das Allgemeinbefinden ganz ungestört: in andern Fällen werden die meist zarten blonden Kinder sehr blass und zehren dabei ab. Im Allgemeinen exstirpirt man diese Geschwülste ungern, so lange sie noch sehr lebhaftes Wachsthum zeigen, ist aber zuweilen dazu durch den Allgemeinzustand und Lokalität gezwungen. Die Operationen sind immer nicht ganz ohne Gefahr besonders am Halse; Thrombose der V. jugularis interna kann leicht nach diesen Operationen eintreten, auch wenn das Gefäss nicht verletzt ist; manchmal geht dies ohne weitere Folgen vorüber, in andern Fällen folgt Thrombose der Art. pulmonalis und ihrer Aeste. Exstirpirt man die Geschwülste während sie noch wachsen und in lebhafter Entwicklung sind, so sind Recidive unvermeidlich; die Degeneration bildet sich um so rascher in den benachbarten Drüsen aus. Operirt man später, so ist der Erfolg immer günstig, wenn die Geschwülste nicht zu sehr in die Tiefe gehen.

Anatomische Beschaffenheit.

Je nach den Stadien in welchen die hypertrophischen Drüsen entfernt werden, zeigen sie sich etwas verschieden. An den kleineren tritt die Nieren- oder Herzform sehr deutlich hervor, die grösseren haben mehr kugligrunde Gestalt. So lange die einzelnen Drüsen von einander getrennt sind, haben sie lockeren Zellstoff mit etwas Fett um sich und eine sehr derbe stark verdickte Kapsel. Die Durchschnittsfläche ist hellgelbbräunlich und verfärbt sich an der Luft sehr bald zu einer mehr rothbräunlichen Nüance, wie schon von Virchow bemerkt. Es fliesst bei Druck von der Schnittfläche wenige vollkommen Lymph-artige Flüssigkeit ab. Der Hilus und die zu- und abführenden Blutgefässe sind sehr markirt; die Mark- und Rindensubstanz nicht deutlich geschieden; letztere zuweilen durch einen weissen, narbenähnlichen, centralen Theil angedeutet. Nach eintretenden Lymphgefässen an der Kapsel habe ich vergeblich gesucht; unter den oft in grösserer Zahl aus dem Hilus hervortretenden Gefässen habe ich Lymphgefässe mit Sicherheit nicht auffinden können; die Venen sind allerdings sehr schwer davon zu unterscheiden, doch in den meisten Fällen durch einigen Blutkörperchen-Inhalt als solche kenntlich. Die Follikel oder Drüsenbläschen markiren sich in den meisten Fällen durchaus nicht, weder an frischen Präparaten noch an solchen die in Chromsäure erhärtet sind; hierdurch unterscheiden sich die hypertrophischen Tonsillen, wo die Follikel sehr scharf ausgeprägt sind. Es ist dies um so auffallender, als an normalen Tonsillen die Follikel stellenweise gar nicht als solche zu sehen sind, während an hyperämisch geschwollenen Lymphdrüsen die Follikel oft für das freie Auge so sehr deutlich sind, und bei der Hypertrophie fast verschwinden; die Ursache der letzteren Erscheinung klärt sich durch die Struktur auf.

Stärker entwickelte Tumoren dieser Art zeigen meist eine gleichmässig ebene Schnittfläche; es sind hie und da einzelne festere Stränge zu sehen, doch oft das Zusammenschmelzen aus wahren Drüsen anatomisch nicht mehr scharf nachweisbar, aus der klinischen Beobachtung der Entwicklung sich jedoch leicht ergebend. Die Substanz ist weicher, mehr weisslich, blutärmer, ein reichlicher, mehr trüber, selbst milchiger Saft ergiesst sich aus den Schnitten. Bei diesen Geschwülsten, wie sie besonders bei kleineren Kindern vorkommen, ist die scharfe Diagnose ob eine dergleichen Tumoren bildende Allgemeinkrankheit (carcinöse Dyskrasie) vorhanden oder nicht, sehr schwer; exacte Prognose in solchen Fällen gar nicht zu stellen.

Mikroskopische Struktur.

Die mikroskopische Untersuchung ergiebt mancherlei Interessantes, sowohl für normale als allgemein pathologisch-histologische Verhältnisse.

Die kleinsten erkrankten Lymphdrüsen zeigen in ihrem Bau kaum einen wesentlichen Unterschied von den normalen, die Verhältnisse sind vollkommen wie bei der parenchymatösen Entzündung. Etwas grössere Drüsen von Tauben- bis Hühnerei-Grösse zeigen anderweitige Veränderungen, die endlich die völlige Destruktion der Drüsenstruktur zu Wege bringen. Die Kapsel ist zunächst verdickt und saftiger. Untersucht man feine Querschnitte derselben, so findet man anstatt der länglichen Bindegewebskörper eine enorme Masse von neugebildeten Zellen eingelagert, wodurch die Bindegewebsfasern vollständig auseinander gedrängt werden. Durch die Anhäufung dieser Zellen in bestimmten rundlich oder auf den Durchschnitt länglich geformten Gruppen schliesst sich die so veränderte Struktur der Kapsel unmittelbar an die alveoläre der Drüsenelemente an und geht allmälig in dieselbe über, in analoger Weise wie bereits bei den Tonsillarfollikeln beschrieben. Auch sieht man hier in den Kapseln zuweilen völlig Gefäss-ähnliche Lymphcanäle, wenngleich nicht so deutlich wie an den Tonsillen. Dieser Wachsthumsprocess, der also einfach darin besteht, dass das Bindegewebe der Kapsel durch Einlagerung von Zellen in das netzförmige Gewebe der Drüsensubstanz umgebildet wird, setzt sich nun an den Lymphdrüsen auf alle Sepimente der Alveolen fort, so dass diese also in der Folge hierdurch völlig zu Grunde gehen, indem sie selbst zu Drüsengewebe umgewandelt werden. Es soll hiermit jedoch nicht gesagt sein, dass der Process in der Kapsel seinen Anfang nimmt, vielmehr beginnt der Process in der Drüse selbst. Dass auf diese Weise das ganze Gewebe der hypertrophischen Drüse gleichartig werden muss liegt auf der Hand, auch ist dabei schon zu übersehen, wie zwei neben einander liegende Drüsen mit einander verschmelzen können und überhaupt Verwachsungen mit Nachbartheilen zu Stande kommen. — Auch die Marksubstanz der Drüse geht in sofern mit in den Process ein, als die darin enthaltenen Lymphstränge sich in ähnlicher Weise zu einem weiteren netzförmigen Gewebe mit eingelagerten Zellenelementen umformen. Dies sieht man, wenn man feine Abschnitte aus dem Centraltheil der Drüsengeschwulst untersucht. Diese Umbildung der Marksubstanz erfolgt aber oft erst sehr spät, wenn die Form der ganzen Lymphdrüse bereits völlig verändert ist. In den jüngeren Formen hält sich der centrale Theil der Drüse sehr lange, und bildet dadurch wahrscheinlich die schon oben erwähnte weisse narbige Substanz. In ähnlicher Weise behalten also auch die Wände der Tonsillarfollikel sehr lange ihre Derbheit und Selbständigkeit; ob auch sie bei hochgradiger Degeneration zu Grunde gehen können, dazu fehlt es mir für die als einfache Hypertrophie der Tonsillen zu bezeichnende Krankheitsform an Beobachtungen; wohl aber kommt dies Aufgehen der Follikeln in Geschwulstmasse auch an den Tonsillen vor bei der sarcomatösen Degeneration.

Ausser dieser einfachen Massenzunahme der Drüsen mit ziemlich vollständiger Beibehaltung der Formen und Durchmesser des feinen Netzwerks kommt in grösseren Geschwülsten der Art aber auch eine völlige Veränderung der Struktur zu Stande, indem ein deutliches alveoläres grossmaschiges Stroma zur Ausbildung gelangt, wie in Carcinomen. Die Unterschiede sind hier enorm schwer sowohl klinisch als anatomisch festzustellen. Die Beschreibung und Entwicklung dieser Formen hoffe ich an der in Taf. IV. Fig. 9. gegebenen Zeichnung zu erläutern, die einen feinen ausgepinselten Abschnitt aus einem grossen Lymphdrüsentumor von dem Halse eines zwölfjährigen Kindes darstellt.

Bei a. sieht man das feine Maschenwerk wie es sich in den meisten Fällen bei Lymphdrüsenhypertrophie vorfindet, und sich von dem normalen Gewebe fast gar nicht als höchstens durch die grössere Derbheit der feinen Balken unterscheidet. So sehen die feinsten Abschnitte der hypertrophischen Drüsen meist durchweg aus; die Capillaren sind etwas dickwandiger und weiter, sparsam vorhanden; die Lymphkörperchen von normalen Formen, seltner deutlich ausgeprägte Zellen, noch seltner vielkernige Zellen, wenngleich diese hin und wieder begegnen; Theilungsformen der Kerne hie und da in den Knotenpunkten des Netzwerks; dies ist vorläufig der einzige Anhaltspunkt für die Entwicklung. Dicht daneben gestaltet sich jedoch das Gewebe ganz anders, die Maschen werden immer grösser und grösser, die einzelnen Balken breiter, membranartig, und somit die Form des areolären Gewebes gegeben. Dazwischen treten stärkere Blutgefässe auf von der Form colossaler Capillaren (b.), an andern Stellen Canäle strotzend mit Lymphkörperchen gefüllt (c.), also wahrscheinlich Lymphcapillaren, beide Gefässarten innig mit den Balken zusammenhängend; die letzteren verhältnissmässig viel weniger kernreich als das kleine Lymphdrüsennetzwerk. Unter den Zellformen fallen hier sofort grosse vielkernige Zellen auf, deren Kerne in lebhaftem Theilungsprocess; diese sind in den Balken so fest eingebettet, dass sie wohl unzweifelhaft als aus den Kernen derselben hervorgegangen zu denken sind, indem diese Kerne ebenfalls hie und da beginnende Theilungen und Umbildungen zu vielkernigen Zellen zeigen. Hier scheint die Zellenvermehrung durch Theilung ungemein leicht zu übersehen, da der Process wegen seines langsameren Verlaufs die einzelnen Uebergangsformen so augenscheinlich zu Tage fördert. Die Kerne vermehren sich also durch Theilung bei gleichzeitiger Produktion von Zellsubstanz um sich herum; werden diese Zellencomplexe entfernt, so sehen wir ihr Lager als Höhle, als Alveole. Zugleich mit diesem Vorgang erfolgt aber auch, vielleicht mit der erhöhten Zellenthätigkeit in Zusammenhang stehend, eine Verdickung des Zelllagers, nämlich des Balkenwerks, das ich demnach zum Theil auch als Zellausscheidungsprodukt betrachten möchte.

Dass wir diese Vorgänge hier in der beschriebenen Weise verfolgen können, liegt, wie bereits angedeutet, darin, dass die neugebildeten Kerne sich nur auseinander schieben und sich eben nicht zu einzelnen Zellenindividuen isoliren, sondern zu ganzen Familien beisammen bleiben. Würden sich die Kerne, nachdem sie durchgefurcht sind, mit ihrer dünnen Zellschicht sofort weiter fort begeben, so könnte es zu dergleichen Anhäufungen nicht kommen, und es würde dann nur ein feines Maschenwerk entstehen wie bei a. (Taf. IV. Fig. 9.), wo wir ebenfalls, wenngleich seltner Theilungsformen der Kerne beobachteten. Dass in dem letzterwähnten Theil dieser Geschwülste eine Zellvermehrung durch Sprossenbildung und selbständiges Auftreten neuer Kerne Statt haben sollte, wie wir es bei den ganz acuten Schwellungen wahrscheinlich zu machen gesucht haben (vgl. p. 143.), dafür liegt durchaus nichts vor; vielmehr ist hier wohl anzunehmen, dass die Zellbildung nur durch Theilung hervorgehe, und dass wir die Theilungsformen deshalb nicht häufiger in dem feineren Netzwerk finden, weil der Process rascher vorschreitet, und ihm die Gewebsbildung immer unmittelbar auf dem Fusse folgt, indem wir annehmen, dass hier jede kleine neue Zelle sofort wieder etwas Bindegewebe um sich producirt und dadurch die fortwährende Vergrösserung des feinen Maschenwerks unterhalten bleibt. Wir werden bei der Beschreibung der carcinomatösen Degeneration der Lymphdrüsen noch wieder auf diesen Gegenstand zurückkommen.

Sollen wir nun das grosse maschige Gewebe, wie wir es in der beschriebenen Zeichnung finden, noch als hypertrophische Lymphdrüsensubstanz betrachten? Vom anatomischen Standpunkt aus, den wir hier einnehmen, gewiss nicht. Es ist ein Gewebe, welches durchaus als demjenigen der Carcinome am nächsten stehend zu betrachten ist; von diesem unterscheidet es sich jedoch wesentlich durch die Zellformen, die wieder dem Sarcom anheimfallen müssen. So ist eben auch hier vom histologischen Standpunkt aus nur das gewonnen, dass wir Entwicklung und Uebergangsformen kennen lernen, die den Chirurgen längst bekannt sind; denn dass diese Geschwülste niemals eine auch nur einigermaassen sichere Prognose zulassen ist aus vielen Erfahrungen zu allgemein bekannt, als dass wir nöthig hätten, es durch Beispiele zu beweisen.

Von den verschiedenen retrograden Metamorphosen, welche in dem Gewebe der besprochenen Lymphdrüsengeschwülste vorgehen, sind die Tuberkulisirung, Verkreidung, Pigmentbildung, und Auftreten von geschichteten Concretionen und Amyloid-verwandten Körpern von mir beobachtet. Doch gehören diese immerhin zu den seltensten Vorkommnissen, indem diese Geschwülste in den vorwiegend meisten Fällen einen höchst stabilen Charakter an sich tragen, und bei colossalem Wachsthum und durchweg homomorphem Bau lange bestehen können. Sie sind jedoch einer acuten Entzündung fähig, mit bedeutender Vascularisirung der oberflächlicheren Theile, Verdünnung, Röthung und Durchbruch der Haut und meist mit Ausgang in Verjauchung oder wenigstens in oberflächliche Gangränescenz. Eine solche Entzündung wird nicht selten durch äussere Reizmittel oder auch durch übermässigen Jodgebrauch künstlich hervorgerufen; spontan habe ich sie niemals auftreten sehen.

In Betreff der langsameren retrograden Metamorphosen bemerke ich, dass ich diese nur in einzelnen hypertrophischen Lymphdrüsen am Halse sah, welche in dem Umfang von Hühnereigrösse 10—12 Jahre lang bei Leuten von 18—25 Jahren unverändert bestanden hatten, so dass die Patienten des langen Kurirens müde sich endlich zur Exstirpation entschlossen.

In einem Falle bestand ungefähr Zweidrittheil einer solchen Drüsengeschwulst aus käsiger sehr derber hellgelber bröckliger Substanz, während die übrige Masse aus succulentem Lymphdrüsengewebe mit sehr schön ausgebildeten Follikeln zusammengesetzt war, beide Substanzen durcheinander in der Geschwulst vertheilt, so dass weder der centrale noch der peripherische Theil vorwiegend käsig metamorphosirt war. Einige verkalkte Partien und Pigment, meist gelb und dunkelorange, auch krystallinisch kommen ebenfalls in solchen Drüsen vor.

Concentrische Körper ähnlich wie Hirnsand oder Thymuskörperchen sah ich einmal in vielen Follikeln solcher Drüsen; ihre Beschreibung fügt sich wohl zweckmässiger der amyloiden Degeneration der Lymphdrüsen an.

Die speckige Infiltration oder amyloide Degeneration der Lymphdrüsen.

Nachdem unter dem Namen der Speckmilz, Speckleber, Speckniere, schon seit langer Zeit, besonders durch Rokitansky gewisse Zustände dieser Organe bekannt waren, wobei dieselben oft ohne sehr erhebliche Vergrösserung mit einem eigenthümlichen fest gallertigen graugelbröthlichen Stoff infiltrirt sind und die Consistenz von Speck bekommen, woher zunächst die Bezeichnung gewählt wurde, war es vor Allen H. v. Meckel, welcher dieser Degeneration besondere Aufmerksamkeit schenkte, dieselbe als ein Produkt einer Allgemeinkrankheit des menschlichen Körpers hinstellte, und ein neues Krankheitsbild, die Speck-Krankheit schuf (Annalen des Charité-Krankenhauses. Jahrg. IV. Hft. 2.). — Die in den oben genannten Organen so wie auch im Darmkanal (Darmzotten, Peyer'sche Drüsen) abgelagerten Stoffe nannte er Speckstoffe oder Speckfette, indem ihn die chemische Prüfung derselben dahin drängte, dieselben als sehr zusammengesetzte und verschiedenartige, ihrem Hauptbestandtheile aber aus Fettarten zusammengesetzte Körper zu halten; von diesen Fetten wies er als vorwiegend das Cholesterin nach, indem er in dem Alkoholextrakt ausser vielen anderen Fettkörpern und Fettkrystallen, auch vorwiegend krystallinisches Cholesterin vorfand. Als chemisch diagnostisches Merkmal gab Meckel die Jod-Schwefelsäure-Reaction an, und unterschied danach mehrere Modifikationen der Speckfette, von denen hier nur in Betracht kommen: 1) Das Speckroth; es ist ein Stoff welcher durch Imbibition mit Jod eine tief gelbrothe Farbe bekommt, die sich deutlich von der jodbraunen Farbe unterscheiden lässt, wie sie die meisten mit Jod imbibirten Gewebe annehmen. Diese Farbe ändert sich nicht nach Zusatz von Schwefelsäure. — Es ist nach Meckel's Ansicht ein eigenthümlicher Doppelkörper aus einem geronnenem Eiweisskörper und einem

Fett beide nicht näher zu bestimmen. — 2) Das Speckviolett; imbibirt sich dieser Stoff mit Jod, so entsteht entweder keine besondere Färbung, oder eine dunkelschmutzig grüne und braune Farbe; wird jetzt Schwefelsäure zugesetzt, so tritt ein Farbenspiel auf in der Weise, dass die infiltrirten Gewebe zuerst schön Violettpurpur, dann blau, grün, gelb, endlich farblos werden. Da von allen bekannten Körpern diese Reaction nur dem Cholesterin zukommt, so schloss Meckel, dass das Speckviolett seine Reaction einem bedeutenden Gehalt an Cholesterin verdanke, und stellte dasselbe demnach als einen Doppelkörper auf, bestehend aus Cholesterin und anderen Fetten, vielleicht selbst mit dem Speckroth (das er also nicht für Cholesterin haltig hielt) combinirt; zugleich gab er an, dass zuweilen dieses Farbenspiel undeutlich sei, und dass wahrscheinlich die von Virchow früher beschriebene Jodreaction der Purkinje'schen Corpora amylacea im Gehirn auf den Gehalt an Cholesterin zu beziehen und nicht als mit dem Amylum und Cellulose verwandt oder gar identisch zu betrachten sei.

Diese Ansicht hielt Meckel auch noch später aufrecht und vertheidigte dieselbe aufs Neue (Mikrogeologie p. 265.), indem er die Purkinje'schen Corpora amylacea als geschichtete Concretionen im Gehirn beschrieb; seiner Ansicht traten mehr oder weniger bestimmt bei: Luschka, Schlossberger, Kölliker.

Viel früher als die Meckel'sche Arbeit über die Speckkrankheit hatte Virchow (Archiv. Bd. VI. Hft. 1.) entdeckt, dass die Corpora amylacea des Gehirns, die ihren Namen von ihrer concentrischen Schichtung herleiteten, auf Zusatz von Jod einen blassbläulichen Schimmer annehmen und nach Einwirkung von Schwefelsäure ein schönes Violett zeigen. Virchow brachte diese Beobachtung in Verbindung mit dem Vorkommen von Cellulose bei Ascidien, wie sie von Carl Schmidt, Kölliker, Löwig, Schacht, Huxley beobachtet war. Während Virchow in der erwähnten Mittheilung eben nur die Analogie der Reaction mit Cellulose hervorhob, bezeichnete er etwas später

(Archiv. Bd. VI. Htt. 2.) denselben Körper bestimmt als „pflanzliche Cellulose" vielleicht mit veranlasst durch die bestätigenden Mittheilungen von Seiten Rokitansky's. In diesem zweiten Aufsatz zeigte Virchow nun zugleich, dass die gallertartigen Körper, welche das Wesen der Speckmilz bilden, auch die Reaction der pflanzlichen Cellulose zeigten, und dass dieser Stoff besonders in den Follikeln der Milz liege und durch Metamorphose der Zellen hervorgebildet werde; während er so nachwies, dass die betreffenden Körper nicht nothwendig einen concentrischen Bau zeigen müssten, sondern auch als rundliche oder leichteckige ganz homogene Körper auftreten könnten, hob er schliesslich besonders hervor, dass andere Substanzen von anscheinend gleichem Aussehen und concentrischer Schichtung, wie sie in der Schilddrüse, Eierstock, Niere, Prostata vorkommen, die man bisher als feste Colloide bezeichnete, die Jod-Schwefelsäure-Reaction nicht zeigen.

Nachdem nun die oben exponirten Ansichten von Meckel veröffentlicht waren, trat Virchow (Archiv. Bd. VI. Hft. 3) der Ansicht von Meckel gegenüber, indem er die Verschiedenheiten der Reaction von Amylum, von Cellulose, von Cholesterin und dem in Frage stehenden Körper genau hervorhob und nachwies, dass derselbe weder Amylum sei, wie es Donders behauptet hatte, noch Cholesterin, wie Meckel annahm, sondern es sei ein für sich bestehender chemisch vorläufig durch die einfache Reaction nicht bestimmbarer Körper, welchem er nun den früher schon angewandten Namen „Amyloid" bestimmt beilegte, weil derselbe nach seiner Ansicht dem Amylum und der Cellulose am nächsten verwandt sei.

Bei der Schwierigkeit des Gegenstandes und der Unsicherheit der Reaction, die nur bei grosser Sorgsamkeit und gewissenhafter Prüfung von Werth ist, war es erklärlich, dass die concentrische Schichtung als ein augenfälliges mikroskopisches Kennzeichen, vielfach ohne Weiteres mit dem Amyloid oder Speckstoff in Zusammenhang gebracht wurde, ohne gleichzeitig die Reaction zu würdigen, zumal da beide Bezeichnungen in sofern unglücklich gewählt waren, als man mit Amyloid zunächst die Schichtung der Körper, mit Speckstoff zunächst das Cholesterin in Verbindung brachte.

In einer weiteren Mittheilung schied nun Virchow (Arch. Bd. VIII. Hft. 1.) verschiedene concentrische Körper, welche von Andern fälschlich als Amyloide bezeichnet waren (Hirnsand, Gallertkörner, concentrische Epidermiskugeln, Gullivarsche Körper, Markstoff, Leucinkörner) aus und stellte die Jod-Schwefelsäure-Reaction als das Wesentliche für das Amyloid noch einmal fest. Uebrigens aber bestätigte er die Meckel'schen Untersuchungen in allen ihren wesentlichen Punkten, sowohl in Bezug auf die Art und Weise, wie Gewebe damit infiltrirt sind und in Bezug auf die Würdigung dieser Degeneration als Allgemeinkrankheit, als auch in Bezug auf die Verschiedenheit der Reaction, indem er jetzt auch den dem Cholesterin analogen Farbenwechsel (Meckel's Speckviolett) an der Milz beobachtete, nachdem er schon früher die eigenthümliche jodrothe Farbe (Meckel's Speckroth) selbst gefunden hatte.

Nach diesem letzten Aufsatz, den ich als eine glänzende Anerkennung der Meckel'schen Untersuchungen ansehe, deren Bedeutung gewiss Niemand besser verstand als grade Virchow, lag die Differenz beider Ansichten nur in subjectiven Anschauungen; die Identität der Körper war festgestellt. Es war bewiesen, dass das Amyloid oder der Speckstoff weder reines Cholesterin noch reines Amylum oder Cellulose sei, sondern ein sehr gemischter Körper von den bekannten Reactionen, dessen speciellere Kenntniss noch weiter zu ermitteln ist. So bedeutend und wichtig die noch folgenden Untersuchungen über diese Krankheit sind, so haben sie doch die Anschauung über die chemische Natur des Amyloids nicht weiter fixirt, und in Bezug auf die Allgemeinkrankheit und ihren Zusammenhang mit anderen Blutkrankheiten ist das Chaos der Meckel'schen Hypothesen noch erst durch weitere klinische, anatomische und chemische Untersuchungen zu lichten.

In eine neue Phase trat die Entwicklungsgeschichte dieser merkwürdigen Krankheit, als Virchow die Entdeckung machte, dass die amyloide Degeneration ihren Ausgangspunkt zuweilen von einem örtlichen Knochenleiden nimmt, und von hier aus besonders unter Betheiligung der Lymphgefässe die Krankheit verbreitet wird, und zu einem Allgemeinleiden werden kann (Archiv. Bd. VIII. Hft. 2.). Wenngleich es nicht gelang, den fraglichen Stoff als solchen in den Knochen selbst nachzuweisen, so fand doch Virchow die Reaction an den erkrankten Symphysen- und Intervertebralknorpeln einer alten Frau, übrigens mit gleichzeitiger Abscheidung von krystallinischem Cholesterin. In den dem Knochenleiden zunächst gelegenen Lymphdrüsen fand sich Amyloid in den Follikeln in ähnlicher Form wie in den Milzbläschen, die kleinsten Netzräume der Follikel ausfüllend. Es gehörten diese schollenartigen mattglänzenden Körper dem Meckel'schen Speckviolett an, während die übrigen afficirten Theile (Schleimhaut des Tractus intestinalis, hier besonders in den Arterienhäuten, Milz, Leber, Niere) theils diesem, theils dem Speckroth zuzurechnen waren. Die beiden Beobachtungen betrafen einen 13jährigen Knaben mit Spondylarthrocace und einen Mann von 30 Jahren mit Nekrose des Oberschenkels.

Einen neuen Fall von Amyloid der Lymphdrüsen beschrieb in der Folge Loeper (l. c.), derselbe welcher auch von Virchow erwähnt und durch genaue Abbildungen über die Lagerung der Amyloidkörper in den Lymphdrüsen erläutert wurde (Würzburger Verhandlungen. VII. 2.). Es wird die Analogie in Bezug auf die Verbreitung dieser Krankheit im Organismus mit entzündlichen, krebsigen und anderen Processen hervorgehoben. Ausserdem erwähnt Virchow nochmals mit grossem Recht, dass die grösste Genauigkeit bei der Jod-Schwefelsäure- oder Jod-Chlorzink-Reaction nothwendig sei und wie es ausserdem von dem Concentrationsgrade der Jodlösung abhänge, ob die Reaction gehörig gelinge oder nicht. Nach seinen neueren Untersuchungen gehören nun auch die concentrischen Prostataconcretionen dem Amyloid an, während der Hirnsand entschieden davon zu trennen ist.

So wenig die Concretionen der Prostata (deren dunkelblaue Färbung durch Jod-Schwefelsäure mit nachfolgendem Farbenwechsel ich aus eigenen Untersuchungen bestätigen kann) der Hirnsand, die sog. Colloidkugel der Schilddrüse und Hypophysis, zu der wahren Amyloid- oder Speckkrankheit in einem genaueren Verhältniss stehen, ebenso wenig gehören die geschichteten Concremente, welche Friedreich in den Lungen fand und so meisterhaft beschrieben hat (Virchow's Archiv. Bd. IX. u. X.) zu jenem Krankheitsbilde. Es sind, wie ihre Entwicklungsweise darthut, geschichtete Concretionen, die sich in Blutextravasaten unter gewissen Verhältnissen bilden und in denen ein Metamorphismus auftreten kann, wie ihn Meckel in vielen concentrischen Concretionen nachgewiesen hat.

Förster schliesst sich, was die chemische Beschaffenheit des Amyloids betrifft, nicht mit Bestimmtheit an Virchow's oder Meckel's Ansicht an, doch hält er sowohl für die Milz als die Leber fest, dass der Speckstoff sich innerhalb der Zellen bildet, und giebt hierüber Abbildungen (Atlas. Taf. XVI. Fig. 5 und 6.).

„Neue Beobachtungen über amyloide Degeneration" sind von Virchow kürzlich mitgetheilt (Archiv. Bd. XI. Hft. 2. p. 188), wonach die amyloide Degeneration auch im Uterus, am Herzen, an den Lungen, vielleicht auch an den Nerven vorkommt.

Bei der grossen Zerstreutheit der Literatur über diesen Gegenstand schien es mir zweckmässig, die obige Exposition voranzuschicken, der ich jetzt einige eigene Beobachtungen über amyloide Körper in den Lymphdrüsen folgen lassen will; in den von mir beobachteten drei Fällen war die Krankheit nur ein localer Process, so dass dieselben über die Speckkrankheit im Allgemeinen nichts Neues bringen, sondern nur das Morphologische etwas erläutern können.

1. Bei einem Mann von 30 Jahren, der schon seit langer Zeit an einer Caries des linken Schultergelenks litt, und im Allgemeinen den tuberculösen Habitus in hohem Grade an sich trug, wurde die Resection des Corpus humeri vorgenommen. Patient starb drei Tage nach der Operation unter Erscheinungen acuter Pyämie. Nachdem die Section gemacht war, wobei sich eine Menge grauer Miliartuberkeln in der rechten Lunge, eine weiche grosse Milz, jedoch keine Abscesse oder Infarkte vorfanden, wie dies überhaupt bei so rasch tödtlich verlaufender Pyämie selten der Fall ist (an Leber und Nieren war nichts Krankhaftes zu bemerken), nahm ich die um das doppelte ihres Volumens vergrösserten Achseldrüsen der linken Seite heraus um sie einer genaueren Untersuchung zu unterziehen. Die Drüsen waren weich elastisch, blutarm, die Corticalschicht derb weiss-graulich, die Markschicht locker, von maschigem Aussehen (durch die stark klaffenden Gefässlumina). Eine reichliche Menge von Lymphe entleert sich von der Schnittfläche, und diese enthält ausser den Lymphkörperchen und kleinen Molecüle viele Schollen-förmige, matt glänzende Amyloidkörper, die zuweilen fest aneinander haften, jedoch keine Spur von concentrischer Schichtung zeigen. Kerne sieht man in ihnen durchaus nicht, in einigen finden sich jedoch eine grössere Anzahl von ganz kleinen dunklen Körnchen, wie kleinste Fetttröpfchen (Taf. IV. Fig. 7.).

Wenngleich schon das Ansehen dieser Körper in jeder Hinsicht den analogen Bildungen in der Milz glich, so konnte doch erst durch die Reaction eine genauere Kritik dieses Stoffes ausgeübt werden. Nach Zusatz wässriger Jodlösung nahmen sie eine schmutzig-gelbe Färbung an; liess man jetzt Schwefelsäure einwirken, so trat ein Farbenwechsel ein von schmutzig braun-violett, dann reiner violett, endlich (zuweilen erst nach

18 Stunden) mehr dunkelblau; einige Körper blieben jedoch schmutzig braungelb, andere noch nahmen die jodrothe Farbe des Speckrothes an. — In concentrirter Schwefelsäure lösten sich die Körper, wenn sie nicht vorher mit Jod behandelt waren, völlig auf; in concentrirter Kalilösung erfolgte ebenfalls eine Auflösung, jedoch unter Zurückbleiben einer feinkörnigen Substanz. — Einige dieser Drüsen erhärtete ich in Liq. Ferri sesquichlorati. An den hievon gemachten Durchschnitten zeigte sich, dass die Amyloidkörper hauptsächlich in den Follikeln der Rindensubstanz gelegen waren und zwar eingeschaltet zwischen das feine Netzwerk, dessen Maschen die einzelnen Körper in ihren Formen hauptsächlich entsprachen. Ich kann in Bezug auf diese Verhältnisse auf die vortreffliche Abbildung Virchow's (Würzburger Verhandl. Bd. VII. 2.) verweisen; an den in dem Liq. Ferri conservirten Amyloidkörpern war jedoch die Reaction nicht mehr nachzuweisen.

Ich durchsuchte sofort, nachdem ich das Amyloid in den Lymphdrüsen fand, alle Organe der Leiche noch einmal, besonders die Lymphdrüsen aus den verschiedensten Gegenden des Körpers, machte an Milz, Nieren, Leber, Darm die betreffenden Reactionen ohne eine Spur von Amyloid weiter auffinden zu können. Der Process war demnach hier ein rein localer und hatte sich vorläufig nicht weiter ausgebreitet. Die Amyloidsubstanz war in diesem Falle, so wie in den meisten Fällen, wo ich es in der Milz untersucht habe, und wo die Krankheit häufig in den Malpighischen Körperchen liegt, ein durchaus amorpher Körper, ein scheinbar geronnener Stoff, der die Gewebe auseinanderdrängt oder sie infiltrirt, und der mit Zellenthätigkeit nichts gemein zu haben, wenigstens zu seiner Bildung keiner metabolischen Zellenkraft zu bedürfen scheint; es wäre demnächst eine reine Ablagerung eines ausserhalb der Gefässe gerinnenden Stoffes, z. B. ähnlich dem Faserstoff, nur durch einen chronischen Process ausgeschieden. In wie weit diese Annahme richtig ist, lässt sich noch nicht entscheiden.

Sollte es sich weiterhin bestätigen, dass die Adventitien der kleineren Arterien als Lymphwege fungiren, wie wir es früher plausibel zu machen versucht haben, so wäre es interessant, dass eben gerade die Wandungen der kleineren Arterien so häufig mit Amyloidstoff imbibirt erscheinen, und so der Stoff also durch den Lymphstrom weiter geführt werden könnte; es steht einer solchen Combination jedoch die Beobachtung entgegen, dass es nicht die Adventitia, sondern die Tun. muscularis ist, welche am meisten mit Amyloid durchtränkt ist.

Wenngleich in dem vorliegenden Falle die speckige Infiltration (lange vor der Operation) mit einem naheliegenden chronischen Knochenleiden combinirt war, so scheint es mir doch in hohem Grade zweifelhaft, ob zwischen beiden Processen ein so genauer Zusammenhang existirt, wie es von Virchow ausgesprochen ist. Ich habe in fünf ähnlichen Fällen von chronischen Knochen- und Gelenkleiden die angeschwollenen Lymphdrüsen sehr genau untersucht und nicht eine Spur von Amyloid vorgefunden, sondern nur die bereits oben erwähnten Veränderungen der chronisch parenchymatösen Entzündung. Oft hatten die Lymphdrüsen ein exquisit speckiges Ansehen auf der Durchschnittsfläche, ohne dass es jedoch möglich war, die amyloide Substanz in die Gewebe infiltrirt oder als isolirte Körperchen nachzuweisen. Es beweist dies eben nur, dass die amyloide Erkrankung nicht die nothwendige Folge von chronischen Knochenaffectionen ist, wenn sie auch dadurch begünstigt werden mag; ob aber nicht auch andere chronische Entzündung- und Verschwärungsprocesse an Weichtheilen ebenso in manchen Fällen zur amyloiden Erkrankung nahe gelegener Lymphdrüsen führen können, dazu fehlt es zur Zeit noch an Beobachtungen; ich möchte es jedoch glauben, zumal da weder in erkrankten Knochen noch in den speckig degenerirten Weichtheilen ihrer Umgebung der Amyloidstoff vorhanden ist, also nicht von einer directen Resorption die Rede sein kann, sondern wahrscheinlich nur von einem chronisch entzündlichen Process mit eigenthümlichen Produkten und eigenthümlichem Ausgang.

2. Ein Mädchen von 28 Jahren trug seit 11 Jahren eine Geschwulst an der rechten Seite des Halses; diese war langsam bis zu Entenei-Grösse gewachsen, stand aber dann im Wachsthum still und verharrte nun in dieser Grösse seit mehreren Jahren. Zertheilende Mittel hatten durchaus keinen Einfluss ausgeübt; die Geschwulst war durchaus beweglich und wurde ohne Mühe exstirpirt. Der Tumor von glatter Oberfläche und rundlicher Nierenform ist von einer derben Kapsel umgeben, auf der Durchschnittsfläche von dunkel gelbröthlicher Farbe, die an der Luft sich bald bis zum tiefen Braunroth veränderte; eine Menge kleine, Stecknadelkopfgrosse, unregelmässige Hohlräume mit blutig-seröser und braunrother, zum Theil zäher Flüssigkeit, waren in allen Theilen der Geschwulst zerstreut; hie und da einzelne breiig weiche gelbe körnige Partien, zum Theil sandig anzufühlen. Es war im Ganzen weder Mark- noch Rindensubstanz geschieden, noch liess sich nachweisen, dass die Geschwulst durch Verwachsung mehrerer Drüsen entstanden war.

Die mikroskopische Untersuchung zeigte nur an wenigen Stellen noch deutliche Lymphdrüsenstruktur; in den peripherischen festeren Theilen waren die Follikel noch deutlich und in ihnen ein feines Netzwerk wie in den normalen Lymphdrüsen. Unter den Elementen, welche in der breiigen Flüssigkeit enthalten war, die sich von der Schnittfläche abstreifen liess, fielen besonders eine Menge von stark glänzenden kugligen und unregelmässigen Körpern auf, wie man sie in der Glandula thyreoidea zu sehen gewohnt ist und als feste Colloidkugeln bisher bezeichnete. Einige von ihnen enthielten goldgelbes oder dunkelbraunrothes Pigment, andere zeigten undeutlich concentrische Schichtung (Taf. IV. Fig. 6.). Eine zahllose Menge von Lymphkörperchen und spindelförmigen Zellen, von denen einige sehr fest zusammenhingen und die einzelnen Colloidkugeln wie eine dünne Kapsel umgaben, Geschiebsel von Cholesterinkrystallen mit mehr oder weniger ausgeprägter Krystallform schwammen ausserdem in der Flüssigkeit. Letztere gingen besonders dadurch dass die Ecken der Krystalle so häufig abgerundet erschienen, allmälig in die Formen der Colloidschollen über, und schienen aus diesen hervorzugehen. — Eine Entwickelung der genannten Colloidkörper aus Zellen war durchaus nicht nachzuweisen, die in ihnen gelegenen Pigmentkörper waren von der colloiden Substanz eingeschlossen, ähnlich wie es Friedreich in der Lunge beobachtete, nur dass in unserem Fall die concentrische Schichtung nicht so deutlich war. Was die chemische Reaction dieser Körper betrifft, so nahmen dieselben nach Zusatz von Jod und Schwefelsäure zum Theil die jodrothe Farbe an, zum Theil wurden sie schmutzig braunviolett bis durch verschiedene Nüancen hindurch bei den schon formell als Cholesterin erkannten Körpern die dunkelblaue Färbung mit Wechsel zu Grün und Rosa eintrat. — Es scheint somit unzweifelhaft, dass die vorliegenden Körper auch in die Kategorie der Amyloide oder Speckkörper gehören, dass hier jedoch eine Mischlingsform von den verschiedensten Körpern vorlag. Ich würde diese Beobachtung sofort als einen Beweis für die Meckel'sche Ansicht, dass die blaue Färbung des Amyloids nur auf einen grösseren oder geringeren Gehalt an Cholesterin beruhe, verwerthen, wenn in dieser Geschwulst nicht offenbar zugleich alte und frische Blutextravasate vorhanden gewesen wären, die ebenfalls als die Quelle des krystallinischen Cholesterins angesehen werden können, namentlich in Verbindung mit der grossen Menge von gelbem Pigment, den Ablagerungen von amorphen Kalksalzen und den gelben körnig breiigen Substanzen. Diese Vermischung der verschiedensten Rückbildungszustände erschwerte die richtige Combination der verschiedenen Processe so sehr, dass ich keine Entscheidung darüber wage.

Zur Verständigung über die Art und Weise der Einlagerung des beschriebenen grossen Amyloids gebe ich die Zeichnung von einem Abschnitt aus der peripherischen Schicht des erhärteten Präparats bei (Taf. IV. Fig. 5.). Man sieht bei schwacher (etwa 60maliger) Vergrösserung die glänzenden grossen Amyloidkörper in den Follikeln liegen, die Kapseln der letzteren stark verdickt. Bei stärkerer Vergrösserung erkennt man in den Follikeln das feinmaschige Netz, sehr kernreich und lockerer wie im normalen Zustande; spindelförmige und sternförmige Zellen isoliren sich leicht, und kleiden die einzelnen Räume, in dem die Amyloidkörper liegen, zuweilen epithelienartig aus; in den nach dem Centrum hin gelegenen Follikeln war das Netzwerk ganz geschwunden, theilweis bei gleichzeitiger fettiger Degeneration der Zellen, hier confluirten die Amyloide immer mehr und mehr, endlich schwanden auch sie und es blieb eine zähe Flüssigkeit übrig mit einer Menge von Cholesterin, das man schon mit freiem Auge als glänzende Schüppchen erkannte.

Das Auftreten des Amyloids scheint in dem vorliegenden Fall die Bedeutung einer Rückbildungsmetamorphose zu haben, die in einem Tumor Platz griff, der nicht weiter wuchs; doch lässt es sich allerdings nicht beweisen, dass das Amyloid hier nicht schon von dem ersten Anfang der Geschwulstbildung an bestanden habe; es sind auch für diese Form der Amyloide weitere Beobachtungen abzuwarten, ehe sich darüber mit grösserer Bestimmtheit urtheilen lässt.

3. Ich schliesse hier noch einen dritten Fall an, wo sich in einer Lymphdrüsengeschwulst eigenthümliche concentrische Körper vorfanden, deren Beziehung zum Amyloid jedoch nur durch die concentrische Schichtung und durch den Ausschluss einer Kalkverbindung gegeben ist, da diese Beobachtung aus einer Zeit herrührt, wo das Amyloid noch nicht geboren war und man die Jod-Schwefelsäurereaction noch nicht kannte.

Ein Mädchen von 21 Jahren hatte vor 5 Jahren die Entwicklung einer Geschwulst an der linken Seite des Halses dicht unterhalb des Kiefers bemerkt; dieselbe war ohne Schmerzen zu verursachen langsam gewachsen bis vor 2 Jahren; seit dieser Zeit unverändertes Bestehen; Exstirpation. — Die Geschwulst von Hühnereigrösse ziemlich fest, von derber Kapsel umgeben, zum Theil zu gelber Tuberkelmasse metamorphosirt; die übrigen Partien gelbroth succulent, das Centrum narbig. Die Follikel sind bei schwacher Vergrösserung ausserordentlich deutlich, wie in hypertrophischen Tonsillen; in den Follikeln Lymphdrüsenstruktur völlig normal ausgebildet; im Centrum einer grösseren Anzahl der Follikel concentrische Concretionen von verschiedener Grösse und Form bei starker Vergrösserung die kleinsten wie in Taf. IV. Fig. 8. Dieselben geben kein rauhes kalkiges Gefühl beim Durchschneiden und Befühlen der Schnittfläche. Zusatz concentrirter Essigsäure und Salzsäure bewirken keine Gasentwickelung, auch an den meisten keine weitere Veränderung, einige werden jedoch allmälig aufgelöst mit Hinterlassung einer feinkörnigen Substanz. — Leider habe ich damals keine weitere Reactionen angestellt; diese Körper blieben mir daher ihrer Natur nach völlig räthselhaft; in ihrer Form erinnern sie wohl an den Hirnsand und an die concentrischen Körner der Thymus; jedenfalls gehören sie wohl nach jetziger Auffassung in die Klasse der Pseudo-Amyloide.

Sarcomatöse, fibroide, chondroide Degeneration der Lymphdrüsen.

Wenn wir die als Hypertrophie beschriebene Erkrankungsform mit ihren endlichen Ausgängen von der sarcomatösen Degeneration ablösen, so bleiben für die letztere nur diejenigen Geschwülste mit vorwiegendem Tissu fibroplastique übrig. Es gehört dahin der Beschreibung und Zeichnung nach der schon oben erwähnte Fall von Förster; die andern mir bekannten Beschreibungen von Lymphdrüsensarcomen passen mehr auf die Hypertrophie. Für die Lymphdrüsen kann ich keine neue Beobachtungen zubringen. Einen Fall von Sarcom der linken Tonsille habe ich bereits früher nach seiner chirurgischen Seite hin beschrieben (Deutsche Klinik. 1856. No. 6.). Die Geschwulst hatte sich bei einem 25jährigen kräftigen Mann sehr rasch entwickelt, nahm die ganze Tonsille ein, ragte weit nach unten herabhängend vor, und dehnte sich nach oben und hinter das Velum palatinum aus. Von der ziemlich weichen Geschwulst wurden zweimal wegen Respirationsbeschwerden Stücke resecirt. Diese bildeten eine weisse weiche Masse, die sich nach bestimmten Richtungen hin bündelartig einreissen liess. Von der Schnittfläche, auf welcher keine Spur von Follikeln zu sehen war, floss ein weisser trüber Saft. Die Substanz bestand vorwiegend aus parallel angeordneten, spindelförmigen Zellen, dazwischen wenig Bindegewebe. Da diese Beobachtung aus einer Zeit stammt, wo ich die jetzt angewandte Untersuchungsmethode noch nicht kannte, so vermag ich nichts Wesentliches weiter über die genauere Anordnung der Elemente anzugeben, die überhaupt früher ohne passende Erhärtungsmethoden für viele weiche Geschwülste nicht zu enträthseln war.

Fibroide Degeneration der Lymphdrüsen ist gewiss ausserordentlich selten. Ich habe einen Fall beobachtet, wo ich glaube, dass eine solche vorlag. Bei einem einige zwanzig Jahre alten Mädchen hatte sich im Verlauf von anderthalb Jahren eine Geschwulst der linken Clavicula von Gänseei-Grösse ausgebildet, die sich durch ihre enorme Festigkeit auszeichnete, so dass es nur Enchondrom oder Fibroid sein konnte. Von dieser Geschwulst aus gingen rosenkranzartige, dicke, feste Stränge nach dem Halse herauf. Die Geschwulst erwies sich als Fibroid und konnte nur durch Resection des Schlüsselbeins entfernt werden. Das Fibroid hatte von dem ganzen Umfang des Periosts seinen Ausgangspunkt genommen und war mit unzähligen Wurzeln und Strängen in der ganzen Umgebung so entsetzlich fest verwachsen, dass dadurch die Operation zu einer der schwierigsten wurde, die ich je ausführen sah. Die dem ersteren Ansehen und Anfühlen nach als Lymphdrüsenstränge erschienenen Partien erstreckten sich überall tief in die Muskel besonders in der M. sternocleidomastoides.

Die Masse des Fibroids war zum Theil verknöchert zu elfenbeinharter, schön ausgebildeter Knochensubstanz. Die Untersuchung der harten Knoten und Stränge hat mich nicht zur Gewissheit kommen lassen, ob sie aus Lymphdrüsendegeneration entstanden waren oder nur eigenthümliche Fortsätze der Geschwulstmasse darstellten, wie ich sie in ganz ähnlicher Weise an andern Fibroiden des Periosts und der Fascien sah. Von Lymphdrüsenstruktur war nichts zu erkennen; zwischen den sehr derben Fasermassen lagen einzelne mit Zellen mehr oder weniger angefüllte rundliche und längliche Räume, diese Zellen klein, granulirt mit deutlichem Kern, rundlich blass; man hatte die Wahl dies für atrophirte Alveolen von Lymphdrüsen oder für endogene Produkte von Bindegewebskörperchen zu halten, was nach unserer jetzigen Anschauung allerdings nicht mehr so himmelweit auseinander liegt wie früher.

Enchondrom der Lymphdrüsen kommt secundär vor, z. B. in den Inguinaldrüsen nach Hoden-Enchondrom von Paget beobachtet.

Ein von Beck beobachteter Fall von Colloid der Lymphdrüsen gehört wahrscheinlich wie so vieles, was unter Gallert passirt, zu den weichen Enchondromen. Ich besitze selbst leider keine Beobachtung von Enchondrom der Lymphdrüsen; a priori ist es jetzt leicht aus den Bindegewebskörperchen zu construiren.

Wahre Knochenneubildung in den Lymphdrüsen scheint noch nicht beobachtet zu sein.

Carcinomatöse Degeneration der Lymphdrüsen.

Die carcinomatöse Degeneration der Lymphdrüsen ist weit häufiger secundär als primär. Ich habe nur wenige Fälle von Markschwamm primär in den Halsdrüsen und einen Fall von primärem melanotischem Carcinom in den Achseldrüsen beobachtet; alle übrigen Fälle waren secundär; sie betreffen vorwiegend die Achseldrüsen, dann auch Leisten-, Hals- und retroperitonale Lymphdrüsen. Der Charakter der secundären Lymphdrüsencarcinome entspricht dem der primären Geschwülste ausserordentlich genau; ich kenne keine Ausnahme; secundär in andern Organen kommen nicht selten andere Formen als die primären zum Vorschein, z. B. weisser Markschwamm nach Melanose oder nach Zottenkrebs u. s. w. In den Achseldrüsen sind zwei Formen vorwiegend, einmal die bei weitem häufigsten weissen, auf der Schnittfläche breiig feinkörnig reticulirten Carcinome mit grosskernigen runden Zellen und weit ausgebreiteter fettiger Degeneration (Carcinoma simplex nach Förster) andererseits die atrophirende Form des Carcinoms bei gleicher Degeneration der Brustdrüse. Beide Arten können sich in seltneren Fällen combiniren, können ausserdem durch Oedem, Gangrän, Vascularisation, Fettdegeneration, käsig tuberculisirende Rückbildung etc. mancherlei verschiedenes Aussehen darbieten. — In den Hals- und Submaxillardrüsen ist neben dem primären Markschwamm bei Kindern und den seltenen secundären Anschwellungen bei Brustdrüsencarcinom die epitheliale Form verhältnissmässig häufig, meist als einzige secundäre doch gewöhnlich rapid verlaufende Geschwulstbildung bei Lippen- und Zungencarcinomen.

In den Leistendrüsen habe ich mehrmals Epithelialcarcinome bei gleicher Erkrankung der Labia pudenda minora und majora gesehen; ausserdem einige Fälle von Fungus medullaris bei Knochencarcinom der unteren Extremitäten. Die retroperitonealen Carcinome, die fast constant nach dem weichen Carcinom des Hodens und Mastdarms auftreten, sind meist weich und hirnmarkähnlich; sie zeichnen sich mikroskopisch durch ihren enormen Fettgehalt aus, indem sie fast ausschiesslich fettig degenerirte Zellen enthalten. Ueber Carcinome anderer innerer Lymphdrüsen besitze ich keine selbständigen Beobachtungen. Wir wollen einige der angeführten Formen etwas genauer berücksichtigen.

Carcinoma simplex.

Berücksichtigen wir zunächst carcinös degenerirte Achseldrüsen, wie sie uns nach der Exstirpation am häufigsten zu Gebote stehen, so finden wir dieselben meist zu kleineren oder grösseren Paketen vereinigt, theils noch isolirbar, theils zu knolligen Geschwülsten innig verschmolzen. Selten geht das Carcinom der Brustdrüse continuirlich in die Achseldrüsengeschwülste über, in der Regel ist zwischen beiden ein von Geschwülsten freier Raum. Es sind viel weniger die eigentlichen Achseldrüsen in der Tiefe der Achsel als die Drüsen, welche sich unter dem schon verschmälerten M. pectoral. nach oben bis in die Mohrenheim'sche Grube erstrecken, die am häufigsten an der Erkrankung Theil nehmen. Die Halsdrüsen sind weit seltener afficirt, vielleicht weil die meisten Carcinome in dem unteren Theil der Brustdrüse sich entwickeln; doch ist dies nicht ganz exact, denn auch wenn das Carcinom die ganze Milchdrüse ergriffen hat, bleiben meist die Halslymphdrüsen frei; in seltenen Fällen bilden sie Rosenkranz-artige dicke Stränge am Hals entlang bis zu den Cervical- und Occipitalsträngen.

Wenn die Drüsen exstirpirt sind, so ist es zur näheren Uebersicht der Formen und des Zusammenhangs vortheilhaft das bei der Exstirpation nothwendiger Weise mit entfernte Fett sorgfältig abzupräpariren; es lässt sich in der Regel von den verdickten Kapseln mit der Pincette abziehen. Wenn man auf diese Weise nicht zu viel zerschneidet, so findet man die Drüsen, meist von exquisiter Nierenform, mit einander durch feste Stränge zusammenhängend, die von dem Hilus ausgehen, sich von da über die Kapsel anderer Drüsen verbreiten, oder sich auch in den Hilus anderer Drüsen einsenken. Diese Stränge sind nun nicht etwa verdickte Lymphgefässe, mit Krebszellen gefüllt, wie man sich das sehr schön ausmalen kann, sondern es sind hauptsächlich verdickte Venen und Arterien, auch Nervenstämme.

Auch hier habe ich ebenso wenig als bei den einfach hypertrophischen Drüsen deutlich ein- und ausführende Lymphgefässe nachweisen können.

Man unterscheidet sowohl bei der chirurgisch diagnostischen Untersuchung als nach der Exstirpation zwischen wirklich carcinös degenerirten und einfach geschwollenen, oder consensuell geschwollenen Lymphdrüsen, und glaubt letztere nicht weiter berücksichtigen zu dürfen, lässt dergleichen Drüsen auch wohl bei der Operation sitzen. Es ist damit eine eigene Sache, wie wir besonders weiter unten bei der mikroskopischen Untersuchung sehen werden. Ich halte es für unmöglich, es einer kleineren Drüse, ohne sie aufzuschneiden, ansehen zu wollen, ob sie bereits einen kleinen Carcinomheerd besitzt oder nicht. Es giebt kleine anscheinend wenig geschwollene Drüsen, die bereits einen Kern von Carcinom besitzen und andere von der Grösse eines Pflaumenkerns und darüber, die weder für das freie Auge noch für das Mikroskop etwas Anomales darbieten, sondern sich wie jede andere hyperämisch geschwellte Lymphdrüse verhalten. Diese Drüsen sind auf der Durchschnittsfläche grauroth, entleeren beim Durchschneiden eine mit Blut reichlich untermischte Lymphe, in der mikroskopisch keine fremde Elemente sichtbar. Die Drüsenbläschen sind in manchen Fällen strotzend gefüllt, und treten als grauliche Körnchen hervor; die Rindensubstanz überwiegend. — Die erste speciell als carcinös zu bezeichnende Erkrankung besteht in dem Erscheinen von kleinen, meist ziemlich circumscript, seltener mit verwischten Grenzen auftretenden weissen Punkten oder Körnchen, die sehr rasch an Umfang zunehmen.

Nach Virchow's und Loeper's Angabe soll die Erkrankung am häufigsten in den oberflächlichen Drüsenbläschen Platz greifen; ich kann dem nicht so unbedingt beistimmen. Die ersten weissen Knötchen sah ich meist in den tieferen Alveolen auftreten, seltener in den äusseren. Die Marksubstanz scheint hierbei nicht grade primär betheiligt; sie ist an diesen wenig afficirten Drüsen wenig markirt und verschwindet bei der weiteren Ausdehnung der Erkrankung fast vollständig. Die Verhältnisse gestalten sich nun fast constant so, dass sich um den Krebsknoten als Centrum eine Schicht von Lymphdrüsensubstanz erhält, die auch bei bedeutender Volumenzunahme bleibt, und an einzelnen Stellen sich eine kurze Strecke lang zwischen die weisse Carcinommasse hinein erstreckt. — Die fettig käsig tuberkulisirende Metamorphose ist die häufigste in diesen Achseldrüsen und sie tritt gewöhnlich schon sehr früh auf, es kommt dadurch eben das Carcinoma reticulare Müller's heraus. In dem Durchschnitt grosser Lymphdrüsengeschwülste sieht man im Centrum sehr häufig ein festes narbenartiges Gewebe, wie auch bei einfach hypertrophische Drüsen. Dasselbe kann einerseits die stark verdickte Marksubstanz sein, wie ich es oben bei der Hypertrophie (p. 170.) als wahrscheinlich hingestellt habe, oder es ist der Verschmelzungspunkt mehrerer Drüsen, wobei die stärkeren Blutgefässe durch Verdickung ihrer Wandungen, vielleicht auch durch Obliteration die Hauptmasse des festen Bindegewebs hergeben, oder es ist eine sogenannte Krebsnarbe, wie in Lebercarcinomen etc., durch Resorption der Zellen und Contraction des Bindegewebs entstanden. Letzteres ist mir deshalb unwahrscheinlich, weil in diesen Carcinomen eine solche Narbenbildung sonst nicht vorkommt.

Die mikroskopische Untersuchung der Carcinommasse selbst bietet hier etwas sehr Stereotypes; zwischen einem weitmaschigen Bindegewebsbalkennetz liegen Zellen mit grossen Kernen und glänzenden Kernkörperchen. Bei der frischen Untersuchung sieht man die Zellen selten gut, meist nur die Kerne, diese sind stets in lebhafter Theilung begriffen. Die Zellen cohäriren sehr fest aneinander; streicht man mit einem Scalpell über ein solches Carcinom und bringt den abgeschabten Brei ohne Zusatz unter das Mikroskop, so fallen gleich eigenthümliche Formen auf, theils Cylinder, theils Kolben, die ganz aus Zellen bestehen (Taf. VI. Fig. 4.); ihre

Durchmesser sind sehr verschieden. Ich habe diese Bildungen schon früher (Virchow's Archiv. Bd. VIII. Hodencystoide) ausführlich beschrieben. Es ist im Wesentlichen das Tissu hétéroodènique von Robin; ein Theil der Rokitansky'schen Hohlkolben gehört auch hierher. Am längsten sind diese Keimcylinder an den Epithelialcarcinomen bekannt, wo sich in den Endpunkten der Kolben die Abschnürungskugeln (Globes epidermique) bilden; sie sind dort manchmal so dick, dass sie bei Druck sich als weisse wurmartige Fäden hervordrücken lassen (an der Unterlippe durch Fingerdruck, an der Portio vaginalis durch Druck mit dem Rand des Speculum), häufig auf dem Durchschnitt der Geschwulstmasse als weisse Zapfen palisadenartig gereiht in das Gewebe eindringend.

In den secundären Carcinomen der Achseldrüsen treten diese Keimcylinder nur in den nicht fettig degenerirten Theilen hervor. Sie sind weiter nichts als der Ausdruck einer festeren Cohärenz der Zellen, die bei dem alveolär drüsenartigen Bau in ihrem Zusammenhang natürlich immer derartige Formen bilden müssen. Die Cohärenz der Zellen mag hierbei auch darin ihren Grund haben, dass bei der colossal wuchernden Kerntheilung die Zellentheilung nicht immer gleichen Schritt hält, und daher die Kerne nur in eine körnige Masse eingebettet erscheinen, die sich nicht überall zu Zellen gesondert hat. Es könnten demnach diese Keimcylinder als colossale Mutterzellen betrachtet werden, wie dies z. B. von H. v. Meckel beim Cylindroma (Schlauchknorpelgeschwulst) geschehen ist. Hiergegen spricht aber, dass man an Präparaten, die in Chromsäure erhärtet sind, doch die Zellen recht oft gut gesondert sieht, und ausserdem dass die Keimcylinder keine Membran um sich haben, wenn es auch zuweilen so scheinen mag. — Unter einigen vierzig Fällen von exstirpirten Achseldrüsencarcinomen, über die ich mir Notizen gemacht habe, befindet sich nur ein Fall, wo die Zellenformation von der geschilderten etwas abwich, indem hier durch endogene Theilung und Ungleichheiten der Theilnahme des Kerns, Zellinhalts und Zellmembran an dem Theilungsprocess so complicirte Zellbildungen zu Stande kamen, wie man sie sonst nur an Epithelialcarcinomen zu sehen gewohnt ist (Taf. VI. Fig. 5.); äusserlich verhielt sich dies Carcinom nicht anders wie alle übrigen. Ueber die Rückbildungsprocesse in diesen Carcinomen, Metamorphose ihrer Elemente selbst und der in ihnen vorkommenden Blutextravasate habe ich nichts Neues mitzutheilen. Diese Punkte scheinen mir durch Virchow's, Förster's und Anderer Untersuchungen vorläufig erledigt.

Haben wir in den Lymphdrüsen erst weisse Centra von Carcinomgewebe, die aus ausgebildeten, durch Theilung sich vermehrenden Zellen bestehen, so ist die weitere centrale Vergrösserung damit gegeben. Doch wachsen diese Carcinome wie viele andere, nicht allein central sondern auch peripherisch, man könnte sagen durch Apposition. — Ehe wir jedoch auf diese Entwicklungsprocesse eingehen, wollen wir zunächst die anderen Formen von Carcinom noch kurz berücksichtigen.

Das atrophirende Carcinom.

Während alle übrigen Formen von Carcinom eine erhebliche Vergrösserung derjenigen Organe bedingen, in welchem sie zur Ausbildung kommen, bedingt das atrophirende Carcinom, welches in der Brustdrüse ziemlich häufig vorkommt, eine partielle oder totale Verkleinerung dieses Organs, welches dadurch allmälig zu festem Narbengewebe umgewandelt wird. In gleicher Weise werden bei dieser Erkrankung der Brustdrüse die Achseldrüsen zuweilen afficirt, so dass sie zu sehr kleinen harten Knoten verschrumpfen, und wenn sie mit der Haut verwachsen, diese strahlig narbenartig falten. Es ist diese Affection die allerdings dem Schrumpfungsprocess wie er nach chronisch-entzündlichen Affectionen an verschiedenen Organen ausserordentlich nahe steht, von einigen Chirurgen, z. B. von Wernher, von den Carcinomen vollständig getrennt, doch wie mir scheint nicht mit Recht. Es ist einerseits die Affection der Achseldrüsen, andererseits aber auch das Auftreten secundärer Geschwülste an Pleura und Leber, wie ich sie dabei beobachtet habe, wodurch diese Geschwülste gewiss berechtigt sind, ihre Stellung unter den Carcinomen zu behaupten; sie stehen ausserdem völlig in gleicher Linie mit dem sog. Carcinoma cutaneum, wie es bei alten Leuten an Nase, Wange und Augenlider vorkommt, und was ebenfalls einer chronischen Ulceration wie etwa Lupas näher zu setzen wäre (mit dem Epithelialcarcinom und Cancroid ist es nur entfernt verwandt) als dem Carcinom, wenn nicht auch hier Beobachtungen vorlägen, wonach secundäre Geschwülste in inneren Organen auch dabei sich entwickeln.

Das atrophirende Carcinom in der Brustdrüse wie in den Achsellymphdrüsen hat einen sehr langsamen Verlauf; die Kranken können damit zwanzig Jahre und darüber nach der ersten Entwicklung der Geschwulst leben; es tritt gewöhnlich erst nach dem 40sten bis 50sten Jahre auf und ist mit heftigen Schmerzen verbunden, die oft einzig und allein dabei die Indication zur Operation geben. — Der Process verläuft so, dass der erkrankende Theil anfangs hart wird, schmerzhaft, dann sehr langsam an einer Stelle zusammenschrumpft, während sich eine neue Härte ohne Geschwulst an einer anderen Stelle daneben ausbildet. Das was bei der Brustdrüse durch die Schrumpfung am Volumen verloren geht, wird im Panniculus adiposus durch Fettneubildung ersetzt, und so täuscht man sich oft bei der Untersuchung am Lebenden sehr über die Ausdehnung der Drüse selbst; in andern Fällen bei mageren Personen ist jedoch die Verkleinerung bei der Verhärtung gleich auffallend. Die Erkrankung der Achselhöhlendrüsen wird oft von den Patienten nur durch den ziehenden, oft excentrischen Schmerz erkannt, indem man nur bei der aufmerksamsten Untersuchung die kleinen Härten wahrnimmt; zuweilen bringen die narbigen Zusammenziehungen in der Tiefe der Achselhöhle Oedem des ganzen Arms zu Wege.

Wer bei der mikroskopischen Untersuchung der Geschwülste auf Zellformen viel Werth legt, der wird hier nichts finden was irgendwie auf Carcinom hindeutete; oft ist es enorm schwer die geringe Menge von blassen sehr kleinen Zellen aufzufinden, die Hauptmasse ist immer Bindegewebe.

Wenn man eine grosse Anzahl solcher Geschwülste untersucht hat, so wird man oft neben dem Narbengewebe eine speckig harte, auf dem Durchschnitt gelbröthliche Masse vorfinden, von deren Schnittfläche sich nur eine sehr geringe Quantität einer serösen Flüssigkeit abstreichen lässt (Cancer lardacé. Velpeau.); diese Substanz geht allmälig theils in das Narbengewebe über, theils in das Gewebe der normalen Brustdrüse; in den Lymphdrüsen betrifft es gewöhnlich zugleich die ganze Drüse, in deren Centrum dann die Verschrumpfung und Narbenbildung beginnt. Diese speckige Masse halte ich für das hier zuerst entstehende. Zwischen den Acini der Brustdrüse, die schon in dem hohen Alter, in welchem diese Geschwülste entstehen, sehr verschrumpft sind, und von denen nichts als die stärker wandigen Milchgänge übrig bleiben, entstehen in dem Bindegewebe eine Menge von jungen Zellen, die jedoch nicht über die Stufe sehr blasser lymphartiger Körper herauskommen; das Bindegewebe verliert an seiner feineren Faserung, wird spröde, mehr homogen, wie bei allen dergleichen chronischen Processen, und es wird dadurch das speckige Aussehen und die Consistenz bedingt, wie wir sie unter ähnlichen Verhältnissen häufig am Bindegewebe finden, z. B. beim Tumor albus. In der Folge schwinden nun die zelligen Elemente, die eben von grosser Zartheit sind, ohne fettige Degeneration, durch einfachen Zerfall und das Bindegewebe zieht sich jetzt narbig zusammen, wie überall wo es unter dem Einfluss von Zellenneubildung in seiner Beschaffenheit verändert und gleichsam wieder strukturlos, embryonal geworden war.

Diese Processe scheinen meinen Beobachtungen zufolge in den Lymphdrüsen nichts Besonderes zu haben, nur dass hier der Process, wenn er in einer Drüse abgelaufen ist, sich peripherisch nicht erheblich auszudehnen scheint, sondern ohne Weiteres andere Drüsen befällt. In einem Falle fand ich einen ganz gleichen Process bei der Section an der, der erkrankten Brustdrüse entsprechenden Seite an der Pleura: eine Anzahl ganz dünner weisser Narben durch vielfache Stränge unter einander verbunden; es waren keine Lymphgefässe, wofür man sie dem äusseren Ansehen nach wohl hätte halten können, sondern nur Narbengewebe. Ein solcher Fall ist auch von Cruveilhier abgebildet.

Dass das Narbengewebe aus den jungen eingelagerten Zellen neugebildet sei, wie es gewöhnlich angenommen wird, dafür liegt durchaus nichts vor; man findet durchaus keine Entwicklungsstufen zu Bindegewebe und überhaupt keine Massenzunahme. Ein nur Bindegewebsfasern bildendes Carcinom (wie unter den gutartigen Geschwülsten das Fibroid) kann ich daher überhaupt nicht anerkennen. — Es tritt übrigens diese Form von Carcinom nicht immer rein und isolirt auf, sondern combinirt sich mit einfachem und reticulirtem Carcinom; danach ist die Prognose natürlich sehr zu ändern. Während man bei einem rein atrophirendem Brustdrüsencarcinom einer sog. Scirrhosis mammae eine verhältnissmässig günstige Prognose stellen und Lebensdauer auf mehrere Jahre erwarten kann, ist die Prognose bei den Mischlingsformen vollkommen unsicher. Es ist überhaupt mit der Prognose bei dem Brustdrüsencarcinom so ausserordentlich misslich, dass man nicht vorsichtig genug sein kann.

Das melanotische Carcinom.

Die im Allgemeinen in die Kategorie der weichen Carcinome gehörigen melanotischen Geschwülste, die sich ausser durch das schwarze oder bräunliche Pigment auch noch gewöhnlich durch einen reichlichen Fettgehalt auszeichnen, sind primär selten in den Lymphdrüsen. Sie ergreifen, wenn sie sich secundär ausbilden, gewöhnlich sehr rasch die ganze Drüse, so dass man nicht immer geeignete Objecte für die Studien über die Entwicklung und Weiterverbreitung findet. Es ist oft recht schwer in diesen schwarzen Carcinomen deutliche Zellen aufzufinden, wenngleich sich dieselben in andern Fällen sehr leicht darstellen; zuweilen sind sie aber so blass und so leicht zum Zerfall geneigt, dass man glaubt, nur ein mit Pigmentkörnchen infiltrirtes Gewebe vor sich zu haben. Manchmal gelingt es durch Erhärten in Chromsäure, die Zellen deutlicher zur Anschauung zu bringen, doch lässt auch diese Methode im Stich, und so sind mir viele Fälle vorgekommen, wo ich glaube, dass die Pigmentkörnchen frei in einer Flüssigkeit suspendirt waren, wenngleich dabei nicht in Abrede zu stellen ist, dass sie ursprünglich doch in Zellen gebildet sein können. Da hier von einer Bildung aus Blutextravasaten nicht die Rede sein kann, und man doch nicht wohl annehmen darf, dass sich das Pigment hier frei in einem Serum bildet oder niederschlägt, so muss immer vor der Hand noch die Annahme gelten, dass die Zellen in solchen Fällen entweder übersehen oder bereits zu Grunde gegangen waren. Es ist besonders auffallend, wenn man von Hautstückchen, in denen ein durch carcinomatösen Process bedingter schwarzer Fleck entstanden ist, einen dünnen Abschnitt genau untersucht, wie hier die Pigmentkörnchen überall in den Interstitien der Bindegewebsbündel liegen, ohne dass es möglich ist eine Spur von Zellen zu entdecken, zumal an der Peripherie, wo der Process fortschreitet.

In den Lymphdrüsen tritt das Pigment theils im Centrum theils in der Peripherie auf, und hier zuweilen so, dass es erst in der Umgebung der Follikel, dann später erst in ihnen selbst gefunden wird. Es lässt sich dies an Präparaten gehärteter und in geringem Grade afficirter Lymphdrüsen bei schwacher Vergrösserung am besten übersehen (Taf. VI. Fig. 1.). Dieses Verhältniss ist leider nicht ganz constant; man könnte sonst daraus eine neue Stütze für die Ansicht entnehmen, dass der Lymphstrom direct in die Marksubstanz zwischen den Follikeln hineingeht. Was übrigens die Verbreitung der Carcinome durch den Lymphstrom betrifft, so kann ich durchaus nicht die Ansicht derjenigen theilen, welche hier einen directen Transport von Krebszellen annehmen, die nun an einem andern Orte angekommen hier ihr Wesen treiben. Es hat diese Ansicht für mich etwas Unbegreifliches, ich möchte fast sagen zu Pflanzliches. Bei aller Lebensfähigkeit die ich den Zellen zutraue, kann ich nicht glauben, dass sie in dem Lymphstrom wie Fische im Wasser schwimmen und wie Schwärmsporen sich nur anzuheften brauchen, um sich zu einem neuen Krebsindividuum zu entwickeln. Viel eher lässt es sich denken, dass das aus dem Carcinom abgeführte Serum (die Interzellularsubstanz) eine gewisse Ansteckungsfähigkeit für andere Zellen hat, und dadurch eine neue Erkrankung an einem nahe gelegenen Orte entsteht. Weshalb nun aber manche Carcinome durchaus gebunden sind nicht über den Bezirk der nächstgelegenen Lymphdrüsen hinauszuschreiten, während andere sich mit grauenerregender Rapidität über den ganzen Organismus verbreiten, darin liegt etwas höchst Räthselhaftes, was wir nur noch mit dem Mantel der Dyskrasien zu bedecken im Stande sind.

So weit ich es habe beobachten können, sind die zelligen Elemente, welche das Netzwerk in den Lymphdrüsen bilden, die Hauptträger der Neubildung und des Pigments; doch verliert man über die weitere Ausbildung bald die Uebersicht, da die zelligen Elemente, wie bemerkt, in diesen Carcinomen so so schwer zu verfolgen sind.

Die Entwicklung und Verbreitung lässt sich an den an einfachem Carcinom erkrankten Lymphdrüsen am besten beobachten; wir kehren daher zu diesen zurück.

Die Entwicklung und Ausbreitung der carcinomatösen Degeneration der Lymphdrüsen.

Zur Aufklärung über die Art und Weise, wie sich das Lymphdrüsengewebe oder das Bindegewebe überhaupt zu Carcinomgewebe umbildet, und wie dann das letztere sich in sich selbst weiter fortbildet, sind durchaus exacte Schnitte durch die Grenzschichten der Carcinommasse und des gesunden Gewebes nothwendig, wie ich sie mit Hülfe der Eingangs erwähnten Untersuchungsmethode mir leicht verschaffen konnte.

Sowohl diese Lymphdrüsencarcinome wie die meisten andern Carcinome besitzen von Anfang an ein doppeltes Wachsthum, und zwar 1) ein peripherisches, gleichsam appositionelles, durch die continuirliche Umbildung des umliegenden normalen Gewebes in Carcinomgewebe bedingt, und 2) ein centrales, hervorgehend aus der fortwährenden Vermehrung der bereits ausgebildeten zelligen und Bindegewebselemente, der eigentlichen sog. Krebszellen und des Stroma.

Diese Art des doppelten Wachsthums bildet gewissermaassen einen Gegensatz zu dem rein centralen Wachsthum der meisten gutartigen Geschwülste; es liegt darin eine Menge von Unterschieden verborgen, die den Chirurgen lange bekannt sind, ich meine die feste Adhärenz und destruirende nicht immer voluminöse Geschwülste bildende Eigenschaft der Carcinome im Gegensatz gegen die leichte Beweglichkeit, das Vorsichherschieben der umliegenden Weichtheile, wie es den sog. gutartigen Geschwülsten eigen ist. Diese Unterschiede sind nicht durchgreifend, wie allbekannt, doch bilden sie immer noch die hauptsächlichsten Momente für die Unterscheidung.

Wie bereits oben bei der Beschreibung des äusseren Durchschnitts carcinomatöser Lymphdrüsen erwähnt ist, zeigen auch die meist degenerirten immer noch in ihrer ganzen Peripherie eine grauröthliche oft allerdings sehr dünne Schicht von dem Aussehen geschwellten Lymphdrüsengewebes, und grenzt sich dieselbe meist ziemlich scharf von der weissen oder weissgelblichen Carcinommasse ab. Ein durch diese Schicht geführter Abschnitt zeigt sich unter dem Mikroskop wie in Taf. VI. Fig. 2. Das Bindegewebe, welches die Drüsen umgiebt, ist durchsetzt mit einer zahllosen Menge von kleinen rundlichen Zellen, welche durchaus das Ansehen und die Eigenschaften der Lymphkörperchen haben, Zellformen, wie sie sich bei allen produktiven Processen zunächst aus den Bindegewebskörpern bilden. Das Auftreten dieser Zellen zwischen dem Bindegewebe ist anfangs sehr sporadisch, isolirt, weiter nach dem Centrum zu liegen die Zellen schon mehr gruppenweise beisammen und bilden sich auf diese Weise immer grössere communicirende mit Zellen gefüllte Hohlräume im Bindegewebe. Die Fettzellen schwinden bei diesem Process immer mehr und mehr und werden wieder zu Bindegewebszellen, wie sie es ursprünglich im Foetus waren. — Ob die Entwickelung und Vermehrung der kleinzelligen Elemente hier durch Theilung oder Sprossung vor sich geht, weiss ich nicht genauer anzugeben; die ausdauerndsten Untersuchungen, die auf diesen Punkt gerichtet wurden, ergaben durchaus nichts Positives. — Die carcinomatöse Degeneration beginnt hier also völlig ebenso wie unter Einfluss eines Entzündungsprocesses; die Zellformen die zunächst entstehen, sind überall absolut dieselben; erst bei ihrer weiteren Entwicklung und ihren ferneren Schicksalen zeigt sich der Einfluss des besonderen Krankheitsprocesses, welcher die erste Anregung zur Zellneubildung gab.

Wie überall bei der weiteren Ausbildung neugebildeter Zellen äussert sich auch hier der Einfluss der Zellenentwicklung besonders auf das Bindegewebe. Dies verliert anfangs seine fein fibrilläre Struktur, wird dann starrer, brüchiger und kann hier völlig strukturlos werden; aus ihm bildet sich zunächst das Stroma der Carcinome so wie auch anderer Geschwülste; ob dies durch Umbildung aus dem normalen Bindegewebe hervorgegangene Stroma später ein specielles Wachsthum behält ist in den verschiedenen Geschwulstarten verschieden; wir werden später darauf zurückkommen.

Verfolgen wir zunächst das Schicksal der jungen Zellen, so begegnen wir gar nicht selten Carcinomen, in welchen die Zellen niemals über die ersten Stufen ihrer Entwicklung hinauskommen;

es sind dies einerseits Formen von Carcinomen, die man allerdings in neuerer Zeit aus der Reihe der Tumoren hat entfernen wollen, und sie mehr den chronisch-entzündlichen Processen anzureihen; (ich rechne dahin den schon erwähnten atrophirenden Krebs der Brustdrüse, das Carcinoma cutaneum bei alten Leuten u. s. w.; vom histologischen Standpunkt aus wäre das vielleicht richtig, doch nicht vom Gesichtspunkte der praktischen Chirurgie wie bereits bemerkt): — andererseits sehr weiche weisse Markschwämme, die aus einem sehr feinen Gerüst und sehr kleinen lymphoiden Zellen zusammengesetzt.

Am häufigsten sind nun beim Carcinoma simplex und medullare folgende Veränderungen der Zellen. Es erfolgt zunächst ein Volumenszunahme, besonders eine Vergrösserung der eigentlichen Zellsubstanz, dann eine Vergrösserung des Kerns, das Auftreten eines oder mehrerer glänzender Kernkörperchen; so entstehen die gewöhnlichen Zellformen wie sie sich in Carcinomen vorfinden; die Entwicklung vieler Ausläufer complicirt die Formen etwas, noch mehr aber die Theilungsformen der Kerne und Zellen. — Bei der Entwicklung der Epithelialcarcinome ist das Verhältniss der ersten Zellenentstehung in der Peripherie absolut dasselbe, nur durch die weitere Ausbildung der Zellen zu epithelialen Formen entstehen später die Differenzen, combinirt mit den Einschachtelungsformen der Zellen, die hier den höchsten Grad erreichen und der äusserst mangelhaften Ausbildung des Stroma. Gerade bei den Cancroiden finden sich so oft neben den ausgebildetsten Zellformen die ganz jungen Entwicklungsstufen in solcher Menge, dass sie den grösseren Theil solcher Geschwülste constituiren und dass man nur aus der Untersuchung der ganzen Geschwulst die richtige Diagnose zu machen im Stande ist. Sehr auffallend ist es mir oft gewesen, namentlich in früherer Zeit, wo mir diese Entwicklungsweise nicht bekannt war, dass die Recidivgeschwülste, die nach der Exstirpation von eclatanten Cancroiden an der Lippe auftraten, zuweilen keine Spur von epithelialen Zellformen zeigten, sondern nur eine weite Verbreitung und Infiltration des Gewebes mit kleinen rundlichen Zellen; diese Befunde geben in der Folge immer eine höchst ungünstige Prognose in Bezug auf die örtliche Weiterverbreitung; die Grenzen der Degeneration sind hier mit dem blossen Auge gar nicht sicher zu bestimmen; ich hielt diese Zelleninfiltration unter diesen Umständen früher für den Ausdruck eines weitausgreifenden entzündlichen Processes, angeregt durch die erste Operation, doch ist es nach dem jetzigen Stand der Dinge unzweifelhaft, dass es die ersten Keime einer carcinomatösen Degeneration sind.

Ein höchst eigenthümliches Bild bot sich mir einst bei der mikroskopischen Untersuchung einer in geringem Grade carcinomatös degenerirten Lymphdrüse: die Adventitia einer kleinen Arterie war völlig durchsetzt mit mittelgrossen Zellen, und als ich diese fortgeschafft hatte, zeigte sich das Gewebe völlig gitterartig wie in Taf. VI. Fig. 3. Das Bindegewebe der Adventitia hatte hier in hohem Grade an der Erkrankung Theil genommen, während die Tunica muscul. und intima durchaus unversehrt waren; vielleicht ist diese Beobachtung auch mit anzuziehen, wenn es sich weiter bestätigen sollte, dass die Adventitien der Arterien in den Lymphdrüsen vorwiegend als Wege für die Lymphe dienen; jedenfalls scheint es für die Dehnbarkeit und Passirbarkeit des Bindegewebs der Adventitien zu sprechen.

Wie bei dem besprochenen peripherischen Appositionswachsthum die umliegenden Gewebe, namentlich Binde- und Fettgewebe wirklich zu Carcinomgewebe werden, scheint aus dem Mitgetheilten genugsam hervorzugehen; dass dieses Wachsthum die feste Adhärenz und die diffuse Verbreitung mancher Krebsgeschwülste bedingt liegt auf der Hand; wir gehen daher jetzt zu dem früher bereits genauer untersuchten Fortwachsen des Carcinoms in sich selbst über, zu der Beschreibung des centralen Wachsthums.

Das Carcinomgewebe selbst wird wesentlich aus zwei Theilen zusammengesetzt, den Zellen und dem Bindegewebsstroma, welches durch grösseren oder geringeren Gehalt an Blutgefässen, durch seine spärliche oder vorwiegende Entwicklung der ganzen Geschwulst äusserlich höchst verschiedenes Ansehen geben kann. Die Zellen der Carcinome sind von jeher vorwiegend berücksichtigt und ihre Formen sind zu bekannt, als dass wir weiter darauf einzugehen für nöthig erachten sollten. Die Vermehrung dieser Zellen durch Theilung ist die einzige die vorkommt. Die Theilung betrifft entweder nur die Kerne, oder Kerne und Protoplasma, oder endlich auch die Zellmembran. Die Theilung kann somit eine freie oder eine endogene sein, eine vollständige oder unvollständige; aus diesen Umständen lassen sich alle Zellformen und Zellgruppirungen in den Carcinomen erklären. In einzelnen grossen Zellen wie besonders in Epithelialcarcinomen bleiben manche Zellen und Kerne in ihrer Entwicklung stehen und bilden dann die sog. sterilen Blasen, die jedoch auch durch chemischen Umsatz der Zellsubstanz bedingt sein kann, der sich wohl immer zugleich mit einem Stillstand in der weiteren Entwicklung einfindet. Durch Fettmetamorphose der Zellen höheren oder geringeren Grades wird die Zellenentwicklung nicht gehemmt, man findet oft in solchen fettig metamorphosirten Zellen die ausgeprägtesten Theilungsformen der Kerne.

Die Zellenmassen, welche in den Alveolen eingeschlossen sind, produciren fast gar keine Interzellularsubstanz, sondern hängen enorm fest zusammen, so dass sie sich in Formen von Cylindern, Kolben und kugligen Haufen aus den Alveolen herausdrücken lassen und dann den Eindruck von Drüsengewebe machen (Keimcylinder, Tissu hétéroadènipue). Diese Formen der Zellenconglomerate sind natürlich nur abhängig von der Form der Alveolen, wie bereits oben besprochen (p. 195.). Nur eine Form der Carcinome zeichnet sich dadurch aus, dass ihre Zellen grosse Mengen von Interzellularsubstanz produciren, nämlich das Carcinoma alveolare; in diesem verdichtet sich die anfangs gallertige Ausscheidungssubstanz der Zellen allmälig zu Bindegewebe und so erfolgt eine stete Nachbildung des Stromas wie im Enchondrom; vielleicht ist das Carcinoma alveolare demnächst zweckmässiger dem Enchondrom anzureihen.

Die Vermehrung der Zellen in den Alveolen giebt also einen Theil des Materials her, durch welches das Volumen des Carcinoms von sich selbst aus vermehrt wird. Was nun die Entwicklung des Stromas betrifft, so haben wir oben bereits auseinandergesetzt, dass dasselbe an der Peripherie durch Umbildung des normalen Bindegewebes zu mehr strukturlosen membranartigen Balken zu Stande kommt; bei der weiteren Vermehrung der Zellen, wobei dieselben ihre Eigenschaften als Bindegewebszellen immer mehr und mehr verlieren, würde nun das Balkenwerk immer dünner und dünner werden müssen und endlich ganz verschwinden. Dies scheint in der That bei einigen Formen von Carcinomen, wie bei sehr weichem Fungus medullaris und auch bei vielen Epithelialcarcinomen der Fall zu sein, wo schliesslich die durcheinander wachsenden Zellenmassen allein die Geschwulstmasse constituiren. Den grössten Gegensatz dazu bilden die Zottenkrebse und alles was dahin gehört (Gefässknäulgeschwulst, Cylindroma etc.); in ihnen gelangt das Bindegewebsstroma zu einer solchen Entwicklung (namentlich durch die gleichzeitige bedeutende Gefässentwicklung), dass Zellenmassen und Bindegewebe nicht allein zu gleichen Theilen vorhanden sind, sondern erstere gegen letzteres bei weitem zurücktreten. Es gestaltet sich dies bei der Entwicklung so, dass eben nur ein Theil der aus den Bindegewebskörperchen hervorgegangenen Zellen die weitere Entwicklung zu indifferenten Carcinomzellen durchmacht, ein anderer jedoch seine specifische Eigenschaften als Bindegewebszellen behält, d. h. Bindegewebe als Interzellularsubstanz ausscheidet, oder eventuell zur Vergrösserung der Gefässe und zu ihrer weiteren Ausbreitung beiträgt. Somit kommen nun dickere gefässhaltige Bindegewebsbalken zu Stande, die in ihrem eignen Zellengehalt ein unerschöpfliches Material zur Verdickung, weiteren Ausbildung und Neubildung von Alveolen in sich selbst besitzen. Immerhin ist es doch noch eine besondere

Eigenthümlichkeit, dass das auf diese Weise neu entstehende Bindegewebe eine solche Selbständigkeit in seiner Entwicklung besitzen kann, dass es bestimmte Formen zu Wege bringt die unabhängig von denjenigen sind, welche durch das Wachsthum der Zellenconglomerate in den Alveolen bedingt werden, indem nämlich von den Bindegewebsbalken aus kolbige und papilläre Auswüchse entstehen, die selbständig für sich wachsen, wie es in den Zottenkrebsen, papillären und dendritischen Vegetationen der Fall ist, ein Vorgang, der ja besonders durch die klassischen Arbeiten Rokitansky's ins Licht gestellt ist. Dass diese Zotten und Kolben ihr Wachsthum nur der Thätigkeit der in ihnen enthaltenen Zellen verdanken, brauchen wir wohl nach den von uns über diesen Gegenstand aufgestellten Grundsätzen der Gewebsentwicklung nicht weiter zu befürworten; die Zellen in diesen Bindegewebszotten können begreiflicher Weise wieder die Umbildung zu Carcinomzellen etc. machen, und damit kommen wir denn vollständig auf die Resultate der Rokitansky'schen Untersuchungen zurück, nur dass wir in unseren Grundanschauungen davon wesentlich abweichen, und diesen Entwicklungsprocess doch nur als einen Theil des ganzen Vorgangs betrachten, ihn auch nicht für alle Carcinome, sondern eben nur für die angeführten Arten verwendbar glauben. — Entwickelt sich bei dieser Entstehung von Kolben und Auswüchsen aus dem Bindegewebsgerüst ein faseriges Bindegewebe mit Gefässbildung, so kommen eben die gewöhnlichen Formen der Zottengeschwülste zu Stande; bleibt dies neugebildete Gewebe jedoch strukturlos, so ist damit die Form der von mir als Cylindroma beschriebenen Geschwulst gegeben. Das selbständige Wachsthum fasrigen oder strukturlosen Bindegewebes ohne Betheiligung von Zellen müssen wir jetzt durchaus in Abrede stellen und nehmen damit auch unsere früher ausgesprochene Ansicht über die Entwicklungsweise der strukturlosen Cylinder und Kolben in dem Cylindroma zurück, indem wir glauben, dass auch hier diese strukturlose Bindesubstanz als Ausscheidungsprodukt der Zellen zu betrachten ist, wie dies schon von Meckel ausgesprochen ist, und durch die Untersuchungen von R. Volkmann ebenfalls bestätigt zu werden scheint. Dass sich diese eigenthümlichen Vegetationen strukturlosen Bindegewebs gelegentlich mit den verschiedensten Formen von Carcinomgewebe combiniren können und die reinsten Formen immer zu den seltenen Geschwülsten gehören mögen, ist wahrscheinlich. — Es wäre die Frage aufzuwerfen, ob nicht das Stroma des einfachen Carcinoms ausser diesem selbständigem Wachsthum verdickt werden könne durch Ausscheidung der in den Alveolen liegenden Zellencomplexe, also eine appositionelle Verdickung von den Alveolen her, wie im Enchondrom und Colloidkrebs. Es ist dies nicht ganz von der Hand zu weisen, wenngleich unwahrscheinlich, da wie schon bemerkt, die in den Alveolen liegenden Carcinomzellen durchaus keine erhebliche Ausscheidungskraft zu besitzen scheinen, indem sie überhaupt nur ein Minimum von Interzellularsubstanz produciren; man würde ausserdem doch auch in den einfachen Carcinomen solchen concentrischen strukturlosen Lamellen um die Alveolen herum begegnen; doch habe ich nie etwas derartiges finden können. Die concentrischen Schichten der Globes epidermiques in den Cancroiden sind keine Ausscheidungssubstanzen, sondern plattgedrückte lamellöse Zellen, die man durch Manipulationen auseinanderbringen und als colossale Plattenepithelien mit Kern isoliren kann.

Die verschiedenen Schicksale, denen die Zellen in den Carcinomen nun ferner unterliegen, sind: der Zerfall und Resorption, Fett- oder Colloid-, Amyloid-, Metamorphose, Verschrumpfung.

Bei einem continuirlichen Zerfall der jungen neugebildeten kleinen Zellen kommt das sogen. atrophirende Carcinom zu Stande; wo die Zellen wieder schwinden, zieht sich das Bindegewebe narbig zusammen und behält die starre spröde Beschaffenheit, die es während der Entwicklung der Zellen annahm und überall annimmt, wo sich darin junge Zellen bilden, wie auch z. B. in Fibroiden, in dem speckigen Gewebe im erkrankten Gelenke etc.

Entwickeln sich in den vergrösserten Zellen neue Substanzen, z. B. Colloid- oder Amyloidsubstanzen und dergleichen, so kann dies, wenn es sich auf alle Zellen erstreckt, der Geschwulst einen besonderen Charakter geben; von geringerem Einfluss ist ein derartiger Stoffumsatz in einzelnen Theilen der Geschwulst. Eine theilweise Pigmentbildung in den Zellen ist nicht sehr häufig, meist betrifft diese, wenn sie vorkommt, die ganze Geschwulst.

Die Fettdegeneration ist in den Carcinomen die häufigste; sie tritt vorwiegend in sehr zellenreichen Geschwülsten auf und bedingt theilweisen Zerfall und Erweichung, auch wohl theilweise Resorption, wenn genügend Gefässe vorhanden sind. Dies ist jedoch selten der Fall, denn meist ist die Entwicklung der Gefässe sparsam in den einfachen und medullaren Carcinomen mit Ausnahme weniger Fälle, die dann ja auch als besondere Form, als Fungus haematodes, benannt sind.

Eine ebenfalls unendlich häufige Metamorphose der Zellen ist die Verschrumpfung, so dass dadurch gelbe käsige Substanzen, wie Tuberkelmassen entstehen; es kommt dies vorwiegend in Brustdrüsen- und Achseldrüsen-Carcinomen vor als sog. Carcinoma reticulare. Die Zellen in diesen reticulirten Partien sind allerdings theilweis fetthaltig, doch bedingt dieser Fettgehalt keineswegs das eigenthümlich gelblich käsige Ansehen, da man oft viel fettreichere Carcinome antrifft, die ganz rein weiss aussehen; es kommt hier jedenfalls noch ein Verschrumpfungsprocess der Zellen hinzu, der wieder in der mangelhaften Ausbildung der Gefässvertheilung seinen Grund haben mag.

Dass Blutextravasate älteren und frischeren Datums weiterhin noch erhebliche Unterschiede in dem äusseren Ansehen der Durchschnittsfläche einer Geschwulst machen können, liegt auf der Hand. Sie sind vorwiegend in weichen Medullarcarcinomen häufig, namentlich als capilläre Apoplexieen; grössere Heerde können sich gelegentlich in allen weicheren Tumoren vorfinden, um so mehr als die Gefässe in ihnen vorwiegend den Charakter colossaler Capillaren an sich tragen.

Anhang.

Ueber cavernöse Lymphgeschwülste.

(Makroglossie und Makrochilie).

Die angeborene und erworbene Hypertrophie der Zunge ist in neuerer Zeit mehrfach Gegenstand literarischer Diskussionen gewesen, welche zunächst durch einen Aufsatz von O. Weber (Ueber Makroglossie und pathologische Neubildung quergestreifter Muskelfasern. Virchow's Archiv. VII. 1.) angeregt, dann von Virchow (Archiv. VII. 1.) aufgenommen und R. Volkmann (Zeitschrift für rationelle Medicin. 1857.) weiter geführt wurden. Ausser den von den genannten Forschern mitgetheilten Beobachtungen ist aus früherer Zeit schon ein Fall aus Langenbeck's Klinik durch A. Wagner (Verhandl. der Berliner Ges. für Geburtsh. VI.) bekannt gemacht; das betreffende wohlerhaltene Präparat, welches von einem sechs Wochen alten Kinde stammt, befindet sich in der Sammlung des Königlichen chirurgischen Universitäts-Klinikums zu Berlin und ist in neuerer Zeit von mir genauer untersucht; ausserdem kam in der genannten Klinik ein anderer Fall von angeborener Makroglossie im December 1856 zur Beobachtung, der vor einiger Zeit bei Gelegenheit eines Vortrags in der Hufeland'schen Gesellschaft in Berlin über das Erasement linéaire von Langenbeck erwähnt ist.

Aus mehreren Untersuchungen von Stücken, welche aus angeborenen hypertrophischen Oberlippen (der sog. Doppellippe) excidirt wurden habe ich ersehen, dass diese letztere Erkrankung ihrem Wesen nach der hypertrophischen Zunge völlig analog ist. Auch das angeborene Cystenhygrom am Halse gehört wahrscheinlich hierher.

Wenn wir die erwähnten Beobachtungen mit den unsrigen zusammenfassen, so können wir, wenngleich die Zahl derselben keine sehr grosse ist, doch schon mit ziemlicher Bestimmtheit feststellen, dass die betreffenden Geschwulstbildungen in zwei äusserlich wesentlich verschiedenen Formen auftreten. Es sind nämlich entweder Bindegewebsneubildungen zwischen den Muskelbündel, oder cavernöse, cystoide Degenerationen, wobei die Hohlräume eine Lymph-ähnliche Flüssigkeit enthalten, eine Geschwulstbildung, die man im Gegensatz zu den cavernösen Blutgeschwülsten, als cavernöse Lymphgeschwülste bezeichnen kann. — Beide Formen können sich mit einander combiniren, was um so leichter zu verstehen ist, als beide ihre Entstehung einer Wucherung der Bindegewebszellen verdanken, deren eventuelle weitere Entwicklung zu fasrigem Bindegewebe, oder Umsetzung ihrer körnigen Substanz zu einer homogenen Flüssigkeit eben die äussere Verschiedenheit beider Geschwulstformen bedingt. — Die cystoide Form interessirt uns hier vorwiegend, da von Virchow die Hypothese wahrscheinlich gemacht ist, dass die betreffenden Hohlräume mit Lymphgefässen zusammenhängen und vielleicht selbst ektasirte Lymphcapillaren sind. Aus diesem Grunde schliessen wir die Mittheilung unserer hierher gehörigen Beobachtungen anhangsweise an die Krankheiten der Lymphdrüsen an; zunächst jedoch einige Bemerkungen über die fibroide Form der Makroglossie und Makrochilie.

Aus der von O. Weber und R. Volkmann mitgetheilten Untersuchung exstirpirter hypertrophischer Zungenstücke geht hervor, dass es sich dort um eine massenhafte Neubildung eines festen derben Bindegewebes zwischen den Muskeln handelte, und ebenso verhielt es sich bei dem von A. Wagner mitgetheilten Fall; man erkennt an dem in Spiritus gut conservirten Präparat die von den Bindegewebsmassen zusammengedrängten Muskelbündel; das neugebildete Bindegewebe ist von unzähligen kleinen Kernen durchsetzt, von denen sich auch viele zwischen den Muskelfasern befinden; die Kerne der Muskelfasern selbst sind jedoch nicht vermehrt, und letztere scheinen überhaupt gar keinen Antheil an der Neubildung zu nehmen, so dass man annehmen darf, dass der Process der Neubildung hier wesentlich auf Rechnung des Bindegewebes kommt. In Betreff des äusseren Ansehens solcher degenerirter Zungenstücke verweise ich auf die von O. Weber und R. Volkmann l. c. gegebenen Abbildungen.

Als vollständige Analogie dieser Form von Makroglossie führt bereits R. Volkmann einen Fall von angeborener Verdickung der Unterlippe an, wo das excidirte Stück ebenfalls durch abnorme Entwicklung von Bindegewebe sich anomal erwies. Aehnliche Fälle habe ich mehrfach gesehen und untersucht, doch betreffen sie häufiger die Oberlippe, als sogenannte Doppellippe oder Makrochilie. Die in solchen Fällen von Langenbeck excidirten Stücke zeigten ebenfalls in den meisten Fällen eine hypertrophische Entwicklung von Bindegewebe, ausserdem meist auch eine erhebliche Vergrösserung der Lippendrüsen. In diesen Fällen hatte die angeboren verdickte Lippe jedoch kein selbständiges Wachsthum, sondern hatte sich nur im Verhältniss mit dem ganzen Gesicht weiter entwickelt, so dass die Operation nur aus kosmetischen Gründen gemacht wurde. Solche Hypertrophien kommen ausser an den Lippen im Gesicht auch an den Wangen vor, theils als reine Bindegewebswucherung, theils combinirt mit Pigmentablagerung, enormer Haarbildung, Fettentwicklung (als angeborenes diffuses Lipom) und Gefässektasie, kurz in allen Formen der angebornen Naevi, immer dadurch charakterisirt und von den Telangiektasien unterschieden, dass sie kein selbständiges Wachsthum besitzen.

Unter den Fällen von angeborner Makrochilie wurde in der Langenbeck'schen Klinik in neuerer Zeit einer beobachtet, in welchem die übermässig entwickelte Oberlippe sich als cavernöse Lymphgeschwulst erwies; es ist dadurch eine vollständige Parallele auch zu der cavernösen Form der Makroglossie hergestellt; — der Fall ist folgender:

Carl Roseck, 15 Jahr alt, Schlosserlehrling, wurde mit einer den Eltern sofort auffallenden dicken Oberlippe geboren, so dass die Physiognomie des Kindes dadurch stets ein eigenthümliches Ansehen hatte; in den Kinderjahren litt Pat. vielfach an Anschwellungen der Halsdrüsen, ohne dass es jedoch jemals zur Eiterung gekommen wäre; vor zwei Jahren schwoll angeblich nach einer Erkältung ziemlich plötzlich die bis dahin völlig unverändert gebliebene Oberlippe unter lebhaften Schmerzen ganz enorm an; durch Behandlung mit Kataplasmen fiel die Geschwulst wieder zusammen; zu einer Eiterung scheint es nicht gekommen zu sein, wenngleich die Geschwulst enorm gespannt und heiss war und die Schleimhaut oberflächlich ulcerirte. — Eine ähnliche acute Anschwellung trat vor einem Jahre auf, obzwar nicht mit so heftigen Erscheinungen. Nach beiden Attaken hatte die Gesammtanschwellung der Oberlippe etwas zugenommen. Als Patient im December 1857 ins Hospital sich aufnehmen liess, war der Zustand folgender: der Knabe ist ziemlich gut entwickelt, gut genährt; die Oberlippe in toto etwa um das Vierfache ihres Volumens verdickt und halbkuglig über die Unterlippe hervorragend; die nach aussen gewandte Mundschleimhaut ist an mehreren Stellen corrodirt und hier leicht blutend, übrigens von dunkelrother Farbe; die Geschwulst fühlt sich straff elastisch, nicht fluktuirend an, ist nicht schmerzhaft, lässt sich auch durch Druck nicht verkleinern. — Es wurde aus der Oberlippe, von innen her so viel excidirt, dass dieselbe wieder ihr normales Volumen erhielt, die Wunde durch Suturen vereinigt. Ein Heilung per primam intentionem erfolgte nicht, und da die Wunde sehr stark wuchernde Granulationen producirte, die oft touchirt werden mussten, so dauerte die vollständige Benarbung ziemlich lange. Pat. wurde Anfang Februar 1858 völlig geheilt entlassen; es hatte sich im ganzen Verlauf der Heilung keine neue Anschwellung eingestellt, und das Aussehen war so normal, dass man dem Knaben nicht ansehen konnte, dass eine Operation im Gesicht gemacht war.

Das excidirte Lippenstück war enorm collabirt, so dass es kaum ein Drittheil seiner ursprünglichen Grösse hatte. Während der Operation war ein Ausfliessen von Flüssigkeit nicht bemerkt, und die Natur derselben wäre auch wegen des zugleich abfliessenden Blutes nicht genau zu erkennen gewesen. An dem Präparat erkannte man sofort mit freiem Auge ein deutlich cavernöses Balkengewebe, und aus den tieferen Räumen desselben liess sich eine lymphartige seröse Flüssigkeit ausdrücken; auch fanden sich später ganz weisse Gerinnsel in den kleinsten Räumen, so dass man es hier keinen Falls mit einer cavernösen Blutgeschwulst zu thun hatte, bei deren Exstirpation auch die Blutung viel erheblicher zu sein pflegt als es hier der Fall war.

Die Balken waren theils nur von Bindegewebe, theils auch durch Fasern des M. orbicularis oris gebildet, die grössten Räume von dem Durchmesser kleiner Erbsen, die kleinsten mikroskopisch. Die Lippendrüsen zeigten sich nicht besonders gross.

Die mikroskopische Untersuchung erwies, dass die Balken zumeist aus starren Bindegewebsfasern mit vielen elastischen Fasern gemengt, bestanden, in einzelnen besonders in der Peripherie nach den mehr normalen Partien zu lagen auch viele quergestreifte Muskelfasern in grösseren oder kleineren mikroskopischen Bündeln; auch Blutgefässe waren in manchen Balken deutlich zu erkennen, besonders kleine Arterien. Eine einfache Lage kleiner spindelförmiger Zellen umgab die meisten der feineren Balken nach Art eines Gefässepithels (Taf. VI. Fig. 6. b.). Die feinsten mikroskopischen Balken zeigten oft in sehr exquisiter Weise nach Anwendung von Essigsäure die sog. Spiralfasern und ringförmigen Einschnürungen, die in den meisten Fällen durch unregelmässiges Einreissen und Aufquellen strukturloser Hüllen um die Bindegewebsbündeln bedingt erschienen; um manche Balken fanden sich mehrfache dergleichen dickere und dünnere Scheiden, so dass es das Aussehen giebt, als wenn mehrere Bündeln in einander eingeschaltet sind (Taf. VI. Fig. 7.).

Diese höchst merkwürdigen Bildungen sind mir in cavernösen Blutgeschwülsten schon sehr oft begegnet; ich weiss ihnen keine rechte Deutung zu geben; auch stimmt ihr Vorkommen als feinste Balken in diesem cavernösen Gewebe durchaus nicht recht zu der gebräuchlichen Anschauung über die Entwicklung dieser Geschwülste.

Die seröse Flüssigkeit, welche sich in den Maschen vorfand, zeigte nur kleine Zellen in einer Eiweiss und Mucin haltigen klaren Flüssigkeit, und diese Zellen sind den Lymphkörperchen so absolut gleich, dass sie nicht davon unterschieden werden können; die gleichen Zellen fanden sich auch in den weissen Gerinnseln der kleinsten Maschen hervor. Bevor wir auf die Entwicklung dieses cavernösen Gewebes eingehen, wollen wir zuvor den von uns beobachteten hierher gehörigen Fall von Makroglossie berücksichtigen, der in allen Verhältnissen so vollkommen mit dem von Virchow beschriebenen congruirt, dass wir uns möglichst kurz fassen können.

Emil Süss wurde im December 1856 in die Klinik aufgenommen und war damals 7 Monat alt. Gleich nach der Geburt hatten die Eltern bemerkt, dass die Zunge zwischen den Zähnen vorlag und besonders gross war; da jedoch das Kind saugen konnte und in der ersten Zeit gut genährt blieb, wurde nichts wegen der Zunge vorgenommen. Als das Kind 4 Wochen alt war, schwoll die Zunge stark an, wurde heisser, praller und rother als gewöhnlich, und es stellte sich zugleich Appetitlosigkeit mit Stuhlverstopfung und Fieber ein; nach Darreichung eines abführenden Säftchens liessen alle Erscheinungen nach und das Kind wurde wieder gesund. Solche Anfälle von ziemlich rascher Schwellung der Zunge, wobei zuweilen auch Schlingbeschwerden und Respirationsnoth sich einstellten, traten fast regelmässig alle 4 Wochen auf; die Mutter behauptete, dass der höchste Grad der Anschwellung immer zur Zeit des Vollmondes eintreffe. Da nach diesen Anfällen die Zunge jedes Mal etwas grösser blieb, als sie vorher war, wurde die Mutter veranlasst, ärztliche Hülfe zu suchen, zumal da das Kind von Kräften kam. Als ich den kleinen Pat. zu oben genannter Zeit sah, war er ziemlich mager und blass, übrigens für sein Alter gut entwickelt. Zwischen den Zähnen hing die Zunge in Form eines dicken Wulstes von der Grösse eines kleinen Apfels vor, war sehr prall anzufühlen, dunkelroth, auf der Oberfläche mit dickem weissem Belag bedeckt. Die stark entwickelten Papillen gaben der Zungenoberfläche ein dick zottiges, pelziges Ansehen; das Kind bekam durch das Vorhängen der Zunge ein etwas blödsinniges Ansehen, war jedoch munter und in seinem Wesen nach Aussage der Mutter durchaus wie andere Kinder in dem Alter. —

Es wurde der vordere vorhängende Zungentheil unter Chloroformnarkose durch das Ecrasement linéaire entfernt, und trat weder bei der Operation noch später eine Spur einer Blutung ein. Das Kind war so wenig von der Operation afficirt, dass es bereits nach 2 Tagen aus dem Spital entlassen und weiterhin poliklinisch behandelt wurde. Im Verlauf von etwa 3 Wochen heilte der Zungenstumpf vollständig und formirte sich merkwürdig günstig, so dass die Zunge nach vorn wieder rund wurde und kaum zu sehen war, dass eine Operation an derselben vorgenommen war. — Das Kind blieb von der Operation (11. Decbr. 1856.) bis zum Februar 1857 vollständig gesund; zu dieser Zeit trat wieder eine acute Schwellung der Zunge auf und gleichzeitig eine ebenfalls ziemlich acute Schwellung der submaxillaren Lymphdrüsen, zugleich mit heftigen anginösen und febrilen Erscheinungen; das Kind verfiel in kurzer Zeit auffallend und die Prognose schien sehr bedenklich. Nachdem anfangs eine innerliche antiphlogistische Behandlung eingeleitet war und die heftigsten Erscheinungen beseitigt, wurde Leberthran und später Eisen verordnet; das Kind erholte sich sehr bald wieder vollständig; die Lymphdrüsenanschwellungen, die immer nur elastisch weich, niemals fluktuirend waren, bildeten sich wieder zurück und der kleine Pat. ist jetzt ein für sein Alter auffallend starkes Kind. In neuester Zeit (Januar 1858) war wieder eine neue Anschwellung der Zunge eingetreten, zugleich die Oberfläche stellenweise excoriirt und leicht blutend. Innerliche Anwendung von Abführmittel und örtlich Bepinseln der Zunge mit einem säuerlichen Pinselsaft, haben auch jetzt die Schwellung wieder beseitigt; doch ist die Zunge auffallend hart, und etwas wenngleich äusserst wenig grösser als normal*).

Das durch die Operation entfernte Zungenstück verhält sich in jeder Beziehung so vollständig gleich dem von Virchow beschriebenen Präparat, dass die von Virchow gegebene Zeichnung (Archiv. VII. Taf. II. Fig. 1.) ebenso gut für eine Abbildung des unsrigen gelten kann. Die Zungensubstanz war zu einem cavernösen Maschenwerk degenerirt, dessen Balken theils durch weisse feste Bindegewebsstränge, theils durch Muskelbündel selbst constituirt waren. Nach den Oberflächen zu hatte die Schleimhaut und die darunter liegende Schicht eine derbere Consistenz und weissere Farbe als normal; die durch den Ecraseur gemachte glatte Schnittfläche verhielt sich völlig normal, wenigstens dem äusseren Ansehen nach. Wir haben also hier auch der Hauptsache nach eine cavernöse Degeneration der Zungensubstanz, nur an den Oberflächen eine Verdickung durch Bindegewebseinlagerung. — Als ich das Präparat etwa 2 Stunden nach der Operation untersuchte, fand ich die Flüssigkeit in den Maschen des cavernösen Gewebes überall geronnen zu sehr weissen Gerinnseln, die sich übrigens wie Fibringerinnsel verhielten, mikroskopisch aus Lymphkörperchen und Faserstofffäden bestanden. Die Ursache der Retention und der raschen Gerinnung des an sich flüssigen Mascheninhalts lag hier jedenfalls mit an der Operationsmethode. Bei der langsamen Compression

*) Im Mai 1858 ist das Kind in Folge neuer Anschwellung der Zunge und, wie es nach Angabe der Erscheinungen von Seiten der Mutter schien, an Angina diphtheritica gestorben; ich erfuhr den Tod des Kindes erst später, so dass die Section nicht gemacht werden konnte.

und endlichen Durchquetschung vermittelst der Kette des Ecraseurs, gerinnt das Blut in den betroffenen Gefässenden ziemlich fest, so dass ein genügend fester Thrombus bereits gebildet ist, wenn die vollständige Continuitätstrennung erfolgt; auf diese Weise kommt es nicht zu einer Blutung, so lange die Arterien nicht gar zu stark sind.

Ich versprach mir von der Untersuchung dieses Präparates viel in Bezug auf die Entscheidung der Frage, ob die betreffenden cavernösen Räume mit den Lymphgefässen in Verbindung ständen oder nicht und habe daher das Präparat sowohl frisch als einzelne Theile desselben auf verschiedene Weisen erhärtet, aufs genaueste mikroskopisch untersucht. Was zunächst die Balken betraf, so bestanden diese auch hier vorwiegend aus derbem Bindegewebe mit reichlicher Kerneinlagerung und vielen elastischen Fasern. Die feinsten Balken zeigten ein überaus schönes Epithel von spindelförmigen Zellen, an gröberen Balken schien ein solches zu fehlen; doch wurden die Epithelialzellen hier vielleicht ersetzt durch stark hervorspringende Kerne, deren Zellsubstanz jedoch in dem Bindegewebe der Balken aufgegangen oder wenigstens nicht darstellbar war (Taf. VI. Fig. 6. b.).

In vielen Balken lagen Muskelfasern isolirt oder zu kleineren Bündeln vereinigt, theilweise von normalen Dickendurchmessern, theilweise auffallend verdünnt und dann durch zwischengelagerte Kerne und Zellen des neugebildeten Bindegewebes auseinandergedrängt. Einzelne Balken enthielten Nervenstämme, andere mikroskopische Arterien mittleren Calibers. — An den Stellen wo die Muskelbündel vorwiegend die Balken constituirten, fanden sich überall massenhaft Kerne oder junge Zellen (Kerne mit äusserst geringer Zellsubstanzumhüllung) zwischen den Bündeln und auch zwischen den Primitivfasern; dies war auch so an der Schnittfläche vorhanden, so dass es zweifelhaft erschien, ob der zurückgebliebene Zungentheil als völlig gesund anzusehen war;

doch hätte schon der Form und Funktion wegen nicht mehr durch die Operation entfernt werden dürfen als geschehen war.

Was nun die Entwicklung dieser Degeneration betrifft, so war von der Untersuchung der Zunge mehr zu erwarten als von derjenigen des excidirten Lippenstücks, da letzteres nur höchst unbedeutend, erstere jedoch deutlich wahrnehmbar an Umfang zugenommen hatte. Die Uebergangsstellen des gesunden zum kranken Gewebe wurden vornämlich auf diesen Punkt untersucht und hat sich Folgendes daraus ergeben.

Die Quelle der Zellenentwicklung liegt auch hier in den Bindegewebszellen, deren Kerne sich theilen und dadurch zu Zellenagglomeraten Anlass geben, wie man sie sowohl im Bindegewebe (Taf. VI. Fig. 6. c. c.) als auch zwischen den Muskelbündeln fand. Die als Plaques à noyeaux multiples isolirbaren Zellen bilden den ersten Ausgangspunkt der Erkrankung; die sich in der Folge stark vermehrenden Zellen produciren entweder eine fest werdende Bindegewebssubstanz und dann kommt die Ausbildung der fibroiden Form der Zungen- und Lippenhypertrophie zu Stande, oder die von den Zellen producirte Interzellularsubstanz ist flüssig, dann entsteht die cavernöse Form; — beide können sich auch combiniren, wie bei der Zunge, wo zum Theil fibröses zum Theil cystoides Gewebe zur Ausbildung kommt. Die Entwicklung der Cysten ist hier offenbar dieselbe, wie wir sie bei der Entwicklung der Schleimcysten in den Osteosarcomen geschildert haben (p. 96.). Die seröse oder schleimige Flüssigkeit entsteht zunächst durch Umsetzung der körnigen Zellsubstanz, und wird später durch Zellen secernirt, die als spindelförmiges ebenfalls aus dem Bindegewebe stammendes Epithel die Wandung der cystoiden Räume bekleiden und entweder als feine, zarte, adhärirende Zellen den feinsten Balken anliegen (Taf. VI. Fig. 6. a.) oder auch mit der Substanz der Balken verschmelzen (Taf. VI. Fig. 6. b.).

Die Balken selbst also sind nicht neugebildet, sondern sind das ursprüngliche Gewebe (Bindegewebe oder Muskel); hiebei ist es jedoch auffallend, wie hier die eigenthümlichen strukturlosen Hüllen entstehen können, welche die feineren Bündel umgeben, wie bereits (p. 219.) bemerkt (Taf. VI. Fig. 7.). — Da dergleichen an dem normalen Bindegewebe in Lippe und Zunge nicht vorkommt, so liegt hier doch wohl eine Art von Neubildung vor, in sofern als es am wahrscheinlichsten sein dürfte, dass diese Hüllen durch Verschmelzung der Epithelialzellen zu Stande kommen; doch könnte man auch annehmen, dass es Ausscheidungsmembranen dieser Zellen sind, analog den strukturlosen Drüsenmembranen; beides hat Manches für und gegen sich; ich wage nicht darüber zu entscheiden*).

*) Der hier dargestellte Entwicklungsgang dieses cavernösen Gewebes aus den Zellen des Bindegewebs dürfte in derselben Weise auch für die Entwicklung der cavernösen Blutgeschwülste in Anspruch genommen werden können. Eine Erweiterung der Venen mit gleichzeitiger Verlängerung und varicöser Schlängelung muss immer mit Gewebsneubildung in den Gefässwandungen combinirt oder wohl durch letztere veranlasst sein: von den Bindegewebszellen der Adventitien aus entstehen neue Zellen, die für gewöhnlich bei der varicösen Venenektasie zur Bindegewebsneubildung führen, und da die Ausscheidung der Zellen nicht allein der Breite nach, sondern bei den Bindegewebszellen sogar vorwiegend der Länge nach erfolgt, so wird dadurch vorwiegend die Länge des Gefässes vermehrt und die Schlängelungen bedingt. Ganz analoge Verhältnisse finden wahrscheinlich auch bei der Gefässschlängelung und Neubildung kleinster Gefässe in der Nähe eines Entzündungsheerdes Statt. Durch die Druckdifferenzen allein sind diese Veränderungen der Gefässe nicht zu erklären. — Wenn innerhalb der Gefässwandungen nun die Zellneubildung einen ähnlichen Ausgang nimmt wie bei der cystoiden Degeneration der Zunge und Lippe, den Ausgang in Schmelzung der Zellenmassen und Erzeugung eines cavernösen Gewebes, so würde letzteres, wenn es in den Venenwandungen situirt ist, gar leicht in das Gefässlumen durchbrechen können, und das Blut so secundär in das cavernöse Gewebe eindringen können. Dass hier im Bindegewebe isolirte Blutheerde entstehen sollten, wie Rokitansky und Luschka annehmen, kann ich nach meinen früheren Beobachtungen über Gefäss-

Der Lymph-ähnliche Inhalt des cavernösen Gewebes und die Analogie dieser Gewebsbildung mit den cavernösen Blutgeschwülsten hat schon Virchow darauf hingeleitet, dass in diesen Fällen vielleicht eine cavernöse Ektasie der Lymphgefässe vorliege; doch konnte er keinen Zusammenhang mit grösseren Lymphgefässen ermitteln; auch mir ist dies nicht gelungen, ohne dass ich deshalb jedoch die angeregte Hypothese verwerfen möchte. Dass cavernöse Blutgeschwülste mit grösseren Venen in Zusammenhang stehen, ist so enorm selten, dass der von Esmarch mitgetheilte Fall ziemlich isolirt dasteht; man dürfte daher eine Communication der cavernösen Lymphgeschwülste mit grösseren Lymphgefässen ebenso wenig erwarten. Die cavernösen Blutgeschwülste bieten in der Regel deutliche Fluktuation dar und lassen sich durch Druck verkleinern; dies ist bei den vorliegenden Zungen- und Lippengeschwülsten nicht der Fall; doch kann es darin seinen Grund haben, das die mit den cavernösen Räumen communicirenden Lymphgefässe so fein sind, dass sich nur durch sehr starken Druck etwas in sie hinein entleeren lässt. — Bei Untersuchung der Uebergangsstellen vom gesunden zum degenerirten Gewebe sah ich oft lange wurstförmige Zellenmassen in die Interstitien der Bindegewebs- oder Muskelbündel vordringen, doch war ich nicht im Stande, um

und Blutbildung nicht zugeben. — Diese aus den obigen Beobachtungen über das Zustandekommen der cystoiden Degeneration der Zunge und Lippe hervorgegangene Idee über die Entwicklung der cavernösen Blutgeschwülste habe ich noch nicht an der Hand direkter Beobachtung zu prüfen Gelegenheit gehabt, da sich nur frische Präparate dazu eignen, die mir kürzlich nicht zu Gebote standen. Es sind die bisherigen Beobachtungen jedoch mit dieser Auffassung viel eher in Einklang zu bringen, als mit der Erklärung Virchow's, der ich bis jetzt gehuldigt habe, wonach das cavernöse Gewebe durch Ektasie der Gefässe und theilweise Resorption der Wandungen zu Stande kommen soll. Die mannichfachen Combinationen, in denen die cavernösen Blutgeschwülste auftreten, so wie die ganze Form des Balkengewebes selbst, deuten vielmehr darauf hin, dass sie einen dem Carcinom analogen Entwicklungstypus haben, wie es Rokitansky gleich anfangs hinstellte und in seiner Weise ausführte.

dieselben eine deutliche Gefässwand zu erkennen. — Betrachten wir die Interstitien der Gewebe als freie Enden der Lymphgefässe, wie wir uns dafür schon früher erklärt haben, so fällt damit die betreffende Frage in sich selbst zusammen, indem dann eben die Räume, welche durch die Zellenentwicklung im Gewebe gebildet werden, sofort als mit dem Lymphgefässsystem in Zusammenhang stehend gedacht werden müssen; histologisch wird sich diese Frage vielleicht nie ganz exact bestimmen lassen oder wenigstens nicht eher, als bis sich die verschiedenen Forscher über die Natur der Lymphgefässenden geeinigt haben.

Vom klinischen Standpunkte aus ist ein Zusammenhang der cavernösen Zungen- und Lippendegeneration mit Erkrankung des Lymphgefässsystems höchst wahrscheinlich, namentlich auch ein Zusammenhang mit der scrophulösen Diathese. In beiden von uns angeführten Fällen kamen zugleich mit der Zungen- und Lippenerkrankung ziemlich erhebliche Anschwellungen der submaxillaren Drüsen vor, besonders bei den acuten Anfällen, die vielleicht auf eine Thrombose in den cavernösen Räumen zurückgeführt werden können; diese acut auftretenden Anschwellungen haben, wie mir scheint, nur eine accessorische Bedeutung, sie constituiren nicht eigentlich das Wesen der Krankheit, die ich daher auch nicht mit Virchow für eine chronisch entzündliche halten möchte. Es liesse sich vom klinischen Standpunkt aus durchaus nicht vertheidigen, diese angebornen Zustände als eine Entzündung zu bezeichnen; histologisch ist der Begriff „Entzündung" so weit geworden, dass er kaum mehr bezeichnet als „Krankheit".

So wie sich die cavernösen Blutgeschwülste zuweilen mit Fibroid- und Lipombildung combiniren, so kann dies auch bei den cavernösen Lymphgeschwülsten der Fall sein; ich kann dafür folgendes Beispiel als Beleg liefern.

Bei einem etwa 20jährigen kräftigen Manne hatte sich in dem rechten Ohrläppchen in Verlauf von 2 Jahren eine ziemlich feste, schmerzlose Geschwulst von der Grösse einer Pferdebohne gebildet, die von Langenbeck exstirpirt wurde. Der kleine Tumor erwies sich in seiner Hauptmasse als Fibroid, doch ein Dritttheil seiner Substanz bestand aus cavernösem Gewebe, in dessen Maschenräumen ein dünnes Serum enthalten war, welches sich bei mikroskopischer Untersuchung wie Lymphe verhielt; ein Epithel war hier an den Balken nicht nachzuweisen; das Gewebe des Fibroids bestand aus reichen Bindegewebsfasern mit vielen schön ausgebildeten Bindegewebskörperchen darin, die zum Theil prolifere Kernwucherungen erkennen liessen. — Die Cystenbildung war hier (wie auch vereinzelt als spaltförmige Räume in andern Fibroiden) durch Zellenwucherung bedingt, durchaus analog der beschriebenen Cystenentwicklung im Bindegewebe.

Zu den cavernösen Lymphgeschwülsten sind vielleicht auch die angeborenen Cystenhygrome zu rechnen, von denen es nach Gurlt (Ueber die Cystengeschwülste des Halses. p. 7.) feststeht, dass sie nicht durch Degeneration von Drüsen oder Schleimbeuteln etc. entstehen, sondern sich im Bindegewebe selbst bilden. Ich habe derartige Geschwülste niemals zu untersuchen Gelegenheit gehabt; doch scheint es nach den Beschreibungen, als wenn bei ihnen auch mehr ein cavernöses Gewebe als ein Conglomerat geschlossener Cysten vorläge.

An Stelle des von mir gewählten Namens „cavernöse Lymphgeschwulst", den ich vorzüglich als Analogie zu „cavernöser Blutgeschwulst" gebildet habe, könnte man auch vielleicht den von Virchow für ähnliche Geschwülste gewählten Namen „Myxoma" substituiren, so dass die besprochenen Degenerationen als „Myxoma cavernosum" zu bezeichnen wären.

Erklärung der Tafeln.

Tafel I.

(Vergrösserung 350.)

Fig. 1. Eiterkörperchen vom Frosch, Theilungsformen der Kerne zeigend. p. 8.

Fig. 2. Bindegewebskörperchen aus dem Unterhautzellgewebe eines Kaninchens. p. 12.

Fig. 3. Sehnengewebe von einem neugeborenen Kaninchen. p. 16.

Fig. 4. Isolirte platte Zellen aus der Sehne eines jungen Kaninchens. p. 17.

Fig. 5. Isolirte Bindegewebskörperchen aus der Sclerotica eines jungen Kaninchens. p. 13.

Fig. 6. Unterhautzellgewebe vom Kaninchen mit jungen Zellen infiltrirt. p. 27.

Fig. 7. Bindegewebszellen mit Theilungsformen der Kerne und Umbildung zu Eiterkörperchen aus dem Unterhautzellgewebe eines Kaninchens. p. 28.

Fig. 8. Bindegewebszellen aus einem durch chronische Entzündung verdicktem Praeputium. p. 14.

Fig. 9. u. 10. Aus der verletzten Hornhaut eines Kaninchens. p. 42.

Taf. I.

Fig. 1.

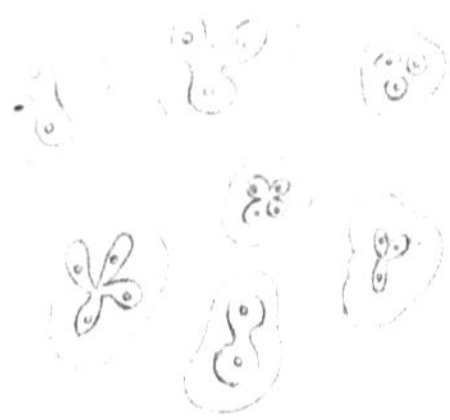

Fig. 2.

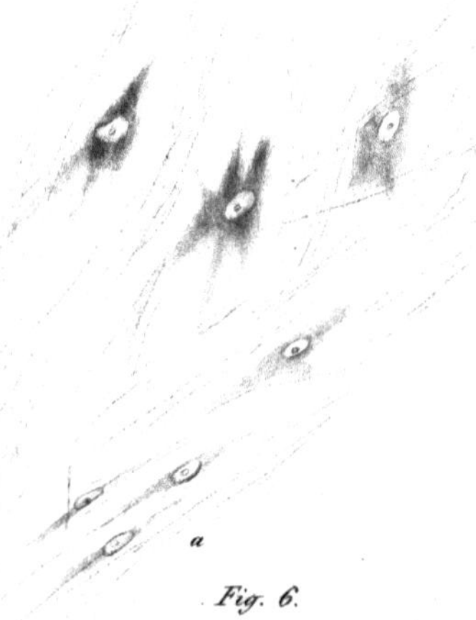

Fig. 3.

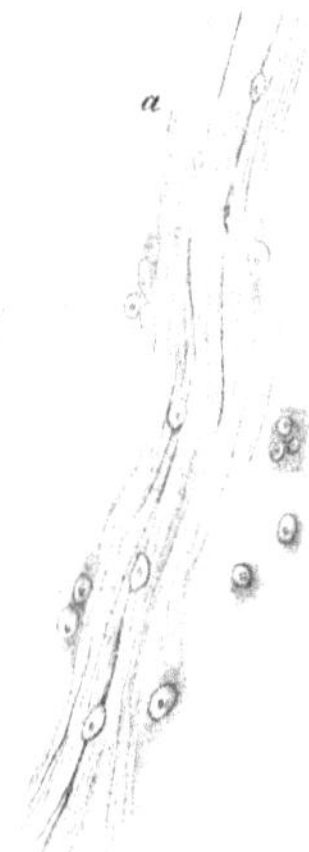

Fig. 4.

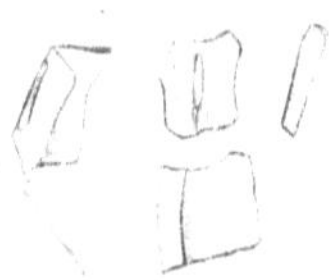

Fig. 5.

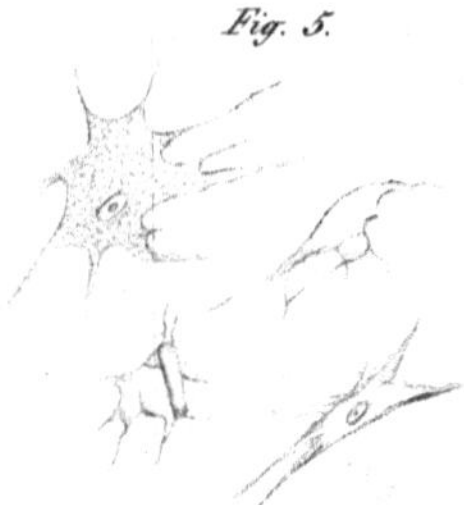

Fig. 6.

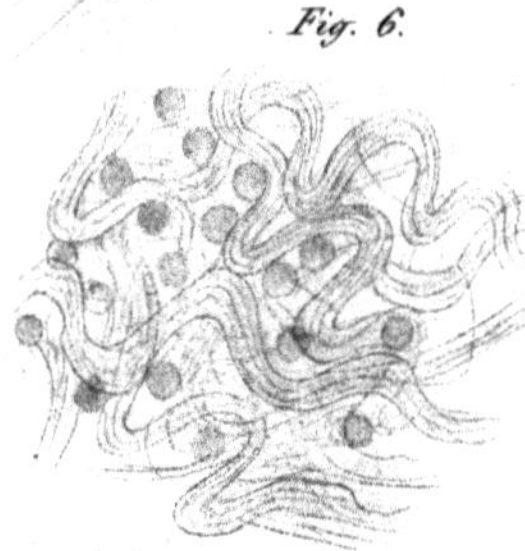

Fig. 7.

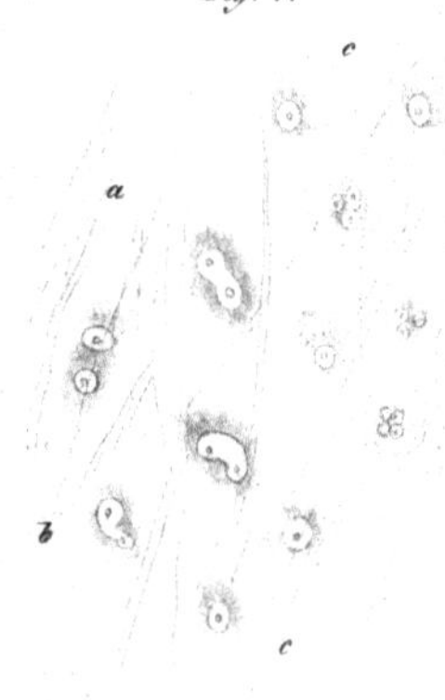

Fig. 8.

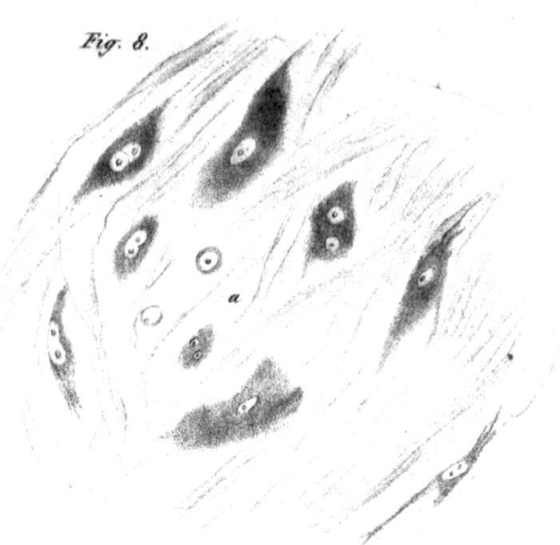

Fig. 9.

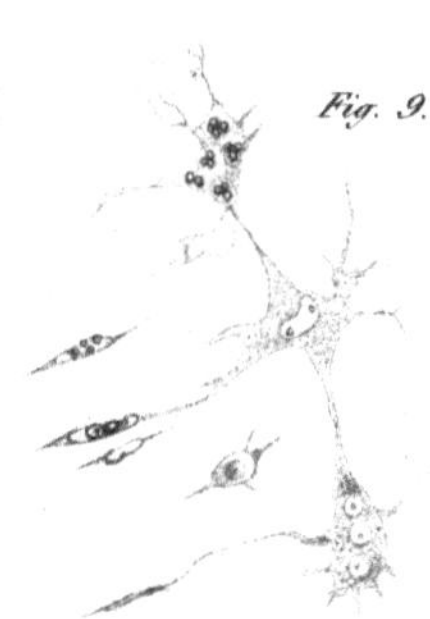

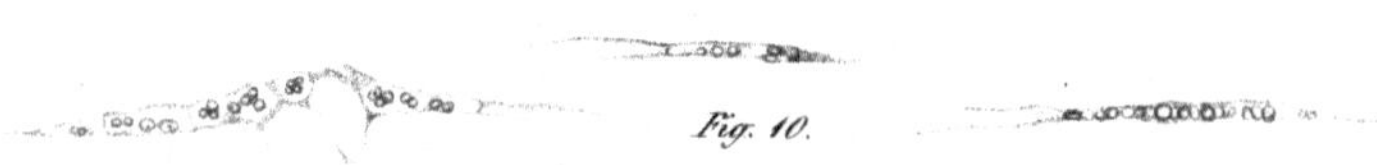

Fig. 10.

Billroth del.

C. Haas sc.

Tafel II.

(Vergrösserung 350.)

Fig. 11. Längsschnitt durch eine entzündete Sehne vom Menschen. p. 39.

Fig 12. u. 12*. Querschnitte ebendaher. p. 40.

Fig. 13. Längsschnitt ebendaher bei 80maliger Vergrösserung. p. 39.

Fig. 14. Narbengewebe mit Bindegewebskörperchen. p. 36.

Fig. 15. Muskelfasern von dem Ende eines durchschnittenen Muskels, 7 Tage nach der Verletzung. p. 46.

Fig. 16. Cariöser Knochen; Zellenwucherung und Atrophie der Knochensubstanz. p. 53.

Taf. II

Fig. 12.

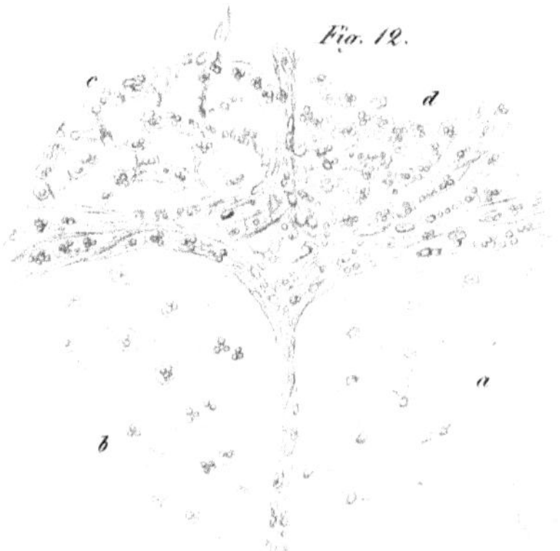

Fig. 12.*

Fig. 11.

Fig. 14.

Fig. 15.

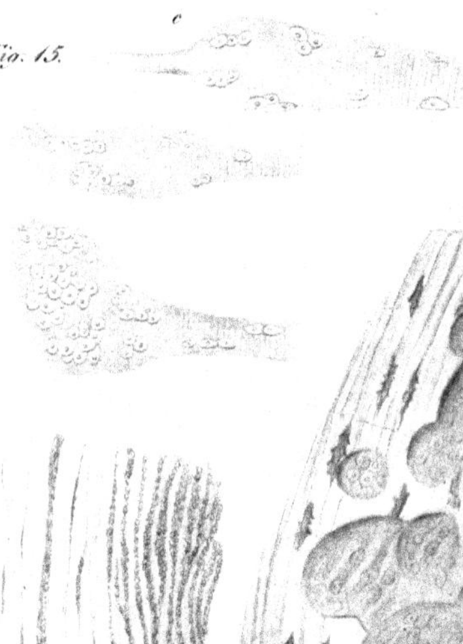

Fig. 16.

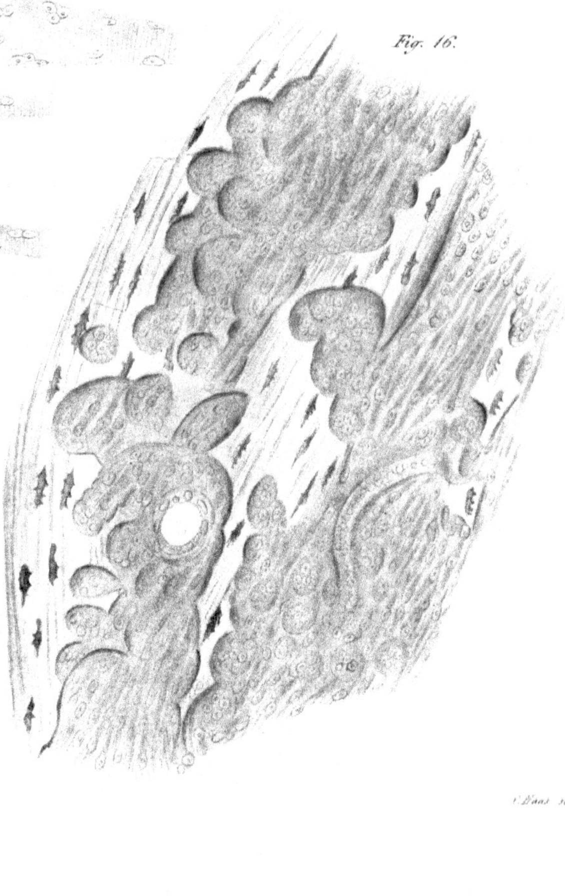

Fig. 13.

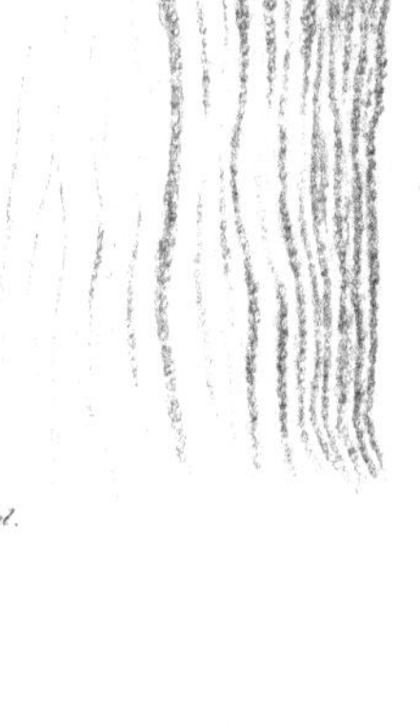

Billroth del.

C. Haas sc.

Tafel III.

(Vergrösserung 350.)

Fig. 1. Aus einem centralem Osteosarcom des Unterkiefers mit Knochen- und Cystenbildung. p. 91.

Fig. 2. Einzelne Knochenstückchen ebendaher. p. 98.

Fig. 3, 4, 5. Aus einem Osteosarcom mit eigenthümlich gitterförmiger Interzellularsubstanz. p. 108.

Fig. 6. u. 7. Verknöcherungsgrenze von Osteophyten. p. 113.

Fig. 8. Verknöcherungsgrenze von einer Exostose mit knorpligem Ueberzug. p. 119.

Fig. 2.

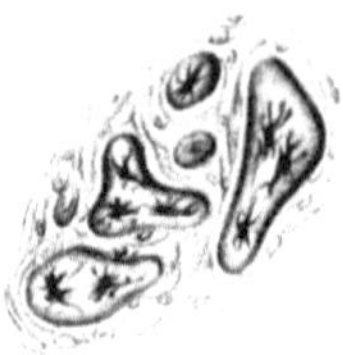

Fig. 1.

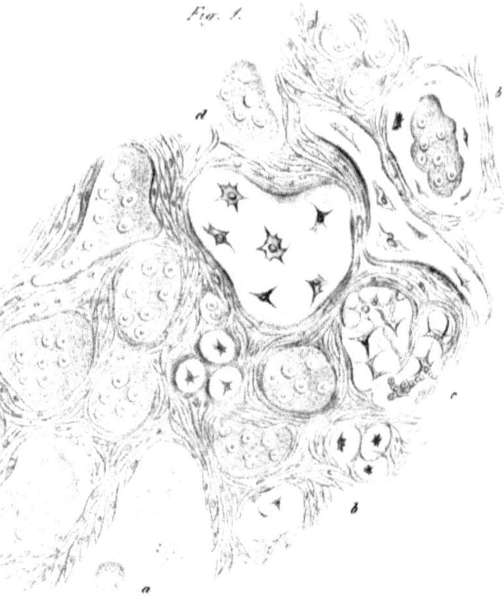

Fig. 6.

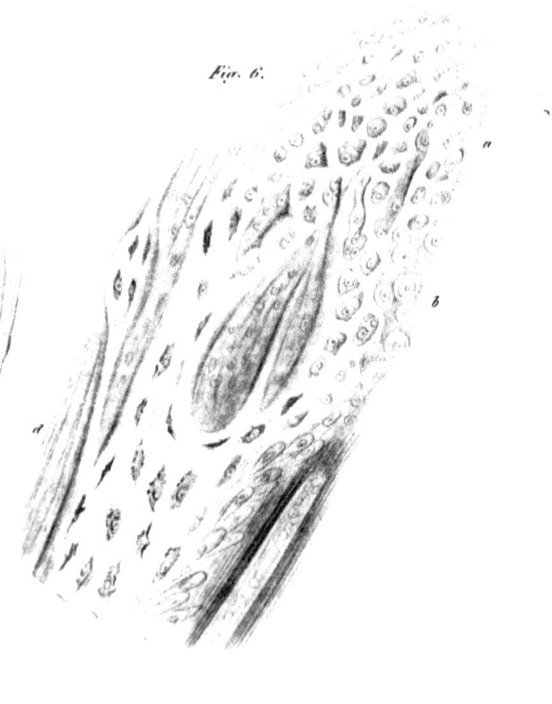

Fig. 7.

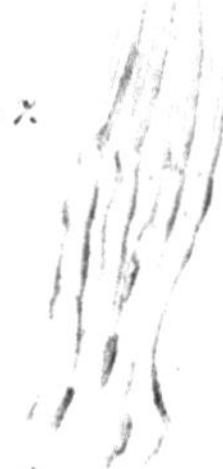

Billroth del.

Taf. III.

Fig. 3.

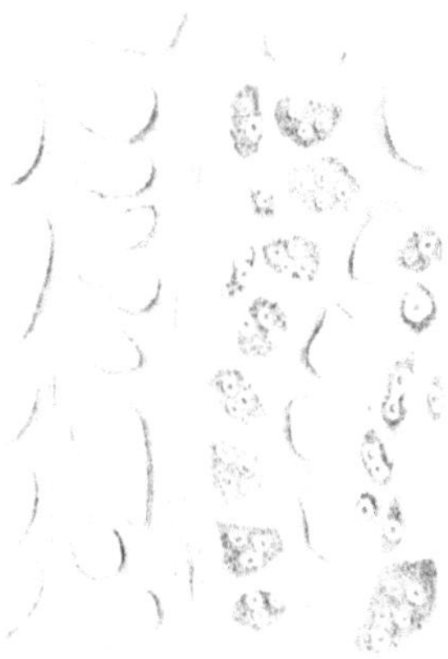

Fig. 4.

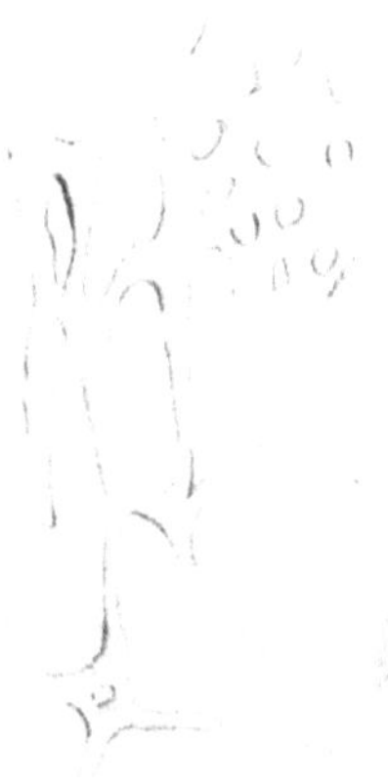

Fig. 5.

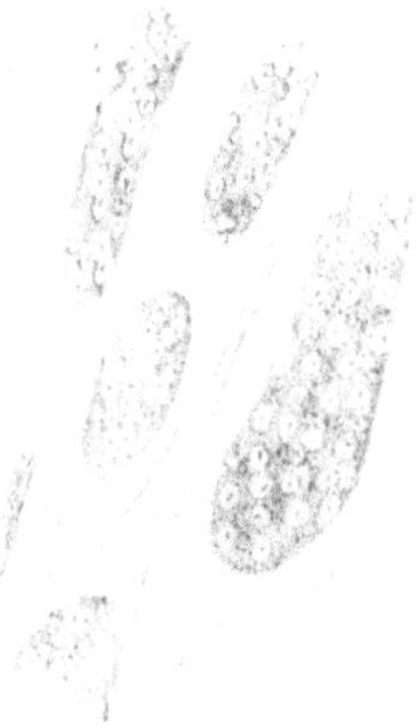

Fig. 8.

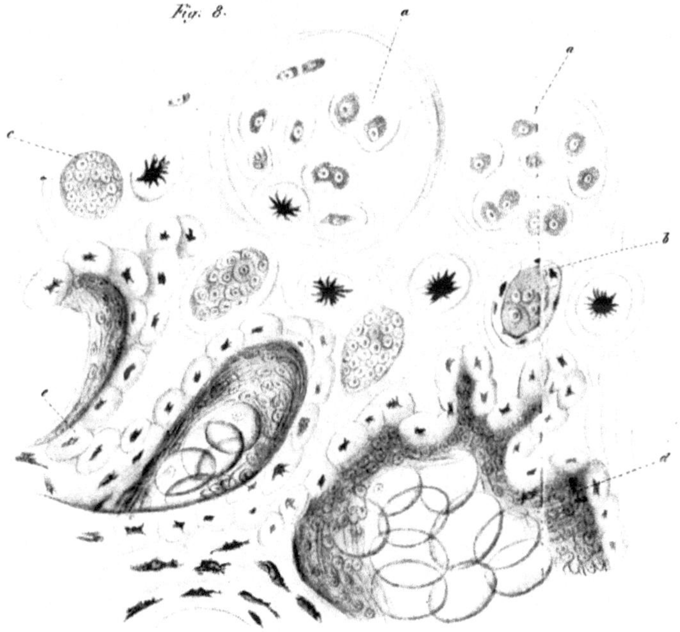

C. Haas.

Tafel IV.

(Vergrösserung 350.)

Fig. 1. Aus einer pigmentirten Bronchialdrüse. p. 136.

Fig. 2. Junge Kernbildungen in dem cavernösen Netz der Alveolen bei acuter Schwellung der Lymphdrüsen. p. 142.

Fig. 3. Capilläre Lymphangitis aus dem Praeputium; die Adventitien der Blutgefässe mit Lymphkörperchen infiltrirt. p. 146.

Fig. 4. Atrophische völlig verfettete Mesenterialdrüse (Vergrösserung 60.). p. 160.

Fig. 5 (Vergrösserung 80.), 6, 7, 8. Amyloide und Pseudoamyloide der Lymphdrüsen. p. 186. u. 189.

Fig. 9. Gewebe aus einer hypertrophischen Lymphdrüse (Gewebe des Lymphdrüsensarcoms). p. 173.

Fig. 1.

Fig. 2.

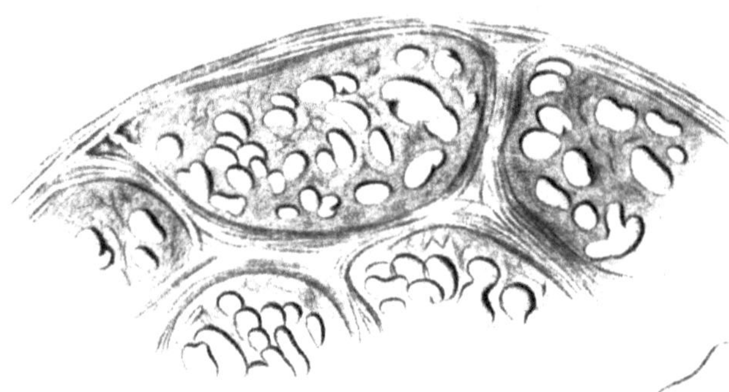

Fig. 5.

Fig. 7.

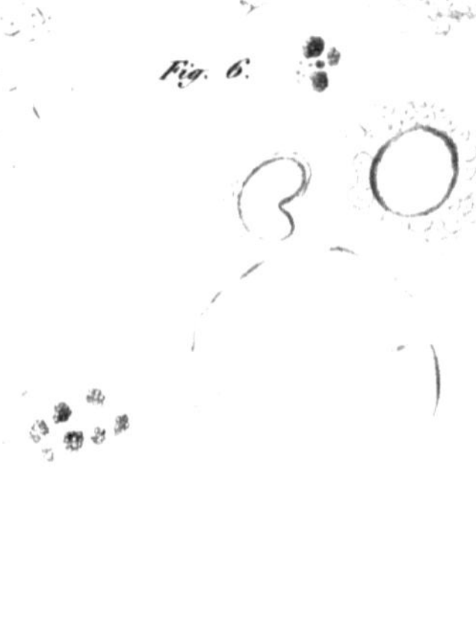

Fig. 6.

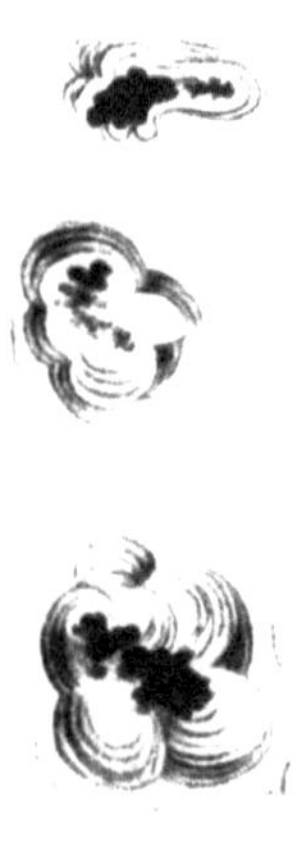

Fig. 8.

Uroth del.

Taf. IV.

Fig. 3.

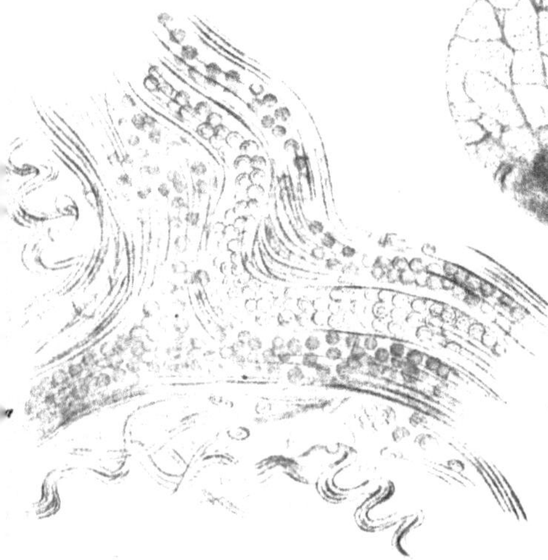

Fig. 4.

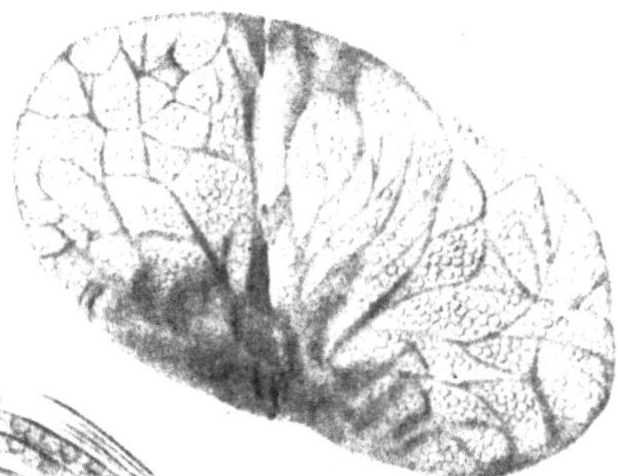

Fig. 9.

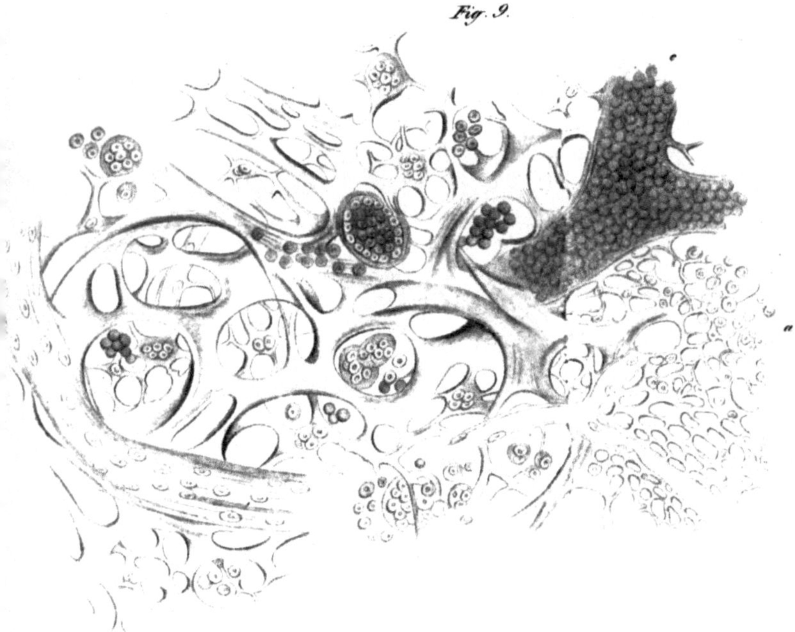

C. Haas sc.

Tafel V.

Fig. 1. Tonsille vom Hund (Vergrösserung 20.). p. 131.

Fig. 2. Tonsille von einem Kinde (Vergrösserung 20.). p. 132.

Fig. 3. Bindegewebsnetz aus einem Follikel einer normalen menschlichen Tonsille (Vergrösserung 350.). p. 133.

Fig. 4. A. u. B. Hypertrophische Tonsillen (Lupenvergrösserung). p. 162.

Fig. 5. Ebendaher (Vergrösserung 350.). p. 164.

Fig. 2.

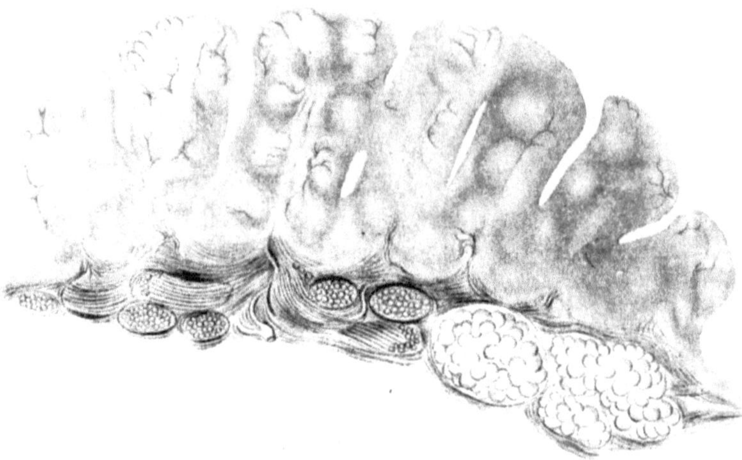

Fig. 1.

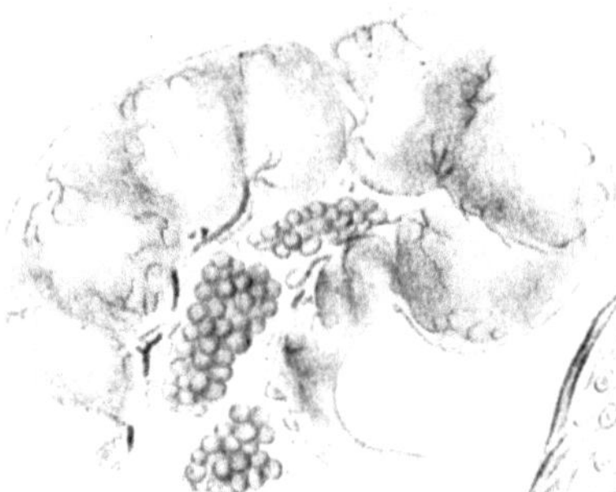

Fig. 3.

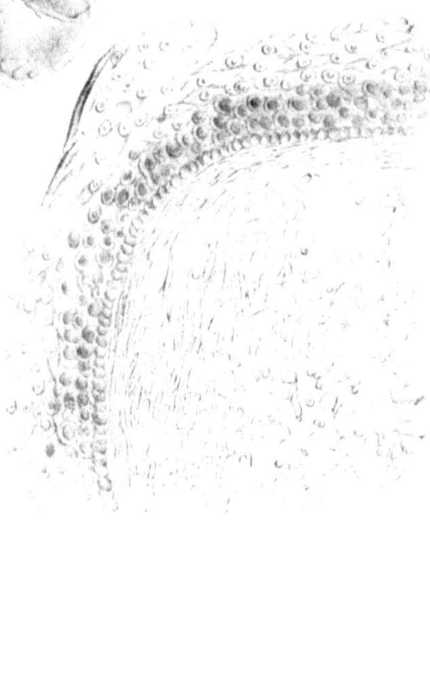

Billroth del.

Fig. 5.

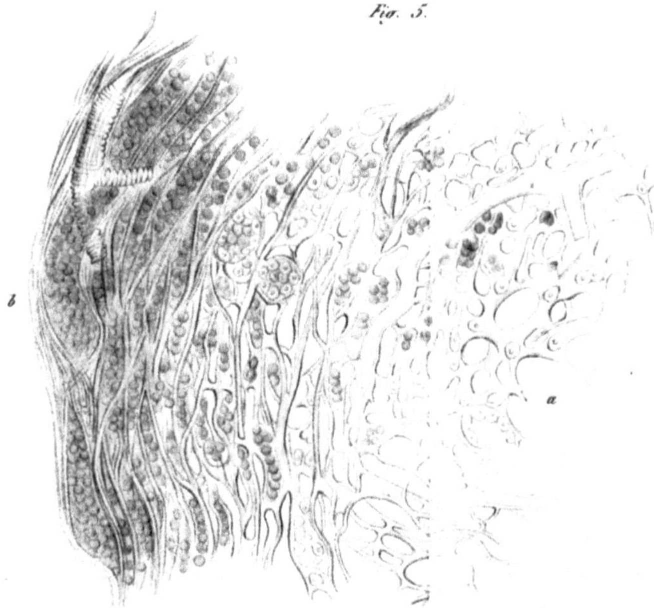

Fig. 4.

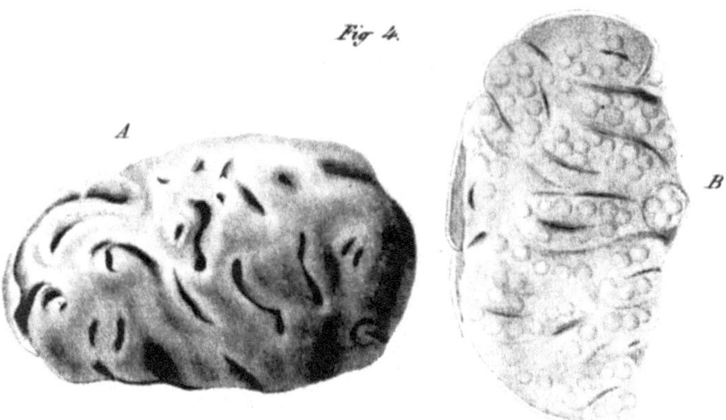

C. Haas sc.

Tafel VI.

(Vergrösserung 350.)

Fig. 1. Verbreitung des Carcinoma melanodes zwischen die Follikel einer Lymphdrüse (Vergrösserung 60.). p. 201.

Fig. 2. Aus einem Carcinom der Lymphdrüsen; zur Demonstration des peripherischen Wachsthums. p. 203.

Fig. 3, 4, 5. Ebendaher. p. 195. 197. 206.

Fig. 6 u. 7. Aus einer cavernösen Lymphgeschwulst der Zunge (Makroglossie.). p. 219.

Fig. 2.

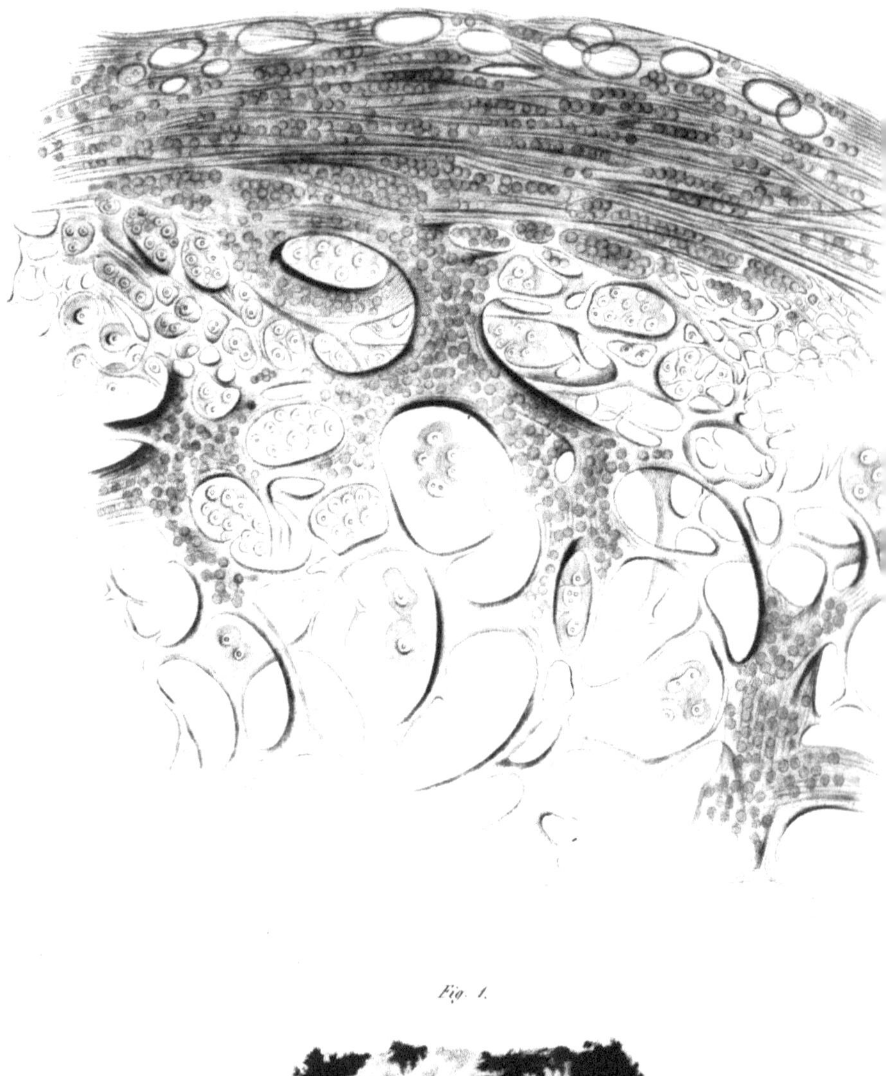

Fig. 1.

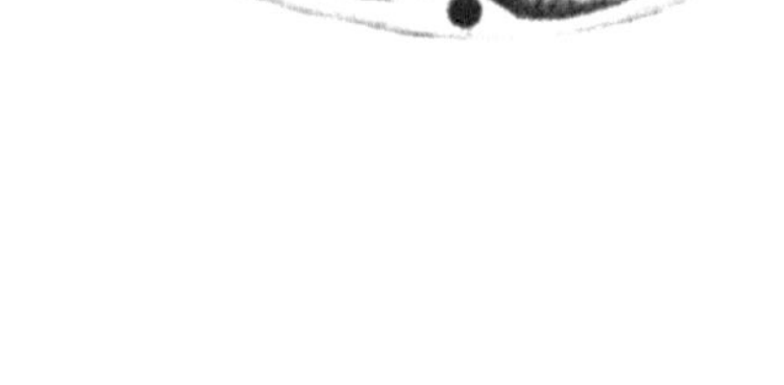

Billroth del.

Taf. VI.

Fig. 5.

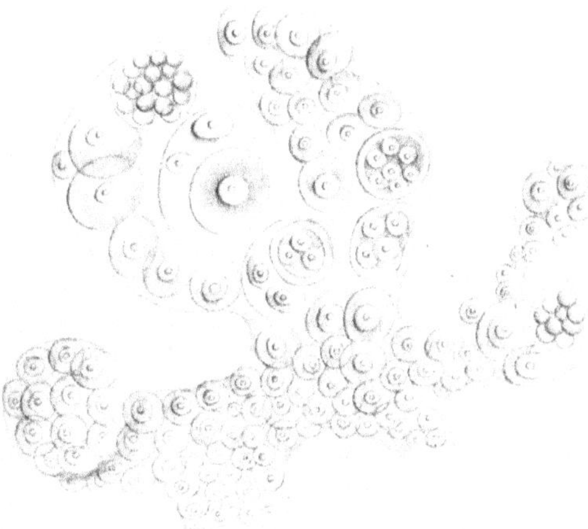

Fig. 4.

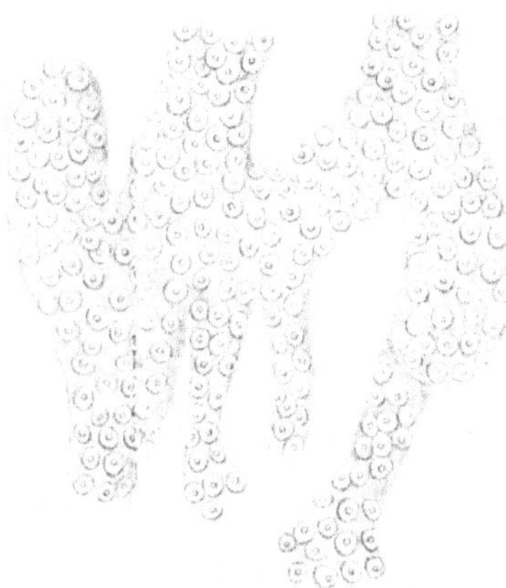

Fig. 3.

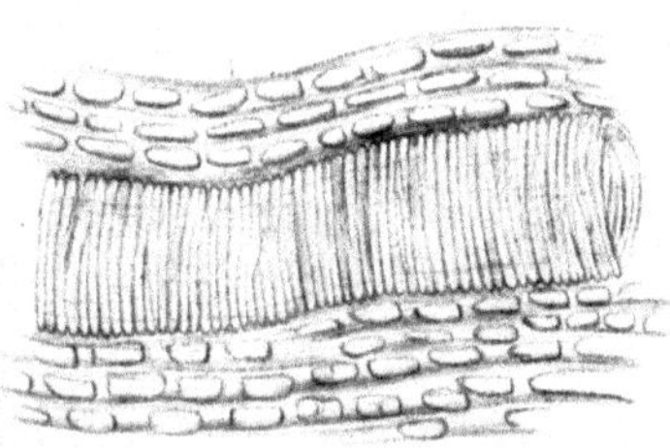

Fig. 6.

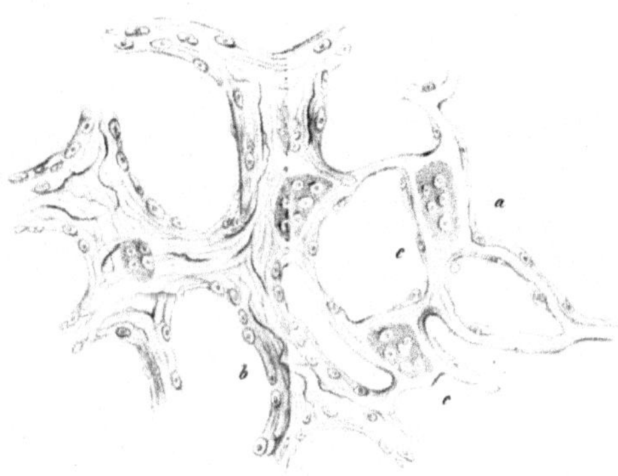

Fig. 7.

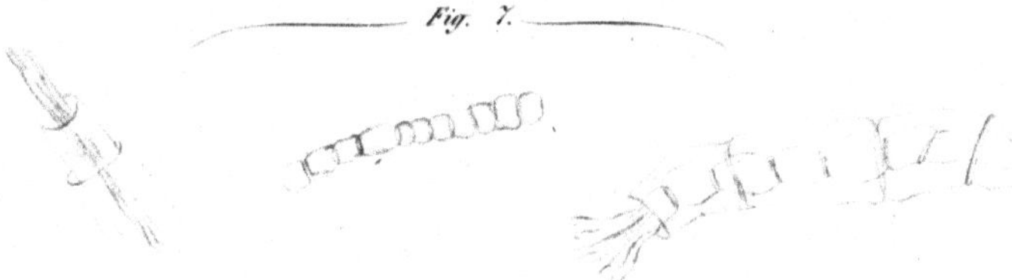

C. Haas sc.

FSC
www.fsc.org
MIX
Papier | Fördert
gute Waldnutzung
FSC® C083411

Zeitfracht Medien GmbH
Ferdinand-Jühlke-Straße 7
99095 Erfurt, Deutschland
produktsicherheit@kolibri360.de